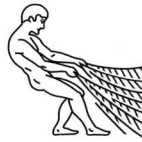

Dietrich Grönemeyer

Wir Besser-Esser
Gesunde Ernährung macht Spaß

Ein Schultag mit dem Kleinen Medicus,
Spekki Bulletti und den Minireportern

Mit Illustrationen von
Glenn Frey und Stefan Paintner

S. Fischer

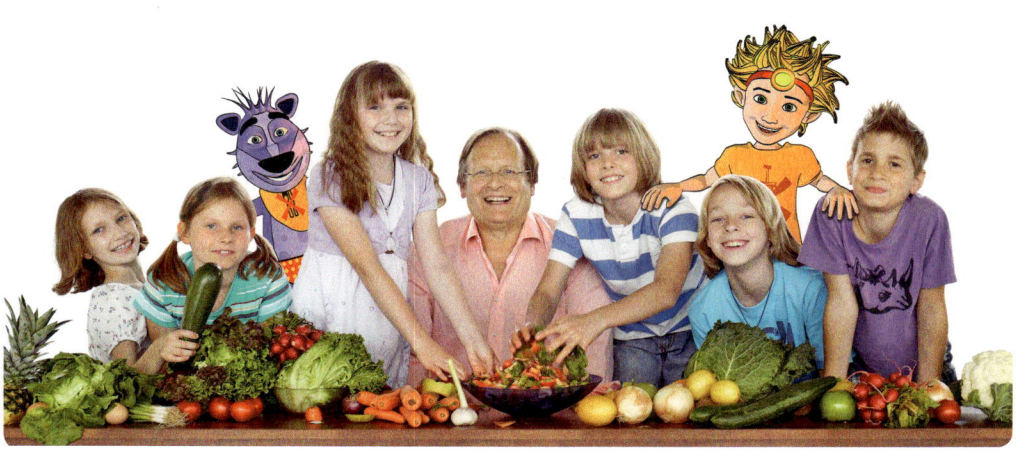

Haftungsausschluss
Die im Buch veröffentlichten Ratschläge wurden mit größter
Sorgfalt erarbeitet und geprüft. Verlag und Autor übernehmen
jedoch keine Gewähr für die Aktualität, Vollständigkeit
oder Qualität der Informationen. Die Informationen dürfen
auf keinen Fall als Ersatz für professionelle Beratung oder
Behandlung durch ausgebildete und anerkannte Ärzte angesehen
werden. Der Inhalt kann und darf nicht verwendet werden,
um eigenständig Diagnosen zu stellen oder Behandlungen
anzufangen.

Eine Haftung für die Informationen wird nicht übernommen.
Haftungsansprüche gegen Autor und Verlag, die durch die
Nutzung der dargebotenen Informationen bzw. fehlerhafter
und unvollständiger Informationen verursacht werden,
sind ausgeschlossen.

Fachlektorat Dr. med. Jochem Stockinger, Universitäts-Herzzentrum
Freiburg-Bad Krozingen, Internist/Kardiologe und Ernährungsmediziner
Illustrationen Glenn Frey und Stefan Paintner
Die anatomischen Zeichnungen wurden zur Anschauung von Laien
entwickelt. Größen, Proportionen und Lagebezeichnungen sind
zur höheren Anschaulichkeit manchmal bewusst verändert worden.

© S. Fischer Verlag GmbH, Frankfurt am Main 2012
Alle Rechte vorbehalten
Typografie und Layout Farnschläder & Mahlstedt, Hamburg
Druck und Bindung Firmengruppe APPL, aprinta druck GmbH, Wemding
Printed in Germany
ISBN 978-3-10-027307-9

Wissen ist das einzige Gut,
das sich vermehrt, wenn man es teilt.

Karl Valentin

Inhalt

Turne bis zu Urne!

Die zweite große Hofpause

Mit Energie in das letzte Drittel

Die 5. Schulstunde

Jetzt kommt's dick

Die 6. Schulstunde

Material

Was wir mit nach Hause nehmen

Anhang

Informationen, Adressen, Quellen

Der Doc erklärt …

Was im Buch »Der Kleine Medicus« geschah

Der Kleine Medicus war der erste Korponaut der Weltgeschichte. Ähnlich wie die Astronauten, die in das Weltall fliegen, hat er sich auf eine abenteuerliche Reise begeben. Nur führte seine Expedition nicht in den Himmel, sondern in den menschlichen Körper, den wir lateinisch »corpus« nennen. Daher der Begriff Korponaut. Das war aber nur möglich, weil Micro Minitec, eine erstklassige Erfinderin und tolle Assistentin von mir, zuvor entdeckt hatte, wie man Menschen und Fahrzeuge wie das blaue Manta-U-Boot im Körper schrumpft. Sie nannte dieses Verfahren »mikrotisieren«. Allerdings funktioniert diese Technik bloß bei Kindern, nicht bei Erwachsenen. Ein Zufall führte schließlich dazu, dass der Kleine Medicus als erster Mensch mikrotisiert wurde. Aber das müsst ihr selbst einmal nachlesen. Es ist eine spannende Geschichte, in der der Kleine Medicus auch boshafte Forscher überlistet und große Abenteuer besteht.

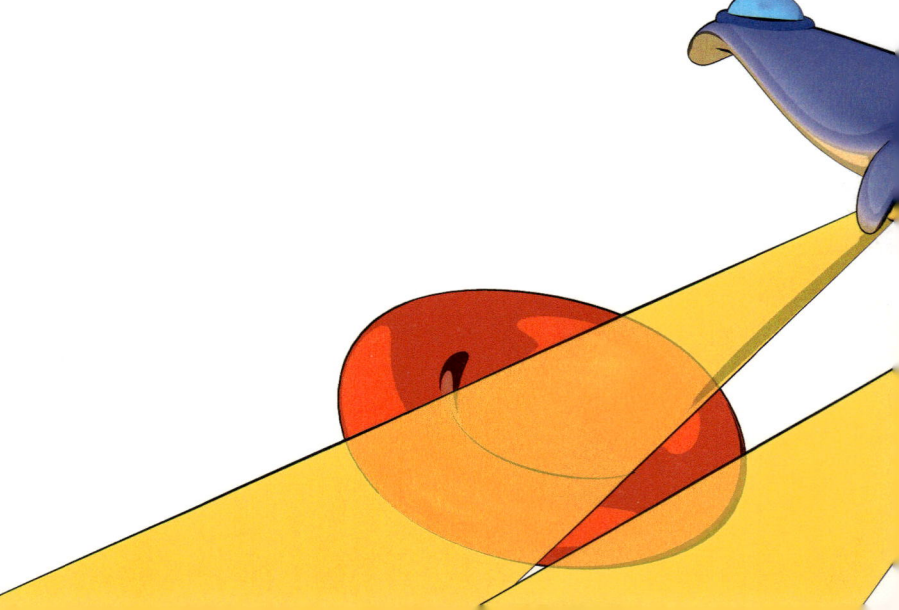

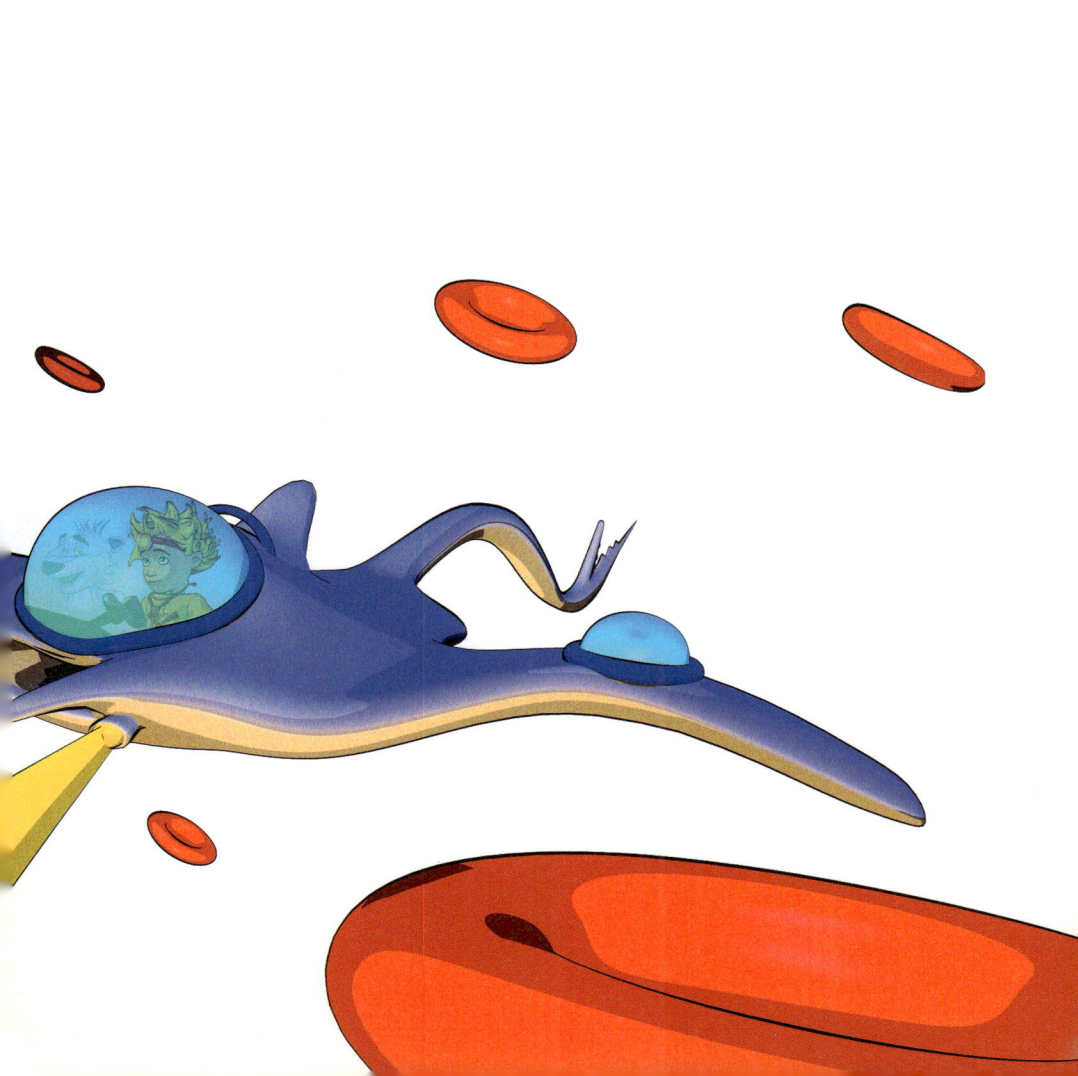

Ein Doktor drückt wieder die Schulbank

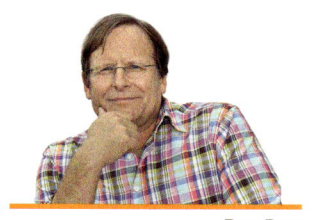

Es war an einem wunderschönen Frühlingsmorgen. Ich erinnere mich genau: Der Himmel strahlend blau, die Vögel zwitscherten vergnügt, die Sonne schien auf den Schreibtisch. Und dann kamen sie. Die Tür meines Arbeitszimmers sprang mit Karacho auf, sechs Jungens und Mädels drängten herein. Ich muss ziemlich überrascht geschaut haben. Eigentlich hatte ich doch einen Termin mit Journalisten und nicht mit Schulkindern. Doch weit gefehlt. Den Termin hatte ich zwar zugesagt, dabei aber übersehen, dass der Absender der Anfrage eine Schülerzeitung war, die »Delfin-Press«.

»Guten Tag, Herr Doktor. Man hat uns gesagt, Sie seien ein Mann des Durchblicks!«, platzte eines der Kinder heraus. »Ja, ja, ja«, stotterte ich, »ich bin Radiologe, also Röntgenarzt. Das stimmt. Ich schaue in den Körper, aber ob ich alles durchschaue – das bezweifele ich stark. Also, weshalb seid ihr hier?« Für meine Besucher war die Frage das Startsignal. Sie redeten erst einmal ohne Punkt und Komma und oftmals alle zugleich. »Wir heißen«, sagte ein Mädchen mit kecker Stimme, »Max, Nick, Jonathan, Judith, Patricia, und ich heiße Rivka. Wir sind Reporter der Kinderzeitung ›Delfin-Press‹ aus Köln. Vor einiger Zeit haben wir von den Abenteuern des Kleinen Medicus gehört und haben in unserer Redaktion überlegt, dass wir auch auf eine Körperreise gehen wollen, wie der Kleine Medicus.« Da aber fiel ihr schon ein Junge mit langen blonden Haaren – Max, wie ich später erfuhr – ins Wort: »Nein, nicht nur wollen, wir müssen das auch, um aus dem Körper berichten zu können. Denn wir sollen herausfinden, was mit dem Müsli, den Äpfeln, der Schokolade und Burger und Pommes und so passiert.«

»Kennen Sie den Kleinen Medicus?«, rief gleich ein anderer Junge dazwischen. »Er war der allererste Korponaut der Welt, der

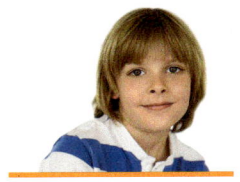

Max

tief in den Körper eintauchen konnte und das aufregende Geschehen darin erleben durfte.« Bei so viel Begeisterung fehlten mir fast die Worte. Ich konnte eigentlich nicht »Nein« sagen. Musste aber auch lächeln, weil, im Rücken meiner Gäste, wieder die Tür aufging. Herein kam der Kleine Medicus, wir waren verabredet. Als er zu mir trat,

verstummten die Kinder. Mit offenen Mündern schauten sie von ihm zu mir, als ich ihn als meinen Assistenten vorstellte. Dann war ich erst einmal abgemeldet. Die Reporter umringten den Kleinen Medicus. Sie streckten ihm ihre Mikrophone entgegen. Die Fragen überschlugen sich: »Wo kommst du her,

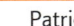

Patric

Medicus? Toll, dass du hier bist. Kannst du uns nicht

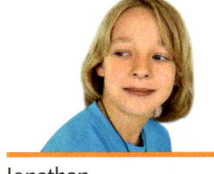

Judith

sagen, was du vorhast? Wo hast du jetzt schon wieder drin gesteckt? Im Magen? Da wollen wir auch hin. Kannst du uns mitnehmen, wenn du wieder mal in den Körper abtauchst? Wir wollen auch Korponauten werden und eine Reportage über die ›Reise der Speise‹ schreiben.«

»Aha, so läuft der Hase«, dachte ich. Diese sechs Minireporter – so nannte ich sie insgeheim – hatten offenbar einen ausgeklügelten Plan. »Klar!«, antwortete der Kleine Medicus, »das sieht so toll aus da drinnen im Körper, ihr werdet noch staunen!« Doch die Kinder wollten noch mehr. »Auch zu den Einzel-

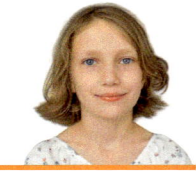

Riv

teilen des Essens, zum Trinken und Kochen haben wir viele Fragen«, warf Reporterin Judith ein. »Na gut«, dachte ich und schlug schelmisch lächelnd vor: »dazu organisieren wir später am besten einen speziellen Projekttag an eurer Schule.« Das schien nicht allen zu gefallen. Einige machten lange Gesichter, weshalb ich weiter erklärte:

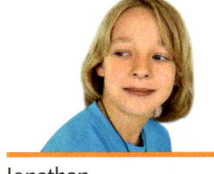

Jonathan

»Keine Sorge! Das wird super spannend. Auch bei Oma Rosi auf dem Bauernhof. Doch zuerst ab mit euch auf große Fahrt! Zwischendurch erkläre ich euch dann das eine oder andere. Und danach zeigen

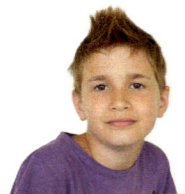

Ni

wir euren Klassenkameraden einen Foto- und Film-
bericht von eurem gigantischen Bauch-Abenteuer. Ihr
könnt den Kleinen Medicus und mich ruhig löchern.
Wir werden keiner Frage ausweichen.« Mein Assistent
nickte zustimmend. »Niemals! Nie! Auf geht's!«, rief er
strahlend. »Super!« Alle klatschten in die Hände.

»Nur eins noch solltet ihr wissen«, warnte der Kleine
Medicus leicht genervt, »seit meiner letzten Reise hat sich
ein gefräßiges Tier an meine Fersen geheftet. Es könnte sein, dass es wieder auftaucht. Es heißt Spekki Bulletti.
Und ich kann euch sagen, Spekki ist nicht nur frech, er will
auch immer und überall essen. Er kann nie genug bekommen,
er ist ein wahrer Fressdachs. Ich werde ihn einfach nicht mehr los.«
Kaum hatte er das ausgesprochen, flitzte schon ein lila Etwas um die
Ecke; nein, es flitzte nicht, kugelrund kullerte es in den Raum und
blieb vor dem Kleinen Medicus liegen, schaute diesen mit großen
traurigen Augen an und rief: »Boa. Hungaa!«

**Spekki
Bulletti**

Der Kleine Medicus zwinkerte den Kindern zu: »Vielleicht
könnt ihr mir ja helfen, ihn davon zu überzeugen, wie wichtig gesunde Ernährung ist. Ich mach mir wirklich Sorgen um seine Gesundheit. Ihr werdet bestimmt euer blaues Wunder erleben,
wenn er uns noch weiter begleitet. Falls er nicht vorher
platzt.« Den Fressdachs selbst schien diese Ermah-
nung nicht weiter zu stören. Im Gegenteil prahlte
er: »Hey, hey. Ich heiße nicht umsonst Spekki Bulletti. Ich hasse gesundes Essen. Capito? Außerdem
macht es mir richtig viel Spaß, den Kleinen Medicus
zu ärgern. Der regt sich immer so schön auf, wenn ich
ihm von meinem Lieblingsessen erzähle: Ein schlabb-
riger Toast mit fetter Wurst und Pommesmatsche
mit Mayo drauf. Mmh, lecker!«

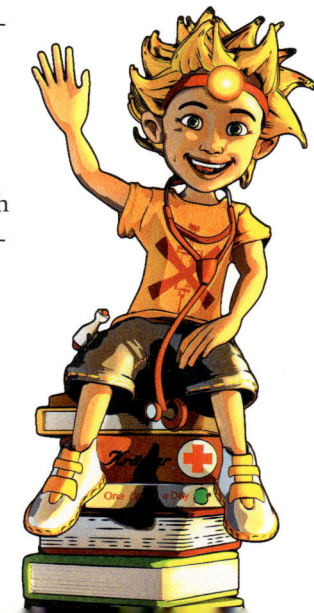

Die Kinder sahen sich erstaunt an. Der Kleine
Medicus schüttelte den Kopf: »Was habe ich gesagt? Aber beachtet ihn einfach nicht weiter. Wir
haben keine Zeit zu verlieren. Wir müssen jetzt

**Der Kleine
Medicus**

zur Schrumpfmaschine, damit wir schnell mikrotisiert werden. Dann geht's ab durch die Mitte.« Das war den Kindern aus dem Herzen gesprochen. Sie wollten endlich den Prozess der Verkleinerung selbst erfahren und freuten sich unheimlich darauf, den Bauch aus der Sicht eines Korponauten zu erleben. »Wer will als erster aus dem Körper berichten?«, fragte der Kleine Medicus. Max war am schnellsten, er riss gleich beide Arme hoch.

»Also dann, nix wie los, Reporter Max. Glück auf!«, rief der Kleine Medicus. Der alte Gruß, mit dem die Bergmänner unter die Erde fahren, passte irgendwie sehr gut zu dem kommenden Abenteuer. Sollte es doch auch in die Tiefen einer unbekannten Welt gehen.

Die Reise der Speise

Die 1. Schulstunde

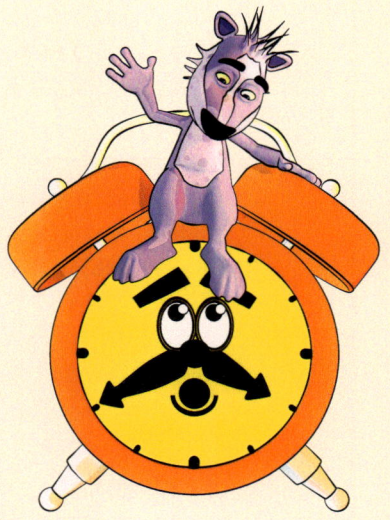

Einige Wochen waren inzwischen vergangen. Die Reporter waren von ihrer Reise allesamt wohlbehalten und begeistert zurückgekehrt. Mittlerweile war ihnen aber auch klar geworden, dass es gar nicht so einfach sein würde, von ihrem Abenteuer zu berichten, alles in Worte zu fassen, was sie erlebt hatten. Es gab noch so viel, das sie lernen mussten, um den Ernährungsprozess verstehen zu können. Deshalb hatten sie den Doc und den Kleinen Medicus in ihre Schule eingeladen. Gemeinsam wollten sie einen ganzen Unterrichtstag für »Besser-Esser« gestalten. Auch die übrigen Klassenkameraden und ihre Lehrerin sollten daran teilnehmen. Wie versprochen, hatte der Doc eine Videodokumentation der Reise durch den Körper zusammengestellt. Die Kinder konnten die Premiere kaum erwarten und freuten sich unheimlich auf die kommenden Schulstunden. »Auf ›los!‹ geht's los!«, sagte der Kleine Medicus. Alle starrten gebannt auf die Leinwand und wurden von einem außergewöhnlichen Körperkino verwöhnt. Besonders stolz war Max. Er berichtete als Erster, was er in der Mundhöhle, zu Beginn der Reise der Speise, erlebt hatte.

Gut gekaut ist halb verdaut – die Mundhöhle

Haaaaallo ihr dort draußen. Ich befinde mich hier im Mundraum und muss aufpassen, dass ich durch die transportierende Bewegung der Zunge und ihrer holprigen Oberfläche nicht herumgeschleudert werde. Die Geschmacksknospen sind ganz schön feucht und glitschig hier. Ich rette mich schnell mal auf die Kaufläche des Backenzahns. Ah, was seh ich da? Kleine braune Flecken und Schlaglöcher. Hier hat offensichtlich einer seine Zähne nicht richtig gepflegt oder zu viel Süßigkeiten genascht. Der Zahn ist löchrig geworden. Er hat Karies, wie ich von meinen Besuchen beim Zahnarzt weiß. Der sagt auch immer, dass das schnell behandelt werden muss. Der Zahn braucht dann eine Füllung, sonst fault er weiter; und das kann furchtbar wehtun. Damit es gar nicht so weit kommt, putz ich mir immer gründlich die Zähne. Sie müssen gesund bleiben. Denn mit dem Kauen beginnt der Verdauungsprozess, die Zerkleinerung von allem, was wir essen. Dieser Ab- und Umbau der vom Verdauungstrakt zugeführten Nahrungsmittel wird Stoffwechsel genannt. Die Nährstoffe, die unser Körper braucht wie das Auto das Benzin, werden dabei in ihre chemischen Bestandteile zerlegt. Die Kohlenhydrate werden in verschiedene Zucker, die Eiweiße in Aminosäuren und die Fette in Fettsäuren und Einfachzucker zerlegt. Dies geschieht in verschiedenen Schritten: zuerst mechanisch

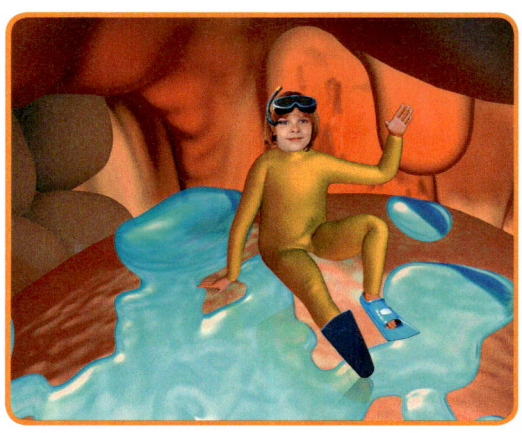

durch das Kauen – dafür brauchen wir unsere gesunden Zähne. Sie zerlegen die größeren Brocken in einen Brei, der dann auf chemischem Weg weiter aufgelöst wird. Schon durch den Speichel im Mund werden so verschiedene Nahrungsbestandteile aufgelöst. Deshalb sollten wir unser Essen auch nicht hastig herunterschlingen, sondern gründlich kauen. Sonst liegt es uns später wie ein Stein im Magen.«

Zunge

Was Max aus der Mundhöhle zu berichten hatte, war für die meisten Kinder neu. Sogar der Kleine Medicus sagte: »Mensch, du weißt aber schon gut Bescheid.« Und das war noch nicht alles. Auch über die Funktion der Zunge konnte Max Auskunft geben. »Dieser mit Schleimhaut überzogene Muskel«, erklärte er, »wendet und transportiert die Nahrung im Mund. Er sorgt für ihre Weiterleitung in die Speiseröhre. Außerdem brauchen wir die Zunge, um zu schmecken, was wir essen. Denn auf ihr sitzen die Geschmacksknospen.« Dass sie ebenso wie Muskeln und Fasern verletzt werden können, wenn man sich die Zunge piercen lässt, wusste ein anderes Kind von seiner Schwester. »Das stimmt«, bestätigte der Kleine Medicus und erklärte dann, dass noch am Rachen und am Gaumen kleine Sensoren sitzen, mit denen wir schmecken.

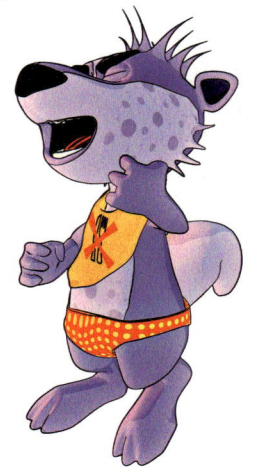

Spekki Bulletti: Ich hab da gaaanz große, echte Fett-Sensoren, die wirken sofort.

Der Kleine Medicus: Sag mal, bilde ich mir das ein, oder bist du seit gestern wieder etwas dicker geworden? Nein, das kann nicht sein! Niemand nimmt sooo schnell zu.

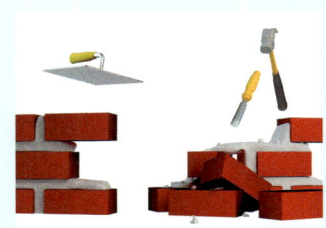

Wie beim Hausbau: Ziegelsteine (Eiweiß, Fett) können durch Mörtel oder Zement mit einer Kelle zusammengefügt oder mit Hammer und Meißel (Enzyme) zerlegt werden.

Der Doc erklärt ... Enzyme

Enzyme werden vorwiegend für zwei Funktionen eingesetzt. Entweder zerteilen sie – verstoffwechseln – Eiweiße oder Fette in kleinste Bausteine (»Weichmacher«). Oder sie wirken aufbauend, indem sie helfen, dass neue Gewebeelemente entstehen wie Eiweiße, auch Proteine genannt, die der Körper dringend für eine Zellwand oder Muskelzelle braucht. Enzyme bestehen aus Proteinen und wirken wie Feueranzünder – sie beschleunigen Auf- und Abbauprozesse, werden allerdings nie verbraucht. Toll, oder? Enzyme benötigen aber Unterstützung, damit sie überhaupt wirken können. Diese bekommen sie von den Vitaminen, die in Obst und Gemüse stecken.

Gaumen und Rachen

Auch in diesem Bereich hatte sich der Reporter Max schon genauer umgeschaut. Die Kinder erfuhren: Am Gaumen oben ist es wie auf der Zunge – vorne schmeckt man mehr süß, dann kommt salzig, dann sauer und dahinter bitter. Insgesamt aber schmeckt die Zunge besser süß als salzig. Schärfe wird dagegen in der gesamten Mundhöhle gefühlt. Und das kann ganz schön brennen.

Max wollte gar nicht mehr aufhören zu erzählen, so viel hatte er als Korponaut in der Mundhöhle erlebt. Wie die Geschmacksknospen so hatte er die Speicheldrüsen erforscht. Sie feuchten die Speise an und schütten »Weichmacher« aus, sogenannte Enzyme, die beispielsweise das von den Zähnen zerkleinerte Brot zusätzlich aufweichen. Wie das genau funktioniert, musste dann aber doch der Doc noch einmal genauer erklären.

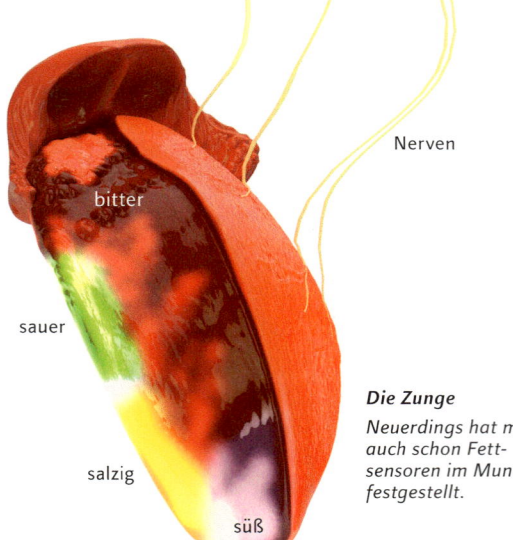

Nerven

bitter

sauer

Die Zunge
Neuerdings hat man auch schon Fettsensoren im Mund festgestellt.

salzig

süß

Zähne

Das war auch für Max neu. Er bedankte sich, konnte es aber kaum erwarten, weitere Informationen aus der Mundhöhle zu bekommen. Die Zähne hatten ihn besonders beeindruckt. Wie Mahlsteine, die in der Mühle das Korn zerquetschen, kamen sie ihm vor. »Kannst du uns mehr über die Zähne berichten, Doc? Wie sind sie aufgebaut?«, fragte er neugierig. »Ich weiß nur so viel, dass es die Aufgabe der Zähne ist, das Essen zu zermahlen. Und dass Kinder zuerst ein Milchgebiss mit 20 Zähnen haben. Vom 6. bis 14. Lebensjahr wird es durch das bleibende Gebiss mit 32 Zähnen ersetzt.«

Korponaut Max schaute sich bei diesen Erklärungen die Zähne in der Mundhöhle sehr genau an. Er schüttelte nachdenklich den Kopf: »Stellt euch vor, ihr hättet keine Zähne! Dann könntet ihr nur ein Süppchen schlürfen und nichts mehr kauen. Sorgt also dafür, dass eure Zähne gesund bleiben. Esst nicht zu viel Süßes, denn dadurch wird der Zahnschmelz

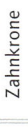

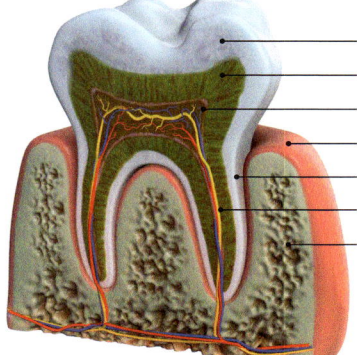

Zahnkrone

Zahnwurzel

— Zahnschmelz
— Zahnbein
— Zahnpulpa
— Zahnfleisch
— Zahnzement
— Nerven und Blutgefäße
— Knochen

angeknabbert und zerstört. Es entstehen Löcher, Karies genannt, die mir hier gleich am Anfang meiner Erkundung aufgefallen sind.«

Spekki Bulletti: Ja klar, ich hab genug gehört. Ich weiß schon alles. Ich will endlich eine Cola und mein Mayobrot, sofort!

Der Kleine Medicus: Moment mal, was soll das denn? Kauen nicht vergessen! Du schlingst immer alles runter und kippst die süße Cola hinterher!

Spekki Bulletti: Papperlapapp! Schlingen ist gesund. Du sagst doch selbst, ich bin ein Schlingel. Und ein Schlingel schlingt nun mal, oder?

Der Kleine Medicus: Dabei hast du ja eigentlich Glück. Du hast noch deine Zähne, im Gegensatz zu manchen älteren Menschen, die oft schmerzende Zähne haben oder schlecht sitzende Prothesen. Sie können deshalb leider nicht mehr richtig kauen.

Spekki Bulletti: Das kann mir nie passieren, niiie. Ich schone meine Zähne, indem ich nicht so viel kaue! Und außerdem putze ich sie nie, damit sie sich nicht abnutzen. Kapiert?

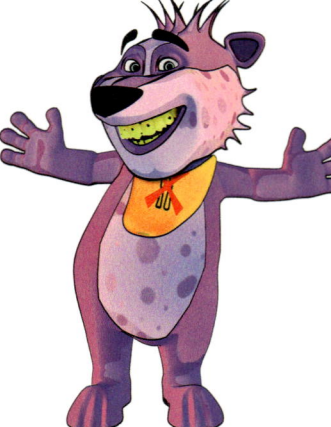

Wusstet ihr, dass ... in eurem Mund täglich 1–1,5 Liter Speichel produziert werden? Das Enzym Amylase spaltet Zucker, die Lipase bearbeitet Fette, die Lysozyme zerstören Zellwände von Bakterien.

Krankheiten der Mundhöhle

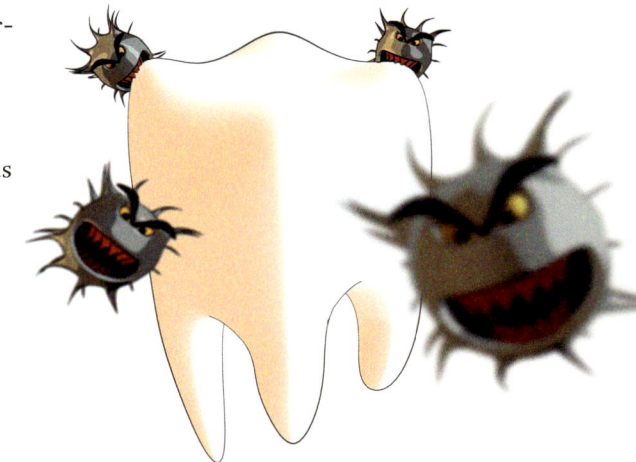
Max

Das reichte jetzt. Spekki Bulletti musste endlich eine Lektion erhalten. Max erklärte ihm in aller Deutlichkeit die Krankheiten der Mundhöhle, zuerst die der Zähne. Spekki wollte das zwar nicht hören und lieber weiter mit dummen Sprüchen stören. Doch Max ließ sich nicht beirren. Schließlich hatten sich die Kinder-Reporter gerade mit den Zahn-Krankheiten besonders ausführlich beschäftigt. Und was sie noch nicht wussten, konnten der Doc und der Kleine Medicus ergänzen. Aber erst einmal begann Max, fast schon wie ein erfahrener Zahnarzt.

Karies – eine Krankheit am Zahn

»Karies«, erklärte er dem verdutzten Spekki, »ist Zahnfäule. Das heißt, der Zahn fault. Und das ist äußerst unangenehm! Karies entsteht durch die Bakterien der Zahnbeläge (Plaques) auf der Zahnoberfläche. Bestimmte Bakterien wandeln nämlich Zucker und Speisereste in Säure um, die den Zahnschmelz angreift und zerstört. Diese üblen Monster freuen sich darüber sehr. Wenn sie in etwas Süßes getaucht werden, finden sie das ganz toll. Für sie ist das ein Festschmaus. Dann können sie sich nämlich nach Herzenslust satt essen und damit Säure herstellen, die den Zahnschmelz auflöst. Sie

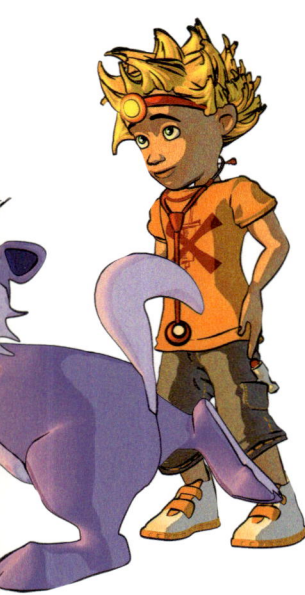

dringen ins Zahnbein ein, wo sie noch viel größere Schäden anrichten. Schrecklich! Es entstehen dann richtige Höhlen unter dem Zahnschmelz, der schließlich einbricht. Irgendwann fühlt ihr das Loch mit der Zunge. Und spätestens dann wisst ihr, dass ihr zum Zahnarzt müsst, auch wenn's unangenehm ist.«

Spekki Bulletti: Da bekommt ihr mich nie hin. Niemals! Unangenehmes mag ich nicht. Und bohren schon gar nicht.

Der Kleine Medicus: Wer regelmäßig und frühzeitig zum Zahnarzt geht und lernt, wie und wann die Zähne geputzt werden müssen, bei dem muss selten gebohrt werden.

Mundfäule

»Ich hatte bis zum 16. Lebensjahr keine einzige Plombe«, erinnerte sich der Doc. »Und außerdem tut das Bohren nicht mehr so weh wie früher. Die modernen Bohrer arbeiten heute so schnell, dass man es kaum merkt«, sagte Max noch, bevor er die nächste Krankheit, die Mundfäule, erklärte. Bei ihr, lernten die Kinder, entstehen entzündliche Stellen am Gaumen und unter der Zunge, die durch das sogenannte Herpesvirus übertragen werden. Wer die Mundfäule bekommt, muss dringend zum Arzt gehen, um sich eine heilende Salbe verschreiben zu lassen. Dann heißt es abwarten, bis das Zahnfleisch und die Mundschleimhaut von den schmerzenden Bläschen befreit sind. Aber Spülen und Gurgeln mit warmem Salbei-Tee oder verdünntem Myrten-Extrakt kann schon einmal helfen, die Schmerzen zu lindern. Übrigens auch bei einer Mandelentzündung.

Mandelentzündung

Damit kannten sich die Kinder aus. Viele von ihnen hatten schon
mal eine Mandelentzündung gehabt und wussten, wie schmerzhaft
das sein kann. Gespannt hörten sie zu, als ihnen der Doc erklärte:
»Die Mandeln liegen hinten im Hals. Sie sehen ein wenig wie Erdbeeren aus. In ihnen sitzen Zellen, die nonstop mit der Abwehr
von krankheitserregenden Keimen beschäftigt sind. Wenn sie sich
entzünden, merkt man das an Rachenschmerzen und einer starken
rötlichen Schwellung. Meistens sind dann auch noch die Lymph-
knoten – kleine knötchenförmige Gebilde – unter dem Kinn oder
am Hals geschwollen, ebenfalls schmerzhaft. Mandeln und Lymph-
knoten gehören zum Abwehrsystem des Körpers, dem sogenannten Immunsystem. Diese Körperpolizei ist in höchster Alarmbereitschaft. Keime werden abgewehrt. Bei Fieber und geröteten
Mandeln mit Flecken müsst ihr dringend zum Arzt. Es besteht der
Verdacht auf eine eitrige Mandelentzündung, die unbedingt mit
Medikamenten behandelt werden muss. Diese Keime – man nennt
sie Bakterien – könnten sich sonst im Körper ausbreiten und auch
das Mittelohr, Gelenke oder das Herz entzünden.«

Der Kleine Medicus: Wusstet ihr, dass man bei Mandelentzündung ganz viel lutschen sollte? Es gibt beispielsweise Salbeibonbons und Lutschtabletten, die den
Rachen betäuben. Oder versucht es doch auch mal mit
einem kalten Quarkwickel.

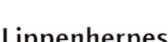

Lippenherpes

»Und wie ist das mit anderen Infektionen im Mundbereich, Doc?«,
fragte Max.

»Lippenherpes zum Beispiel ist eine Viruserkrankung, die durch
das Herpes-simplex-Virus Typ 1 ausgelöst wird«, erklärte dieser
nachdenklich. »Man merkt es, wenn sich kleine nasse Bläschen
auf der Lippe oder im Mundraum bilden. Diese jucken, ziehen
und schmerzen unangenehm. Bläschen im Mund nennt man auch
Aphthen. Viele Menschen haben schon Bekanntschaft mit Herpes
gemacht. Auslöser oder Ursache können kleine Verletzungen,
Stress oder auch starke Sonnenbestrahlung sein. Meistens ist diese
Viruserkrankung nach einigen Tagen vorbei, wenn sie mit speziellen Salben aus der Apotheke behandelt wird.«

Info Viren und Bakterien

Bakterien sind kleine Lebewesen, die sich überall im Körper eigenständig
vermehren können. Viren können nur in menschlichen, tierischen oder
pflanzlichen Zellen überleben und sich mit Hilfe dieser Zellen vermehren.
Sie sind sozusagen Schmarotzer. Zur Behandlung von Bakterien gibt es
spezielle Medikamente, die Antibiotika. Zur Behandlung der Viren gibt
es nicht viele Medikamente. Antibiotika wirken bei ihnen nicht, aber
einzelne spezielle Behandlungen wie die mit einer Herpes-Salbe oder
vorbeugend mit Impfungen, die das Abwehrsystem stärken. Manch eine
naturheilkundliche Medikation hilft die eigene Abwehr zu unterstützen,
z. B. mit Extrakten der Zistrose – einer uralten Heilpflanze mit wunderschönen zarten rosafarbenen Blütenblättern (besonders bei grippalen
Infekten oder Erkältungen).

Nun gab Max das geballte Wissen des Delfin-Reporter-Teams weiter. Die Kinder hatten es sich zusammen mit dem Kleinen Medicus
nach dem Besuch beim Doc erarbeitet: »Schon beim Erscheinen der
ersten Bläschen sollte die spezielle Herpes-Salbe aus der Apotheke
aufgetragen werden. Danach, nach der Berührung des Herpes, unbedingt die Hände waschen. Nicht küssen oder mit den Händen
in die Augen wischen, die Viren können auf alle sonstigen
Schleimhäute übertragen werden! Bitte auch keine Hand-
tücher oder Zahnbürsten teilen, weder bei Herpes noch bei
Aphthen. Wissenschaftler haben übrigens über 300 verschiedene Keime in der Mundhöhle nachgewiesen.«

Max

Der ultimative Delfin-Tipp:
Wie du deine Zähne richtig putzt

Spekki Bulletti: Zähneputzen???? Da liegt ihr aber
bei mir falsch. Mensch, dabei geht viel zu viel Zeit drauf,
und die brauch ich doch zum Futtern. Wo bleibt denn der
Nachschub, Medicus? Meine Fettverbrennung braucht Fett!
Der Kleine Medicus: Nerv nicht und hör endlich mal
dem Max zu.

Spekki Bulletti: Schmoll.

Der Kleine Medicus: Moment, du bist doch
schon wieder dicker geworden. Wie kann das
sein, dein Bauch wächst ja fast minütlich?

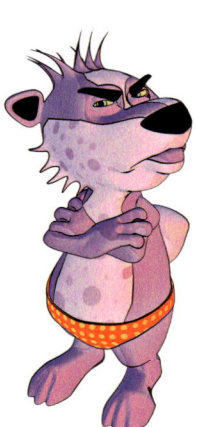

Max machte einen letzten Versuch, Spekki Bulletti zur Vernunft zu bringen. Geduldig erklärte er:
»Beim Zähneputzen werden Speisereste weggeputzt.
Immer wieder bleibt aber eine sogenannte Plaque
übrig. Die kann man nur mit spezieller Einfärbung
sichtbar machen. Sie setzt sich hauptsächlich aus
Bakterien zusammen. Nur wenn Plaques regelmäßig entfernt werden, bleiben die Zähne gesund. Wenn ihr nicht richtig und nicht
oft genug eure Zähne putzt, dann bekommt ihr Karies und müsst

zum Zahnarzt. Ihr könnt dies aber verhindern, indem ihr die Zähne regelmäßig putzt, am besten 3 × täglich je 3 Minuten:

Kaufläche: Immer mit der Zahnbürste hin und her.
Außenfläche: Immer im Kreis.
Innenfläche: Am Zahnfleisch ansetzen und hoch. Wisch aus, wisch aus, wisch den ganzen Schmutz heraus. Von rot nach weiß, bis alle Speisereste verschwunden sind.

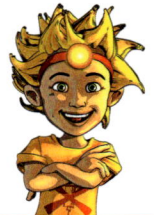

1. Tipp Wenn ihr darauf achtet, nicht zu viel Zucker zu essen, habt ihr auch weniger Karies-Erreger im Mund. Denn Karies-Erreger lieben Süßes.

2. Tipp Es ist lustig, wenn ihr beim Zähneputzen auf einem Bein steht. Versucht das mal! Ihr trainiert dabei zugleich die Bein- und Rückenmuskulatur. Immer nach 30 Sekunden das Bein wechseln. Dann macht es so richtig Spaß!

3. Tipp Ein- bis zweimal in der Woche solltet ihr auch die Zahnzwischenräume mit Zahn-seide oder kleinen Bürstchen säubern.

Pflegt eure Zähne wie einen Schatz. Geht einmal im Jahr zur Kontrolle zum Zahnarzt. Benutzt alle paar Wochen eine neue Zahnbürste. Denkt daran, dass ihr viele Menschen anlächelt. Dann passt es gut zu eurem freundlichen Gesicht, wenn ihr gepflegte Zähne zeigt.«

Damit endete der Bericht über die erste Etappe der Reise der Speise. Reporter Max übergab unter Beifall an seine Kollegin Judith, die selbst ganz gespannt auf ihr Video wartete.

Flutsch und durch – die Speiseröhre

Der Film flimmerte kurz, dann erschien Judith auf dem Bildschirm. »Wahnsinn, ganz schön rasant hier alles. Ich flutsche gerade mit Schwung an den Mandeln vorbei wie auf einer irre langen Rutschbahn die Speiseröhre hinunter bis in den Magen. Hui, macht das Spaß! Immer weiter abwärts geht es. Huch, was ist das denn da, dieser Knubbel? Ach, das war der Kehlkopf. Hoppla, oh blöd, hier stoppt es. Ach, das war nur ein kleiner Holperer am Magenmund. Der verschließt den Magen nach oben gegen die Speiseröhre und verhindert so, dass die Magensäure und die Nahrung zurück zum Mund flutschen. Naja, das müssen wir dann noch genauer erkunden. Ist aber alles ganz schön schlau eingerichtet.

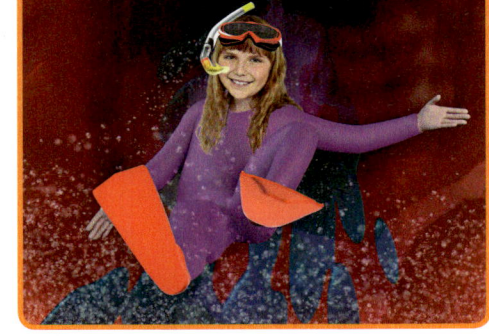

Die Speise muss ja irgendwie von der Mundhöhle in den Magen gelangen. Dazu hat die Natur uns eine Röhre konstruiert. Nachdem die Nahrung im Mund zerkleinert worden ist, wird sie durch das Schlucken auf den Weg in die Speiseröhre geschickt. Durch sie rutschen die Speisebrocken runter, bis sie in den Magen plumpsen. Die Strecke ist ungefähr so lang wie ein langes Lineal. Da die Speiseröhre an manchen Stellen aber ganz schön eng ist, darf man nie das Kauen vergessen. Sonst könnten zu große Brocken im Hals stecken bleiben. Und wenn man zu hastig isst oder beim Essen redet, kann man sich auch verschlucken. Man muss plötzlich husten, weil ein Speisebrocken statt in der Speiseröhre in der Luftröhre gelandet ist.

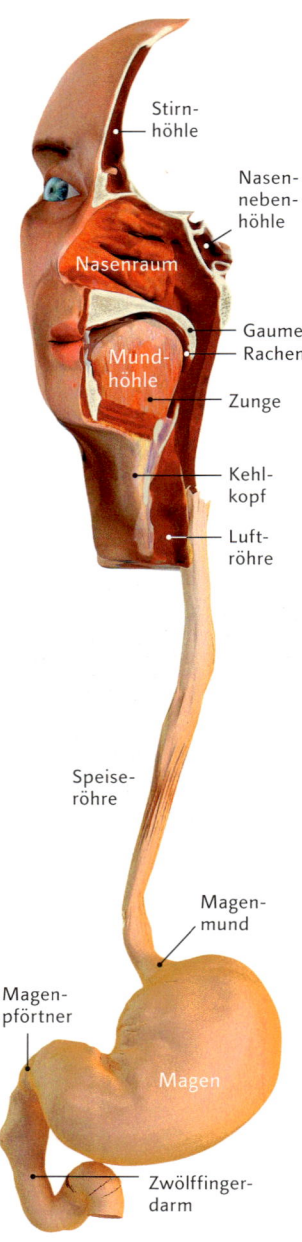

Stirn-
höhle

Nasen-
neben-
höhle

Nasenraum

Gaumen
Rachen

Mund-
höhle

Zunge

Kehl-
kopf

Luft-
röhre

Speise-
röhre

Magen-
mund

Magen-
pförtner

Magen

Zwölffinger-
darm

Der erste Verdauungs-Abschnitt
*Normalerweise ist die Speiseröhre
bei einem Erwachsenen 25 cm lang.*

Durch sie gelangt die Luft, die wir über die Nase oder den Mund einatmen, in die Lunge. Normalerweise wird diese Luftröhre beim Schlucken durch den sogenannten Kehldeckel verschlossen. Wenn wir aber gleichzeitig schlucken und reden, dann kann es passieren, dass dieser Deckel nicht schließt. Wir verschlucken uns. Das kann aber auch vorkommen, wenn wir im Liegen essen oder beim Schlucken lachen. Dann muss man versuchen, durch Husten den Brocken, der da in die Luftröhre gelangt ist, wieder nach oben zu befördern. Sollte das nicht gelingen, muss einen jemand von hinten umfassen, kräftig auf den Bauch drücken und einen gleichzeitig hochheben, möglichst mehrmals hintereinander.«

Die Kinder staunten wieder einmal, und der Kleine Medicus verfolgte den Bericht mit anerkennendem Nicken. »Sehr gut beobachtet«, sagte er zu Judith, »aber gibt es nicht auch richtige Krankheiten der Speiseröhre, solche, die vom Arzt behandelt werden müssen?« Da nickte Judith: »Ja, dazu komme ich gleich.«

Spekki Bulletti: Bloß nicht. Das macht mir Angst. Davon werd ich ganz wirr im Kopf.
Der Kleine Medicus:
Das bist du doch sowieso schon. Mach weiter, Judith. Der Doc und ich sind ganz fasziniert von eurem Wissen und hören gespannt zu.
Spekki Bulletti: Hu, hu.

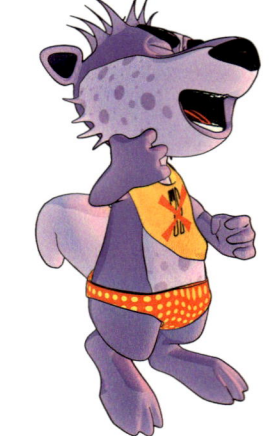

Die Speiseröhre und ihre Umgebung – Krankheiten

Halsschmerzen

Jetzt war Judith wieder in ihrem Element und erklärte weiter: »Wenn die Atemwege gereizt oder entzündet sind, bekommt man meist Rachen- oder gar Halsschmerzen. Dafür gibt es verschiedene Gründe:

1. Wenn die Schleimhäute durch Rauch, trockene oder staubige Luft oder Kälte gereizt werden, reagiert der Hals mit Heiserkeit und Schmerzen. Das kann auch geschehen, wenn man – zum Beispiel in der Schule oder auf dem Fußballplatz – zu viel herumschreit oder wenn man den ganzen Tag laut gesungen hat. Auch dabei kann man schnell heiser werden.

2. Oftmals treten die Schmerzen in Verbindung mit einer Erkältung auf. Ihr fühlt euch ganz schlapp. Alle Glieder, nicht nur der Hals und der Rachen, tun weh. Wahrscheinlich ist eine Grippe im Anzug. Man hat sich erkältet, vielleicht auch angesteckt, also die Krankheit von einem anderen Menschen übernommen, und sollte sich deshalb selbst von anderen Menschen fernhalten, um sie nicht auch noch anzustecken.

3. Wenn man Halsschmerzen hat und dazu eine Schwellung zwischen Ohr und Kiefer, dann handelt es sich wahrscheinlich um eine Infektion in der Ohrspeicheldrüse, auch Ziegenpeter oder Mumps genannt. In solchen Fällen ist unbedingt ein Arzt so schnell wie möglich aufzusuchen! Zum Glück sind heute die meisten Kinder gegen Mumps geimpft, so dass immer weniger daran erkranken.«

Spekki Bulletti: *Da ist es bei mir total geschwollen. Iiiiich muss zum Arzt.*

Der Kleine Medicus: *Keine Panik auf der Titanic. Das ist nur Fett. Sonst hättest du Wahnsinnsschmerzen. Und das ist gar nicht lustig. Auch nicht, dass die Entzündung auf andere Drüsen im Mund und Bauch übergreifen kann.*

Da die Halsschmerzen oft mit einer Erkältung verbunden sind, fühlt man sich meist schwach und abgeschlagen. Ihr seid müde, alle Knochen tun euch weh, ihr habt keine Lust zum Essen. Doch auch da kann ein bewährtes und sogar sehr schmackhaftes Hausmittel helfen: die gute alte Hühnersuppe. Ihr könnt sie löffelweise zu euch nehmen und werdet euch bald wunderbar gekräftigt fühlen. Denn die Hühnersuppe enthält ganz viele wichtige Stoffe, die gegen die Entzündung im Körper wirken. Mit etwas Petersilie, vielleicht aus dem eigenen Garten oder dem Blumentopf vorm Fenster, wird daraus auch noch ein richtiger Vitamin-C-Schub, der Wunder wirkt. Vegetarier verzichten natürlich auf das Huhn.

Wisst ihr, was bei Erkältung und Rachenschmerzen hilft?

1. Gurgeln mit Salbeiöl oder Salzwasser:
   Nehmt 4 Tropfen Salbeiöl, ½ Teelöffel Honig und 1 l warmes Wasser.
   Rührt alles um. Gurgelt 4 × täglich etwa 3 Minuten damit.
   Auch Salzwasser (1 Teelöffel Salz, 1 Glas warmes Wasser) ist gut zum Gurgeln.
2. Auch das Lutschen von Salbeibonbons, Minz- oder Honigbonbons hilft.
3. Das wird euch gefallen: Ihr dürft Eis lutschen.
4. Halswickel mit Quark beruhigen den Hals.
5. Viel Ruhe und Schlaf. Ihr dürft in der Schule fehlen!
6. Trinkt viel, am besten Tee.
7. Kamillendampfbäder und Wadenwickel zur Fiebersenkung helfen gut.
8. Feuchtet die Atemluft an.

Erbrechen

Jetzt aber wieder zurück zu Judith, die noch sehr viel mehr über die Erkrankungen der Speiseröhre und andere Komplikationen, die dort auftreten können, herausgefunden hatte. So verständlich, dass sogar ihre Lehrerin gespannt zuhörte, fuhr sie fort: » Die Speiseröhre ist, wie wir gesehen haben, an manchen Stellen ganz schön eng. Da könnte leicht etwas stecken bleiben, was da nicht rein gehört, eine Fischgräte zum Beispiel. Die löst sich zwar meist, wenn man ganz viel Kartoffeln, Kraut oder ähnliches hinterher schluckt. Aber das muss nicht immer so glimpflich ausgehen. Wenn etwas in der Speiseröhre fest stecken bleibt, kann das manchmal auch zum Erbrechen führen. Das heißt, alles was wir im Magen haben, kommt mit Schwung durch die Speiseröhre und den Mund wieder raus. Die Speiseröhre wird sozusagen rückwärts durchgepustet. Angenehm ist das nicht, auch hinterlässt es einen säuerlich abstoßenden Geschmack. Dagegen helfen schluckweise getrunkener Pfefferminztee und kleine Weißbrotstückchen. Beides hilft, die Übelkeit und den Brechreiz zu überwinden. Sollte sich das Erbrechen nicht von selbst ergeben und der Brocken, der sich in der Speiseröhre verklemmt hat, festsitzen, oder sollte man gar etwas Giftiges verschluckt haben, kann man den Brechreiz auch selbst auslösen, indem man den Zeigefinger so weit wie möglich in den Mund steckt, doch bitte nur in wirklichen Notfällen. Denn das Erbrechen ist nicht ungefährlich.«

Judith hatte inzwischen so viel von ihrer Reise durch die Speiseröhre erzählt, dass viele Kinder schon dachten, es gebe dazu gar nichts mehr zu sagen. Dann aber kam sie noch auf etwas zu sprechen, das viele wieder aufhorchen ließ, weil sie es aus eigener Erfahrung kannten:

Judith

Sodbrennen

»Das unangenehme Brennen im Hals«, begann Judith, »habt ihr vielleicht auch schon nach einer besonders fettreichen, schweren Mahlzeit gehabt. Doch auch Kummer und Fastfood wie Burger können Sodbrennen hervorrufen, genauso wie kohlensäurehaltige Getränke, Cola oder prickelnde Limonade. Wer davon zu viel trinkt, schadet sich ebenso wie mit zu üppigem Essen. Dann kann sich die aufgenommene Nahrung nämlich zurück in der Speiseröhre stauen. Der Magen ist überfordert. Er muss »Überstunden« machen und mehr Magensäure als gewöhnlich produzieren. Dringt dieser saure Magensaft bis hinauf in die Speiseröhre, bekommen wir das unangenehme Sodbrennen, oftmals verbunden mit einem ebenso unangenehmen Aufstoßen, »Rülpsen«. Wenn das häufiger geschieht, können sich am Ende sogar die Schleimhäute in der Speiseröhre entzünden. Und das führt dann zu einer chronischen Schleimhautreizung mit ständigen Schmerzen und mitunter Druckgefühl im Bereich des Brustbeins.«

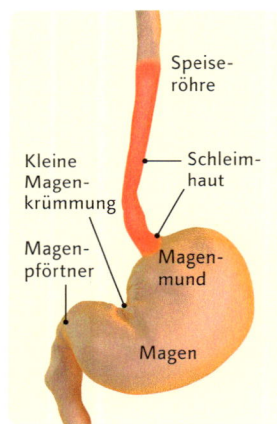

Speise-röhre

Kleine Magen-krümmung

Schleim-haut

Magen-pförtner

Magen-mund

Magen

Der Rückfluss von Magensaft kann die Schleimhaut der Speiseröhre entzünden (rot).

Spekki Bulletti: Sodbrennen? Das hab ich ja noch nie erlebt. Mir brennt eher der Popo durchs viele Pupsen.
Der Kleine Medicus: Kein Wunder bei den Unmengen Cola, die du trinkst. Auf Kohlensäure verzichten sollte man als Allererstes, beim Pupsen genauso wie beim Sodbrennen.

Wenn das Sodbrennen allerdings durch Ärger oder Angst verursacht ist, muss man zuerst mit den Problemen fertig werden. Da helfen nicht einmal die bewährten Hausmittel, auch nicht bei Liebeskummer, der einem auf den Magen schlagen kann.

Was hilft bei Sodbrennen?

1. Die Mahlzeiten sollten weniger fettig und nicht so stark gewürzt sein.
2. Man sollte nicht zu viel Limonade und andere Getränke mit Kohlensäure zu sich nehmen.
3. Weniger Süßigkeiten essen.
4. Wenn das Sodbrennen schon eingetreten ist, hilft 3 × täglich ein Löffel Heilerde, aufgelöst in etwas Wasser oder Saft. Heilerde ist wirklich Erde. Eine speziell gereinigte, und die bekommt ihr in jeder Apotheke oder Drogerie. Sie bindet die Magensäure.
5. Da die Magensäure insbesondere im Liegen in die Speiseröhre eindringen kann, kann es hilfreich sein, den Oberkörper höher zu lagern. Stellt also einfach den Kopfkeil eures Bettes etwas höher.
6. Das regelmäßige Kauen oder Lutschen von Süßholzwurzeln, wie sie zum Beispiel in der Lakritze enthalten sind, kann die Beschwerden lindern.

Spekki Bulletti: Ich hatte auch schon Liebeskummer. Damals, als Hiltrud Huhn mich verlassen hat.

Der Kleine Medicus: Warum hat sie sich von dir getrennt?

Spekki Bulletti: Sie sagte, sie hätte Angst vor meinem hungrigen Blick.

Der Kleine Medicus: Das tut mir leid.

Spekki Bulletti: Muss es nicht, sie hat mir ein paar Eier dagelassen.

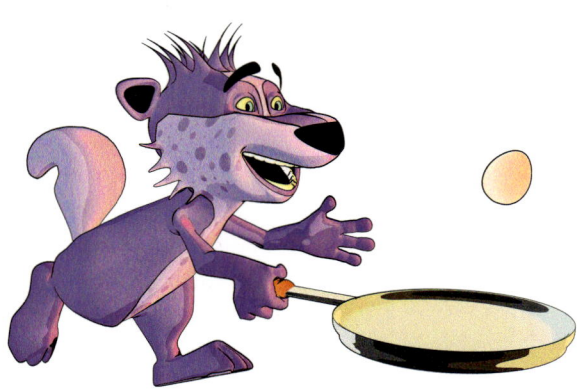

Betonmischer voraus – der Magen

So, jetzt ist mal jemand anderes dran, sonst bekomme ich nachher auch noch Sodbrennen von dem vielen Reden«, Judith beendete ihre Reportage aus der Speiseröhre unter großen Beifall, während Jonathan schon ganz kribbelig war. Er konnte es kaum erwarten, über seine Erlebnisse auf der nächsten Etappe der Reise der Speise zu berichten – direkt aus dem Magen. So aufregend hatte er sich das alles nicht vorgestellt. »O je«, rief er ins Mikrophon, »hier ist aber was los. Da plumpsen ja immer wieder andere Stücke in den See. Und wie das platscht! Mensch, aufgepasst, hier kommt eine kleine Tomate angeflogen. Da hat wohl jemand vergessen zu kauen, die muss als Ganzes verschluckt worden sein. Und da noch ein Stück Käse. Und da. Da quält sich gerade ein Bissen Brot durch den Magenmund. Ganz schön gefährlich, hier als Reporter zu arbeiten. Da kann man ja noch erschlagen werden, so winzig, wie wir auf einmal als Korponauten sind. Große, grobe Brocken Nahrungsbrei werden mit dem Magensaft wie in einem Betonmischer mit körpereigener Salzsäure vermischt. Gut, dass ich meinen verdauungsabweisenden Taucheranzug habe und angeseilt bin. Jetzt kommt die Verdauung richtig in Gang. Man kann sehen, wie ein Nahrungsbrocken nach dem anderen zerfällt.

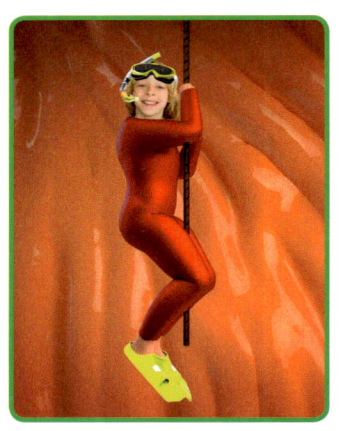

Und wie sich der Magen mit einem Mal ausweitet, obwohl er doch eben noch ziemlich flach war, fast wie ein leerer Rucksack. Erst mit der Nahrung, die durch die Speiseröhre herunterkommt, dehnt er sich aus. Etwa 1,5 Liter kann er fassen«, sagte Jonathan. »Also eine

Der Doc erklärt …

Verdauungszeiten im Magen

Normal sind 2 bis 3 Stunden

1 Stunde:
Reis und Milch
2 Stunden:
weiche Eier und Gemüse
3 Stunden:
mageres Fleisch, Fisch, Huhn
4 Stunden:
Kartoffelsalat
4 bis 6 Stunden:
viel Fleisch mit Fett
bis zu 8 Stunden:
fettes Fleisch und Fisch
wie Ölsardinen

Packung Milch und noch eine halbe dazu. Ich sehe genau, wie die Magenwand arbeitet. Ihre Muskeln bewegen den Speisebrei hin und her. Es geht zu wie in dem Betonmischer von meinem Vater, nur dass die Innenwände mit einer Schleimschicht überzogen sind. Auch die Verdauungssäfte – einige nennt man Pepsine – werden dort produziert. Zusammen mit der körpereigenen Salzsäure zerteilen sie die Nahrung. Die Salzsäure ist übrigens ganz schön scharf, so kann sie viele schädliche Bakterien zerstören. Damit sie nicht auch die Magenwand angreift, ist diese mit einer Haut überzogen, die Schleim in ihren Drüsen bildet. Diese Schleimhaut schützt den Magen vor der Säure. Eine kluge Vorsichtsmaßnahme der Natur. Denn die Verarbeitung der Nahrung im Magen kann bis zu acht Stunden dauern, viel länger als das Essen.« Das kam Jonathan selbst, obwohl er schon eine ganze Weile im Magen unterwegs war, noch so unwahrscheinlich lang vor, dass er für einen Moment seinen Bericht vergaß und den Doc vorsichtshalber fragte: »Stimmt doch, oder?«

»Oh je!« stöhnte Jonathan, »das kann ja dauern. Dann setze ich mir doch jetzt mal schnell einen Helm auf zur Sicherheit und schlängele mich durch die Brocken hin zum Magenpförtner, dem Eingangstor zum Zwölffingerdarm. Und dass dabei nicht immer alles glatt geht, wissen wir alle. Jeder von uns hat schon mal Magenschmerzen gehabt.

Und aufgepasst: Wenn ihr etwas gegessen habt, was ihr nicht vertragt, kann es auch passieren, dass sich die Speise wieder auf den Rückweg macht, vom Magen durch die Speiseröhre und den Mund in die Toilettenschüssel. Ihr müsst euch erbrechen. Aber darüber hat ja Judith bereits berichtet. Also schauen wir mal, was dem Magen sonst noch zustoßen kann.«

Magenschmerzen

»Magenschmerzen können verschiedene Ursachen haben. Zu viel, falsches oder zu scharfes Essen, aber auch Ärger in der Schule oder zu Hause können den Magen aufregen, der dann sauer reagiert, indem er viel Säure bildet. Manchmal hat man aber auch einfach zu viel durcheinander gegessen.

Damit der Magen nicht schon morgens rebellisch wird, sollte das Frühstück zu Hause in Ruhe eingenommen werden. Ein warmes Getränk (keine kalte Milch aus dem Kühlschrank) und ein Brot oder ein Müsli wirken Wunder.

Auch das Pausenfrühstück für die Schule sollte sorgsam vorbereitet sein: Obst, Brot oder Müsliriegel und ein Getränk. Denn man kann nicht alles beliebig in seinen Körper kippen, ohne dass er das übelnimmt und mit Magendrücken reagiert.

Um gut funktionieren zu können, braucht der Verdauungsapparat eine ausgewogene Ernährung, Tees, Wärme und Entspannung. Die Chi-

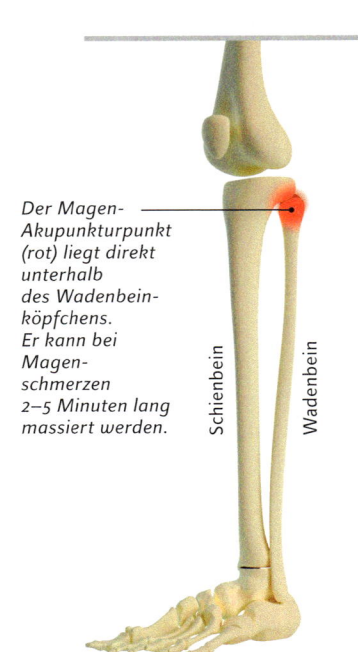

Der Magen-Akupunkturpunkt (rot) liegt direkt unterhalb des Wadenbeinköpfchens. Er kann bei Magenschmerzen 2–5 Minuten lang massiert werden.

Schienbein

Wadenbein

nesen sind ganz schlaue Gesundheitsüberleger, und das schon seit Jahrtausenden. Sie haben herausgefunden, dass es eine Massagezone zwischen dem Schienbein und dem Wadenbein 1 cm unterhalb eures Knies gibt, die ihr gegen Magenschmerzen drücken könnt. Am besten mehrmals 2 Minuten bis zu 5 Minuten lang. Einfach mal probieren.«

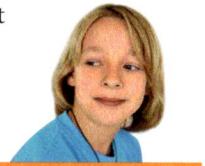

Jonathan

Spekki Bulletti: Das tät ich ja auch gern. Aber das habe ich noch nicht gefunden. Da ist nix, habe keinen Druckknopf gefunden. Das drückt meist woanders, wenn ich zu wenig zu essen bekomme wie jetzt. Huhu. Hab doch solche Magenschmerzen!

Der Kleine Medicus: Du Ärmster der Armen! Du bist ja auch 'ne dicke Ausnahmeerscheinung. Bei den meisten drückt der Magen, wenn sie zu viel gegessen haben. Und du »stirbst« fast vor Fresssucht.

Jetzt ergriff Jonathan die Chance, Spekki zu überzeugen. »Hey, Spekki. Weißt du, was du tun kannst, wenn du wieder einmal zu viel gegessen hast?« »Nee, aber ich ess doch nie zuviel! Wie könnte ich. Dazu ist doch mein Magen viel zu klein. Schluchz.«

»Bewegen, bewegen und nochmal bewegen!« Jonathan tat, als wenn er Spekki nicht verstanden hätte. »Das ist das beste Gegenmittel gegen zu viel ›Futter‹. Laufen oder Spazierengehen. Noch besser: beim Essen gar nicht erst über die Stränge schlagen! Wer zu viel isst, fühlt sich danach nur unwohl. Der Magen drückt, und manchmal wird einem sogar übel. Dann heißt es aufstehen und sich bewegen. Auch ein Pfefferminztee kann beruhigend wirken. Und für die Zukunft hilft der gute Vorsatz, weniger und mit mehr Ruhe und Genuss zu essen.«

Spekki sah ihn mit aufgerissenen Augen ungläubig an, schüttelte den Kopf und murmelte sowas wie »Der tickt doch nicht richtig. Das kann der seinem Oppa erzählen, aber nicht mir!« in den Bart. Da klingelte plötzlich die Pausenglocke. Gerade rechtzeitig, bevor Spekki weiter zulegen konnte.

Wusstet ihr, dass ...
der Magen täglich 2–3 Liter Magensaft produziert?
Er besteht aus Salzsäure, eiweißspaltenden Enzymen und fettspaltenden Enzymen.

Wusstet ihr, dass ... Salzsäure hilft, Mineralien aus der Nahrung zu lösen, Bakterien und Mikroorganismen abzutöten? Das Eiweiß Gastrin fördert eine Schleimschicht im Magen, die die Schleimhaut gegen die zerstörerische Salzsäure schützen soll.

Die Reise geht weiter

Die 2. Schulstunde

Die Kinder standen noch beisammen und sprachen über ihre Erlebnisse. Jeder wollte immer mehr von den Korponauten erfahren. »Mensch Medicus, das war vielleicht ein tolles Abenteuer«, jauchzte Judith. Und Jonathan hatte noch eine ganz verrückte Idee: »Schön wäre es«, sagte er zum Kleinen Medicus und zum Doc, »wenn eine ganze Schulklasse den Körper von innen sehen könnte! Könntet ihr nicht das tauchende Klassenzimmer entwickeln? Das fliegende gibt es schon!« Der Doc musste schmunzeln: »Ja, das hättet ihr wohl gern. Und da wir keine Erwachsenen schrumpfen können, wärt ihr sofort auch die Lehrer los. Nein, nein, daraus wird nichts.« Da aber läutete auch schon wieder die Glocke. Die Kinder rannten zu ihren Plätzen und warteten gespannt auf die Fortsetzung der Reise der Speise.

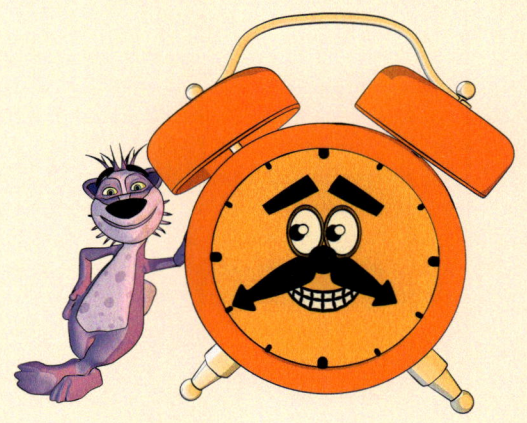

Lang, länger, am längsten – der Dünndarm

Kaum dass die Kinder saßen, erschien schon Reporter Nick, ein cooler Taucher, auf dem Bildschirm: » Hey, ihr da draußen, ich halte mich gerade im Zwölffingerdarm auf und stelle fest, dass hier der Nahrungsbrei noch ziemlich kompakt ist. Da muss ich aber aufpassen. Von rechts und links wird gespritzt. Bin schon ganz schön nass geworden. Gut, dass ich diesen supertollen schützenden Taucheranzug trage. Hey, wenn jemand nicht weiß, was ätzend bedeutet – hier ist es echt ätzend. Aufpassen muss man wie ein Luchs, dass man nicht von der Gallensäure und den Enzymen der Bauchspeicheldrüse aufgelöst wird. Was machen die eigentlich, Doc?«

Der Doc erklärt ... Die chemische Verdauung: Gallensäuren und Bauchspeicheldrüsensaft

Die Gallensäure löst Fette. Sie wird in der Leber produziert. Gespeichert wird sie in der Gallenblase, die sich am Unterrand der Leber befindet.

Speicheldrüsen gibt es nicht nur im Mund. Die Bauchspeicheldrüse (das Pankreas) produziert verdauungsfördernde Enzyme – bis zu zwei Liter am Tag, die hauptsächlich Eiweiße, aber auch Zucker (Kohlenhydrate) und Fette zerkleinern. Hormone wie das Insulin, das ins Blut abgegeben wird, werden ebenfalls hier hergestellt. Insulin wirkt wie ein Schlüssel, denn es öffnet die Zellen für die Aufnahme von Zucker. Aus dem Zucker der Nahrung entsteht die Energie für die Zellen. Außerdem produziert die Bauchspeicheldrüse Schleim für die Wände des Zwölffingerdarms, so dass die Salzsäure des Magens die Darmwand nicht verätzen kann.

»Gut«, schaltete sich Nick wieder ein, »jetzt verstehe ich. Wisst ihr aber auch schon, weshalb dieser Abschnitt des Verdauungstrakts den schönen Namen Zwölffingerdarm trägt? Der heißt so, weil er die Länge von zwölf nebeneinander liegenden Fingern hat. Er bildet den Anfang des Dünndarms, also direkt am Ausgang des Magens, hinter dem Magenpförtner, und er leitet die verdaute Nahrung weiter, damit sie noch stärker zerlegt werden kann.

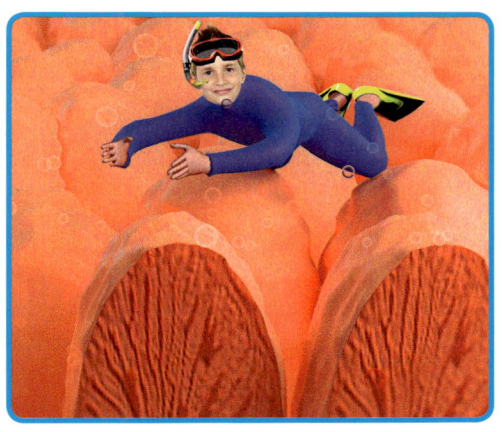

Der Zwölffingerdarm ist, wie der Magen und alle Därme zusammen, ziemlich empfindlich. Wenn ihr Ärger, Kummer und Stress habt, wird oft sehr viel, zu viel Säure gebildet, was dann wiederum zu schmerzhaften Entzündungen führen und sehr wehtun kann. ›Psychosomatische Reaktion‹ nennt man so etwas, wenn die Gefühle den Körper beeinflussen. Da staunt ihr, was? Aber auch falsche Essgewohnheiten können zu solchen Reaktionen führen. Und immer wenn zu viel Säure in Magen und Därmen gebildet wird, besteht auf Dauer die Gefahr, dass sich Geschwüre entwickeln. Das heißt, die Magen- oder Darmwand wird von der Säure zerfressen. Aber halt, jetzt bin ich ja schon an der Bauchspeicheldrüse vorbeigerauscht. Sie sieht gar nicht so schlauchartig aus wie ein normaler Darm, eher wie eine Spritze. Kein Wunder, sie spritzt ja auch die Weichmacher, die sogenannten Enzyme, in den Zwölffingerdarm.«

Der Kleine Medicus schien mit dieser Erklärung noch nicht ganz zufrieden zu sein. »Vergiss nicht das Insulin, von dem wir eben gehört haben«, rief er Nick zu und fragte den Doc dann: »Gibt es da nicht noch ein Hormon, den Gegenspieler des Insulins?«

Überschüssiger Zucker (Glukose) im Blut wird in die Leber sowie in die Muskulatur transportiert und dort zu dem sogenannten Glykogen verwandelt. Beide Organe wirken somit als Energiespeicher, genauso wie der Öl- oder Gastank bei euch zu Hause. Sobald Energie gebraucht wird, wird die Heizung in der Muskulatur oder der Leber angeschaltet. Der »Anzünder« ist das Hormon Glukagon. Es wird ebenfalls in der Bauchspeicheldrüse gebildet. Aus Glykogen wird wieder Zucker zurückgebildet, der dann über das Blut den Zellen zur Verbrennung geliefert wird.

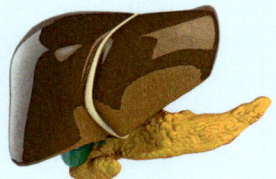

Leber: »Zucker-speicher« (Glykogen)

Bauchspeicheldrüse:
Enzym- und Hormonproduzent
(Insulin und Glukagon)

»Meine Güte, was es noch alles zu lernen gibt«, stöhnte Nick, »jetzt flutsche ich aber erst mal schnell in den irrsinnig langen Dünndarm. Die Verdauungssäfte arbeiten hier ununterbrochen, damit der Verdauungsprozess weiter in Gang bleibt. Wie in einer Wäscherei. Es schäumt gewaltig.«

Spekki Bulletti: Meine Verdauungssäfte sind auch in Wallungen. Seht, es schäumt schon aus meinem Mund, weil ich gerade an meine leckeren Pommes mit Mayo auf Toast denke. Los, her damit!
Der Kleine Medicus: Du bist und bleibst ein großer Fressdachs, Spekki.
Spekki Bulletti: Hm. Bist wohl neidisch?

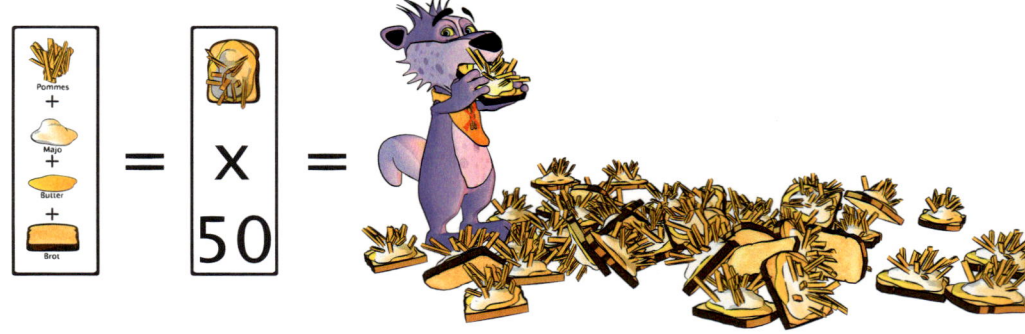

Der Kleine Medicus: Nee, aber mit dem vielen Fett und den Süßigkeiten machst du dir deine ganze Darmflora kaputt. Diese einseitige Ernährung ist pures Gift für deine Darmflora!

Spekki Bulletti: Ich und Flora. Habe zurzeit keine Freundin. Aber echt hübscher Name, werde mal nach ihr Ausschau halten.

Der Kleine Medicus: Doc, ich kann nicht mehr! Weißt du weiter?

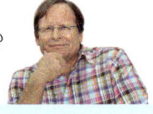

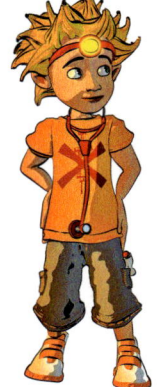

Der Doc erklärt ... Darmflora

Als Darmflora, also als blühende Darmlandschaft (Flora heißt auf Lateinisch Blume) werden all die Mikroorganismen bezeichnet, die den Magen-Darm-Trakt besiedeln. Es sind viel mehr, als es Zellen im Körper gibt. Billionen! Wirklich ein Wunderwerk der Natur. Manchmal kann es zu Fehlbesiedlungen kommen. Das harmonische Miteinander zwischen den Keimen im Darm und dem Körper nennt man Symbiose. Bei einer Fehlbesiedelung mit schlechten Keimen, einer sogenannten Dysbiose, kommt es zu Störungen. Die Dysbiose kann Gase oder Bauchschmerzen erzeugen. Sogar das Gehirn reagiert darauf. Kaum zu glauben. Eine Dysbiose kann Konzentrations- oder Schlafstörungen, Aggressivität und Kopfschmerzen, auch Hautentzündungen wie Pickel auslösen. Man kann sogar dick davon werden, worauf neuere Studien hinweisen. Deshalb sollte man ab und zu seinen Darm vom Arzt überprüfen lassen.

Nun wollte aber endlich Nick wieder zu Wort kommen. »Der Magenausgang«, fuhr er in seinem Bericht fort, »mündet direkt in den Dünndarm. Hättet ihr gedacht, dass er fast 6 m lang ist bei einem Erwachsenen? Im Dünndarm spielt sich hauptsächlich die Verdauung mit Hilfe der Enzyme ab. Kleinste Bestandteile aus der Nahrung werden über das Blut zur Leber transportiert. Da die Nahrung im Magen ja noch nicht vollständig verarbeitet wurde, hat der Dünndarm die wichtige Aufgabe, weitere Verdauungssäfte beizusteuern, um diesen Prozess fortzusetzen und dafür zu sorgen, dass Nahrungsbestandteile in der Blutbahn aufgenommen werden. Der Dünndarm hat durch seinen Aufbau mit den Millionen klitzekleiner Vorsprüngen eine Gesamtoberfläche wie eine große Wohnung.

Nick

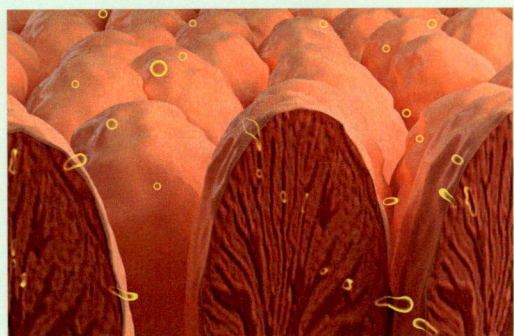

Kleinste Fett-, Zucker- und Eiweißbausteine (Aminosäuren) werden durch die feinen Wände der Dünndarmzellen direkt in das Blut bzw. in das Lymphsystem transportiert.

Wenn ihr das sehen könntet! Man glaubt es kaum. Aber vor meinen Augen ist plötzlich so eine kleine aufgelöste Fettkugel verschwunden. Plöp war sie weg. Ich habe genau gesehen, wie aus einem kleinen Fettstück eine Fettzelle gelöst wurde. Kaum hatte ich sie bemerkt, war sie weg. Oh, mit dem Zucker passiert dasselbe. Und dort. Überall. Auch das Eiweiß wird so aufgelöst. Der Körper holt sich so aus der Nahrung die Sachen heraus, die er gebrauchen kann.« Nick war davon so fasziniert, dass er gar nicht bemerkte, wie er auf einmal mit Karacho weitergespült wurde. Rasant ging es ab in Richtung Dickdarm.

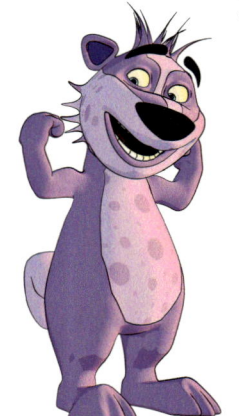

Spekki Bulletti: Gut, dass ich weder fett noch süchtig bin.
Der Kleine Medicus: Jetzt bin ich mir ganz sicher, du hast tatsächlich zugenommen, du wirst noch platzen! Pass bloß auf!

Der Doc erklärt ... Probiotika

Die Nahrung bestimmt, wie sich der gesamte Darm mit Bakterien besiedelt. Wenn ein Baby gestillt wird, breiten sich sofort Milchsäure produzierende Bakterien im Darm aus und schützen schon in den ersten Tagen des Lebens vor krankmachenden Bakterien. Sie helfen dem Körper, die Nahrung in kleinste Bestandteile zu zerlegen und Vitamine herauszulösen sowie die Abwehr zu aktivieren. Man kann diese Milchsäurebakterien und andere Stoffe künstlich durch Nahrung zuführen. Man nennt sie dann Probiotika. Die Zufuhr von Probiotika kann bei und nach Erkrankungen sinnvoll sein. Menschen mit Milchunverträglichkeit sollten wissen, dass durch Laktobazillen, die etwa in bestimmten naturbelassenen Joghurten oder sauer eingelegten Gemüsen wie Sauerkraut enthalten sind, die Bildung des Enzyms Laktase unterstützt wird. Dieses wird benötigt, um den Milchzucker (Laktose) aus Milchprodukten im Körper abzubauen. Die Menge an Laktase kann leider bei Menschen mit Milchunverträglichkeit zu gering sein. Nahrungsänderung kann helfen. In der Apotheke gibt es aber auch Ersatzstoffe für Laktase. Auch bei Fettsucht könnte es sich lohnen, den Darm durch probiotische Bakterien zu behandeln, um die Nahrungsaufnahme zu drosseln und Fehlbesiedlungen zu beseitigen. Am besten mit dem Arzt, Apotheker oder Therapeuten des Vertrauens besprechen.

Wusstet ihr, dass ... der Dünndarm aus 3 Teilen besteht: dem Duodenum (Zwölffingerdarm), dem Jejunum (der Abschnitt danach) sowie dem Ileum (vor dem Dickdarm gelegen) und dass der Dünndarm aus unzähligen Vorsprüngen besteht, den Zotten (auch Villi genannt), die die Oberfläche auf bis zu 200 qm (mit Dickdarm 400 bis 500 qm) vergrößern?

Genannt wird diese Region »Darm-Blut-Schranke«, weil alle aufgelösten Nahrungsbestandteile direkt in die Blutgefäße übergehen. Manchmal sind Blutgefäß und Dünndarm nur durch eine einzige Zelllage getrennt. Irre, wie hauchdünn das ist, oder?

Licht am Ende des Tunnels – der Dickdarm

Jetzt erschien Reporter Nick wieder auf dem Bildschirm. Seine Stimme klang schon ein bisschen erschöpft: »Bin endlich im Dickdarm angekommen. Du meine Güte. Schlingel, schlangel. Das fühlt sich ja an wie eine Wildwasserfahrt. Und dann dieses Gequetsche hier drin. Au! Da presst mich schon wieder irgend so ein ringförmiges Ungeheuer zusammen. Ah! Das sind wohl die muskulären Darmeinschnürungen, die den Speisebrei durch ihre schlangenartige Bewegung weiterleiten, damit noch weiter verdaut werden kann.

Der Dickdarm wirkt nämlich wie eine Kläranlage. Das hat mir der Kleine Medicus vorher erklärt. Billionen körpereigene Bakterien zerspalten auch hier die Nahrung und vergären sie. Der Abfall wird in Stuhl, also in den Kot, den wir dann auf der Toilette ausscheiden, umgewandelt. Hättet ihr gedacht, dass der gesamte Magen-Darm-Trakt bei einem erwachsenen Menschen etwa acht Meter lang ist? Das heißt, zu den 50 Zentimetern von Speiseröhre und Magen und den sechs Metern des Dünndarms kommen noch einmal anderthalb Meter Dickdarm hinzu. Das ist alles in allem eine Länge, die ungefähr der unseres Klassenzimmers entspricht.

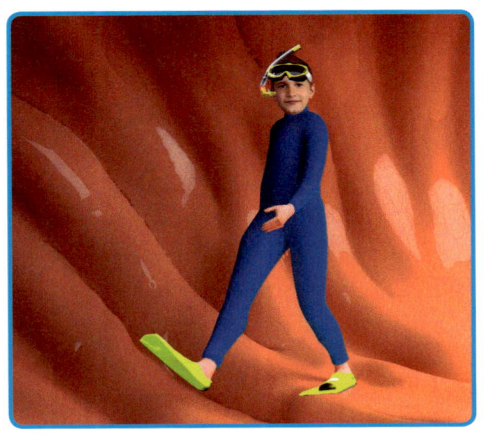

Auf dieser ganzen Länge können bei der Verdauung sogenannte Darmgase entstehen, Blähungen, die dann als

Wind durch den Hintern entweichen, manchmal auch beim Aufstoßen durch den Mund. Falls diese Gase einmal keinen Ausgang finden können, bekommt ihr Bauchkrämpfe. Dann hilft oft eine Bauchmassage oder eine Wärmflasche. Die gesamte Verdauung vom Eintritt in den Magen bis zur Ausscheidung kann übrigens bis zu vierundzwanzig Stunden und länger dauern, je nachdem, was ihr gegessen habt. Nur bei Flüssigkeiten geht das sehr viel schneller. Sie sind bereits nach wenigen Minuten verdaut und an die Nieren abgegeben. Und weil die flüssigen Nahrungsbestandteile von den festen so schnell getrennt werden, werden die unverdaulichen Reste der Nahrung nachher auch in fester Form als Kot ausgeschieden.

Der Darm
1 Dünndarm
2 Dickdarm, aufsteigender Teil
3 Dickdarm, horizontaler Teil
4 Dickdarm, absteigender Teil
5 Dickdarm, S-förmiger Teil (Sigma)
6 Dickdarm, Enddarm
7 Blinddarm

Wenn diese Trennung zwischen flüssigen und festen Bestandteilen einmal nicht funktioniert, gelangt zu viel Wasser in den Darm, ja es wird dann sogar noch zusätzliches Wasser produziert. Man bekommt Durchfall. Das habt ihr alle schon einmal erlebt, wenn ihr euch verkühlt oder etwas Falsches gegessen habt. Das ist zwar äußerst unangenehm, aber auch eine notwendige Vorsichtsmaßnahme des Körpers. Denn so werden schädliche Krankheitskeime schnell wieder ausgeschieden, manchmal geradezu explosionsartig und im schlimmsten Fall schneller, als man die Toilette erreichen kann. Auf keinen Fall dürft ihr danach das Händewaschen vergessen! Denn dabei kommen Massen von Krankheitserregern raus. Aber ihr wascht euch ja ohnehin immer die Hände, wenn ihr auf dem Klo gewesen seid.

Doch jetzt muss ich aufpassen. Die Verdauungsreste werden immer fester. Der Dickdarm hat dem Speisebrei die letzten Reste an Wasser und anderen wichtigen Nahrungsbestandteilen entzogen. Übrig geblieben ist das, was der Körper nicht verwerten kann. Diese feste Masse drückt jetzt auf den After, den Schließmuskel am Ende des Magendarmtrakts. Ich merke langsam, dass die verdaute Nahrung fester wird und gleich bereit ist für den Austritt durch den letzten Schließmuskel des Magendarmtrakts. After ist ein englisches Wort und wird mit ›danach‹ übersetzt. Im Verdauungssystem bezeichnet es die letzte Station, die nach dem Darm. Wir spüren, wenn der Druck auf den After steigt, und können den Schließmuskel, wenn wir nicht gerade Durchfall haben, kontrolliert öffnen. Das heißt, gleich geht es raus. Ich muss mich deshalb kurz ausklinken. Inzwischen kann ja der Doc etwas über die Bewegung des Darms und den Begriff des Stuhlgangs sagen. Doch jetzt erst einmal Augen zu und durch.« Nick hatte seinen letzten Satz kaum beendet, da begannen die Monitore auch schon zu flimmern: Bildstörung.

Der Doc erklärt …
Peristaltik und Stuhlgang

Die Peristaltik ist eine nicht beeinflussbare ringförmige Öffnungs- und Schließbewegung der Muskulatur von Hohlorganen wie dem Darm. Diese Peristaltik wird unbewusst gesteuert. Sie befördert den Nahrungsbrei durch die Speiseröhre, um ihn dann im Magen und im Darm gründlich mit den Verdauungssäften zu vermischen. Ohne dass wir darüber nachdenken müssen, befördert die Peristaltik den Speisebrei durch unseren Verdauungstrakt bis hin zum After. Erst an dieser letzten Station können wir wieder etwas mit unserem Willen ausrichten. Das heißt, wir können uns bewusst motivieren, zur Toilette zu gehen. Da die Toiletten schon in alten Zeiten unter einem Stuhl verborgen waren, ging man, wenn man musste, auf den Stuhl. Das war nicht nur bequem, es klang auch weniger peinlich. Und so hat sich über die Jahrhunderte der Begriff des »Stuhlgangs« eingebürgert. Bis zu 3 x täglich Stuhlgang ist normal.

Dickdarm – Krankheiten

Durchfall

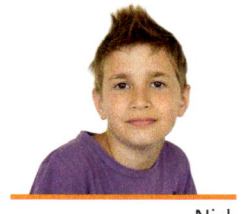

Nick

Noch während der Doc sprach, war Nick aufgestanden, um auch noch über die Krankheiten des Darms zu informieren. Mit sichtlichem Stolz auf sein Wissen erklärte er zunächst: »Beim Durchfall verliert der menschliche Körper sehr viel Flüssigkeit und damit leider auch andere wichtige Stoffe. Das kann gefährlich werden, weshalb der Darm so schnell wie möglich beruhigt werden muss. Kamillen- oder Fencheltee kann zum Beispiel Wunder wirken, weil er den Darmwänden guttut und sie wieder zur Ruhe bringt. Deshalb ist es wichtig, dass ihr viel trinkt, besonders eben Kamillen- und Fencheltee, aber auch Pfefferminztee.

Ebenso hilft eine leichte Suppe, am besten eine Hühnerbrühe. Von ihrer kräftigenden Wirkung hat Judith ja schon berichtet. Aber auch Salzstangen, Bananen oder Kakao können helfen, den Durchfall zu stoppen. Sogar Cola kann ein sehr gutes Hilfsmittel bei Magen-Darm-Infekten sein, aber auch nur dann! Da könnt ihr ruhig ein oder zwei Gläser trinken, damit der Elektrolythaushalt wieder stimmt. Elektrolyte nennt man die Mineralien, die der Körper unbedingt benötigt, hat mir der Kleine Medicus verraten. Und drei bis fünf Teelöffel Heilerde am Tag, in etwas Flüssigkeit aufgelöst, binden Unmengen an Wasser und Keimen ebenso wie Reis.«

Spekki Bulletti: Hab ich doch immer gesagt. Cola ist einfach Spitze. Mehr davon und her damit!

Der Kleine Medicus: Du musst mal richtig zuhören. Cola ist nur in kleinen Mengen ein gutes Mittel bei Durchfall oder Diarrhö, wie die Ärzte sagen. Wahrscheinlich werden die Keime von dem

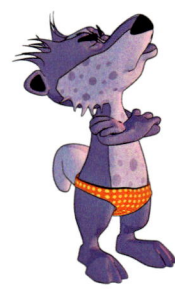

vielen Zucker in der Cola abgetötet. Auf jeden Fall wird dem Körper damit verloren gegangene Energie in Form von Zucker schnell wieder zur Verfügung gestellt.

Spekki Bulletti: Dann will ich immer Durchfall haben.

Der Kleine Medicus: Den hast du doch schon beim Reden, du Quasselstrippe. Ich würde das Sprechdurchfall nennen.

»Richtig«, sagte Nick, der sich über die alberne Unterbrechung geärgert hatte. Denn er wollte noch mehr von seinem Wissen anbringen. »Wusstet ihr schon«, fuhr er fort, »dass sogar Wärmewickel oder eine Wärmflasche bei Bauchschmerzen guttun, weil damit die Nerven des Verdauungsapparates beruhigt werden? Ihr solltet die Haut vorher am besten mit Kümmel- oder Melissenöl einreiben und den Bauch dann im Uhrzeigersinn massieren. Also vom rechten Unterleib, der sogenannten Blinddarmregion, nach oben, dahin, wo die Leber sitzt, und weiter quer rüber über den Magen und auf der linken Seite wieder runter. Dort, über der Blase, den Druck kurz wegnehmen und danach über der Blinddarmregion wieder erneut anfangen. Drei- bis fünfmal alle zwei Stunden sollte man das tun, aber nicht zu fest drücken.

Das sind alte Hausmittel, mit denen ihr euch selber sehr gut helfen könnt. Viel trinken nicht vergessen! Für Babys, Kleinkinder und alte oder gebrechliche Menschen sollte man außerdem Elektrolyt-Tabletten aus der Apotheke holen. Wenn das nicht ausreicht, keine spürbare Kräftigung eintritt und der Durchfall anhält, ist unbedingt der Arzt aufzusuchen. Wie ihr herausfindet, ob der Flüssigkeitshaushalt stimmt? Ganz einfach, indem ihr die Haut über dem Handrücken hochzieht und seht, ob sich die Haut dann wieder spannt. Bleibt die Hautfalte stehen, dann liegt ein Flüssigkeitsmangel vor. Das ist auch der Fall, wenn der an Durchfall erkrankte Mensch kaum mehr ansprechbar ist und nur noch vor sich hin dämmert. Doch was ist eigentlich EHEC, Doc? Davon wird ja im Zusammenhang mit Durchfall immer wieder gesprochen.«

Nick

Bestimmte Stämme eines wichtigen Bakteriums des Darms, dem Coli-Bakterium, können unter sehr seltenen Umständen die Krankheit EHEC (**E**nterohämorrhagische [Entzündung mit Blutung durch] **E**scherichia **C**oli) auslösen. Erst 2011 kam es in Deutschland durch verunreinigte Lebensmittel wieder zu einem Ausbruch dieser schweren Krankheit.

Sie beginnt meist mit einer Magen-Darm-Grippe, die sich zu einer blutigen Durchfall-Erkrankung entwickeln kann. Die Bakterien sondern Gifte im Körper des Patienten ab, die wiederum Zellen in der Darmwand und den Blutgefäßen zerstören.

Ein besonderes Risiko geht von rohem Fleisch aus oder von Rohmilch, die versehentlich mit Kot verunreinigt wurde. Eine Übertragung von Mensch zu Mensch ist möglich. Deshalb wird man bei einer Infektion eine gewisse Zeit von anderen Menschen isoliert. Und daher müsst ihr unbedingt auch nach der Toilette und nach dem Umgang mit Tieren immer die Hände gründlich mit Seife waschen und in der Küche alles sehr sauber halten. Nach der Zubereitung von rohem Fleisch müssen die benutzten Gerätschaften gewechselt werden. Alte Holzbretter, die zum Schneiden und Vorbereiten der Mahlzeiten verwendet werden, sollte man nach einigen Jahren austauschen oder durch Kunststoffbretter ersetzen. Holzbesteck und Schneidebretter sind gründlich zu spülen oder besser in der Spülmaschine zu reinigen. Gemüse sollte gekocht oder geschält werden.

Blähungen

»Danke, Doc, man kann doch nie genug dazulernen«, sagte Nick, war aber auch froh, nun selber fortfahren zu können, und zwar mit dem, was er über die Blähungen wusste. »Sie führen«, begann er, »meist zu peinlichen Gasaustritten aus dem Hintern. Der Darm befindet sich in Unruhe. Meist ist das eine Folge falscher Ernährung. Zu viel Zucker, zu viel Fett, zu viel Kohlensäure zählen zu den häufigsten Verursachern der Blähungen. Vor allem der Genuss von Schweinefleisch sollte eingeschränkt werden, wenn man unter Blähungen leidet. Obst und Gemüse sind dagegen zu empfehlen. Sie enthalten die sogenannten Ballaststoffe. Was ist das genau, Doc?«

»Außerdem«, fuhr Nick fort, »dürft ihr das Trinken nie vergessen. Wasser, Tee oder kalorien- und kohlensäurearme Getränke sind besonders zu empfehlen. Weiter helfen beruhigende Kümmeltropfen (Carminativum) oder der berühmte »Antipupstee« von der Oma des Kleinen Medicus. Diesen Kümmeltee könnt ihr euch ganz leicht selbst zubereiten: 1 Teelöffel Kümmelsamen in eine Tasse mit heißem Wasser geben und abwarten, bis das Ganze soweit abgekühlt ist, dass ihr es trinken könnt. Ihr werdet euch danach sehr erleichtert fühlen. Im Reformhaus gibt es auch Kümmelöl zu kaufen. Wenn ihr damit den Bauch leicht massiert, ist das für den Darm

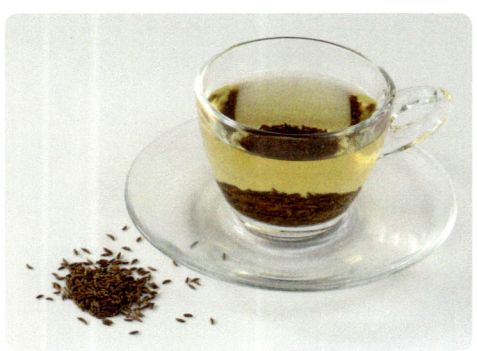

eine wahre Wohltat. Natürlich könnt ihr das Kümmelöl auch auf einen sehr warmen Wickel träufeln, den ihr euch um den Bauch legt. Und wenn ihr euch dann beim Essen auch noch genügend Zeit lasst, nicht so schlingt, wie das Spekki Bulletti immer tut, dann wird sich euer Darm schnell beruhigen, und ihr müsst nicht mehr fürchten, dass es Blähungen gibt, mit denen ihr peinlich auffallen könntet.«

Der Kleine Medicus: Pupsen ist blöd, aber lässt sich manchmal nicht vermeiden.

Spekki Bulletti: Ach quatsch. Ich liebe Fürze, die so richtig knallen. Auch jetzt wieder, hörst du es?

Der Kleine Medicus: Mensch, hör auf, du stinkst mir gewaltig. Nick hat doch eben erklärt, was man gegen die Winde tun kann, mit Vollkornprodukten, Obst und Gemüse.

Spekki Bulletti: Winde? Du bist aber vornehm geworden, Onkel.

Der Kleine Medicus: Spekki, hör jetzt endlich mal zu! Ein bis zwei Liter kalorienfreie Flüssigkeit pro Tag solltest du trinken, gegen die elendigen Pupsereien, aber keine Getränke mit Kohlensäure, nicht deine ewige Cola. Stattdessen mehrmals täglich Pfefferminztee, Fencheltee oder eine Mischung aus Kümmel, Anis und Fenchel. Die Samen kann man auch kauen, wie es Menschen in anderen Ländern nach dem Essen tun. Total lecker!

Spekki Bulletti: Das knirscht aber, und die Samen bleiben zwischen den Zähnen stecken. Außerdem, wer kräftig einen ziehen lässt, hat wieder mehr Platz für neue Leckereien.

Der Kleine Medicus: Du Blöddachs! In Ruhe essen und dabei gründlich kauen ist auch dir zu empfehlen. Denn wer lange kaut, ist eher satt. So einfach ist das. Oder, Doc?

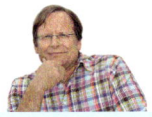

Der Doc erklärt … Unbewusste Verdauung und Immunabwehr

Im Laufe eines Lebens werden 50 000 Liter Flüssigkeit und 30 Tonnen Nahrung von unserem Verdauungstrakt verarbeitet. Eine gigantische Produktions- und Verbrennungsanlage, die wir da in uns tragen. Gesteuert wird sie von einer vielfach vernetzten Zentrale, dem unbewussten Nervensystem. Aus diesem System besteht auch das sogenannte »Bauchhirn«. Dieses kontrolliert, was im Körper bleibt und was ausgeschieden wird. Dazu stehen Tausende Kilometer von Nervenbahnen zur Verfügung. Diese arbeiten automatisch und unabhängig von unserem Willen, also unbewusst. Auch unsere Gefühle »fühlen« sie.

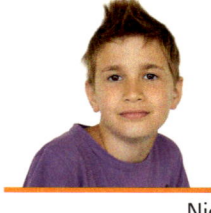

Nic

Info Abwehr

Im Darm befinden sich über 70 % unserer Abwehrzellen und unseres Abwehrgedächtnisses. Von hier aus werden Keime abgewehrt, und das gesamte Immunsystem des Körpers wird aktiviert. Die Abwehr arbeitet wie die Polizei. Sie wehrt unbekannte Eindringlinge ab, nimmt sie fest, führt sie ab und nimmt gleichzeitig Fingerabdrücke, die in einer Datei gespeichert werden. So auch im Darm. Krankmachende Keime werden erkannt oder in der »Datenbank Immunsystem« wiedererkannt und eliminiert. Selbst an anderen Stellen im Körper.

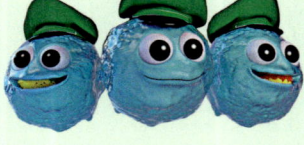

»Körperpolizei« = weiße Blutkörperchen (Leukozyten)

Blinddarmentzündung

Einige Kinder schauten jetzt schon etwas müde. So viele Neuigkeiten ... das strengte an. Doch Nick ließ nicht locker. Es gab noch etwas, worüber er unbedingt berichten wollte: die Blinddarmentzündung. Anschaulich wie ein erfahrener Lehrer erklärte er weiter: »An der Stelle, an der der Dünndarm in den Dickdarm übergeht, sieht dieser aus wie ein Sack, an dem ein kleiner Zipfel hängt. Dieses kleine Anhängsel ist so dick wie ein Finger, etwa 10 bis 14 cm lang, und sieht aus wie ein kleiner Wurm. Deswegen wird er auch Wurmfortsatz genannt. Wenn sich der Wurmfortsatz (der Appendix) entzündet, spricht man gewöhnlich von einer Blinddarmentzündung, obwohl das eigentlich falsch ist. Denn der Blinddarm hat sich gar nicht entzündet, genau genommen müsste es also Wurmfortsatzentzündung oder Appendizitis heißen. Der Kleine Medicus sagte mir, dass der Blinddarm mit Wurmfortsatz ein Überbleibsel der Entwicklung des Menschen aus der Tierwelt ist. Zwar haben Wissenschaftler inzwischen herausgefunden, dass er Teil des Lymphsystems ist, in dem die Stoffe gebildet werden, die unserem Körper helfen, Krankheiten abzuwehren, doch kann man auch ohne Wurmfortsatz sehr gut leben. Der Wurmfortsatz funktioniert als Abwehrsystem wie die Mandeln im Hals. Und manchmal müssen beide bei Entzündungen operiert werden, um zu verhindern, dass sich die Keime an anderer Stelle im Körper ausbreiten.

Ist die Blinddarmentzündung eingetreten, bekommt man starke Schmerzen im unteren Bauchbereich rechts des Nabels. Wird einem dann auch noch übel, hat man gar Fieber, ist höchste Eile geboten. Man muss ganz schnell zu einem Arzt, damit der Wurmfortsatz operativ entfernt werden kann, bevor sich die Entzündung weiter im Bauchraum ausbreitet. Vermissen wird man ihn nachher nicht, da er keine direkte Funktion hat, jedenfalls nicht im Verdauungsprozess.«

Der Kleine Medicus: Und bitte nach schweren Krankheiten, bei denen Antibiotika gegeben wurden, wie nach einer Blinddarmentzündung, nicht vergessen, die Darmflora wiederherzustellen. Oder, Doc?

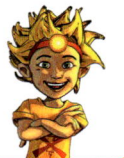
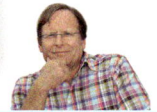

Der Doc erklärt ... Maßnahmen nach Antibiotikatherapie

Wahrscheinlich wusstet ihr noch nicht, dass Antibiotika nicht nur die fremden krankheitsauslösenden Bakterien im Körper zerstören, sondern auch die Bakterien unseres Darmes angreifen können. Diese sind aber, wie die Minireporter berichtet haben, notwendig, damit die Nahrung zerkleinert wird und wichtige Nährstoffe herausgelöst werden können, um dann über die Darmwand ins Blut zu gelangen. Einzelne dieser guten Bakterien tragen auch zur Bildung so lebensnotwendiger Stoffe wie der Vitamine bei. Da viele dieser lebenswichtigen Keime durch eine Behandlung mit Antibiotika absterben können, muss man etwas tun, damit sie sich danach so schnell wie möglich regenerieren. Ärzte nennen diesen Bakterienaufbau Darmsanierung. Hierbei werden Milchsäurebakterien und andere wichtige Stoffe zugeführt. Ärzte, Ernährungstherapeuten, aber auch Apotheker wissen, was eingenommen werden muss.

»Das Letzte war ganz schön kompliziert, gar nicht so leicht zu verstehen, oder?«, fragte der Kleine Medicus die Kinder, zumal er sah, dass nun auch Nick ziemlich erschöpft wirkte. Tatsächlich war er ganz froh, dass jetzt schon seine Ablösung bereitstand. Rivka, ein Mädchen, dem das Lernen besonderen Spaß macht, war an der Reihe. Sie brannte darauf, endlich auch von ihren Korponauten-Erlebnissen zu berichten.

Giftstoffe ade – Leber und Nieren

Man sah Rivka jetzt auf dem Monitor mit dem Mikrophon in der Hand, mitten in der Leber. Sie wirkte etwas überrascht, musste sich erst einmal umschauen: »Schau sich das einer an. Hier geht es ja glatt zu wie in einer chemischen Reinigung. Ich sehe Filter-, Auf- und Abbaustationen. Überall wird wie irre gearbeitet. Die Zellen sind bis über beide Ohren beschäftigt. Flüssigkeiten schießen mir mit Getöse in kleinen Röhren um die Ohren. Das sind wohl die kleinen Arterien, Venen und Gallengefäße, die jede Leberzelle umgeben. Der Medicus und der Doc haben einmal davon gesprochen, unter sich und sehr fachmännisch. Da konnte ich mir das noch gar nicht so richtig vorstellen. Doch jetzt sehe ich: Gifte werden hier entsorgt. Und gleichzeitig wird ganz viel Zucker, den der Körper über den Darm aus der Nahrung gewonnen hat, eingelagert, wie in einer Vorratskammer. Ganz schön süß diese Leber, zugleich aber auch bitter. Brrr …, das schmeckt ja wie Galle. Dabei weiß ich gar nicht, wie Galle schmeckt. Nur die Erwachsenen sagen das oft, wenn etwas besonders bitter ist, Magentee zum Beispiel. Aber keine Sorge, ihr da draußen könnt eure Galle nicht schmecken. Sie ist ja in der Gallenblase eingeschlossen, die am Unterrand der Leber hängt. Nur wenn ihr euch ganz lange erbrechen müsst, kommt etwas von dieser grünen Gallenflüssigkeit mit nach oben. Normalerweise bleibt sie im Verdauungstrakt. Dort wird sie nämlich, speziell zur chemischen Herauslösung des Fettes aus der Nahrung, im Zwölffingerdarm benötigt. Über den Gallengang wird sie aus der Gallenblase dorthin befördert. Sie wirkt wie Spülmittel. Und dabei kann es gewaltig schäumen. Die Galle wird von der Leber gebildet und wie in einer Flasche in der Gallenblase gespeichert. Hilfe, da kommt gerade eine Ladung Fett in die Leber. Ich verschwinde jetzt lieber, weil die Leber nun Schwerstarbeit leisten muss. Dabei steh ich ihr nur im Wege.«

Rivka

Die Leber ist das wichtigste Entgiftungsorgan in unserem Körper. Da herrscht ständig Action und Alarmbereitschaft. Sie hat vielfältige Sortieraufgaben an verschiedenen Stationen, insbesondere transportiert sie über zwei Blutkreisläufe kleinste Bausteine, aber auch Abfallprodukte wie am Fließband. Sie filtert Giftstoffe aus der Nahrung, baut sie um, ab und auf und speichert so gute Substanzen, damit der Körper im Notfall darauf zurückgreifen kann. Und schließlich stellt sie aus Fettabbauprodukten auch noch Cholesterin her, das als Rohstoff für Nerven, Zellwände und Hormone von großer Bedeutung ist. Wusstet ihr aber schon, dass die Leber auch Gifte wie Alkohol abbauen und geschädigte Zellen reparieren kann? Das kostet die Leber allerdings große Anstrengung. Man darf sie deshalb nicht überstrapazieren mit Fetten, Medikamenten oder

Leber, Bauchspeicheldrüse, Galle
1 *Rechter Leberlappen*
2 *Linker Leberlappen*
3 *Bauchspeicheldrüse*
4 *Gallenblase*
5 *Gallengangsmündung*

Alkohol. Dann muss sie unentwegt arbeiten, kann sich nicht mehr erholen und gibt irgendwann völlig erschöpft auf. Der Körper wird von Giften überschwemmt. Die Leber ist also so eine Art Lebensretter, eines unserer wichtigsten Organe.

Spekki Bulletti: Quatsch. Das wichtigste Organ ist der Magen. Das hast du doch vorhin gelernt. Der funktioniert wie ein Rucksack. Was glaubst du, was da alles bei mir reinpasst? Mengen an

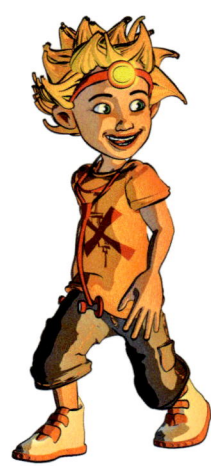

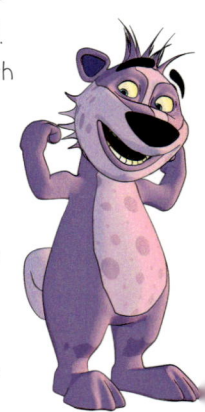

Mayobroten, Pommes, Spaghetti, Kuchen, Sahne-torten, Limos, Colas und obendrauf noch ein Apfel.

Der Kleine Medicus: Ach, du magst es also doch auch gesund.

Spekki Bulletti: Ja klar. An apple a day keeps the doctor away, wie die Amerikaner sagen.
Da staunt ihr, was ich alles weiß. Das hättet ihr dem alten Spekki nicht zugetraut. Ihr müsst eben noch viel lernen, deshalb sag ich es euch noch einmal auf Deutsch: Jeden Tag 'nen Apfel essen und ihr könnt den Arzt vergessen. Also Abmarsch, Kleiner Medicus.

Der Doc schüttelte ärgerlich den Kopf: »Jetzt mal aufhören mit dem Blödsinn, Spekki. Du bringst doch alles durcheinander. Hier geht es um ernste Themen. Und ich muss dazu gar nicht so viel sagen, denn unser Kleiner Medicus kann das genauso gut. Er ist nämlich mit seinen 13 Jahren von mir zum Gesundheitsbotschafter ausgebildet worden. Ich habe ihm und den anderen Gesundheitsbotschaftern Basiswissen in Medizin vermittelt, das sie anderen Kindern, Jugendlichen und Erwachsenen weitergeben.«

Die Bauchspeicheldrüse
1 *Magenpförtner*
2 *Ausführgang der Bauchspeicheldrüse*
3 *Bauchspeicheldrüse (Pankreas)*
4 *Bauchspeicheldrüsengang*
5 *Zwölffingerdarm*
6 *Dünndarm*

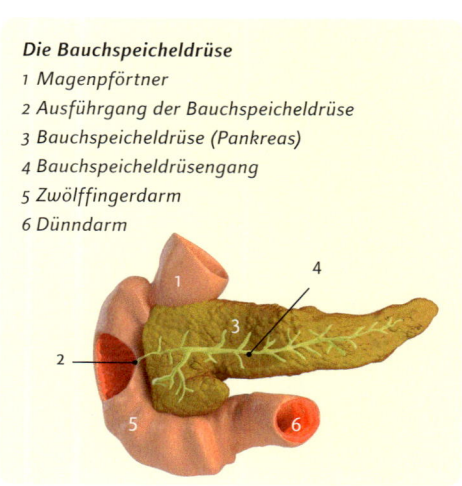

»Danke, Doc«, sagte der Kleine Medicus stolz und fing an zu erklären: »Eure Leber ist eine Hochleistungsfabrik, das größte Organ des Verdauungstrakts mit einem Gewicht von bis zu 1,5 Kilogramm. Über 90 Liter Blut werden stündlich durch die Leber gepumpt. Bis zu einem Liter Gallenflüssigkeit wird täglich von dem Organ produziert. Das alles ist notwendig, damit die Leber eine Vielzahl lebensnotwendiger Aufgaben erfüllen kann.

Die drei wichtigsten sind: Entgiften, Produzieren, Speichern:

Entgiftungsstation: Abbau von alten Blutkörperchen, Bakterienresten, verbrauchten Hormonen, Schadstoffen oder Medikamentenresten sowie von Alkohol.

Produktionsstätte: Erstens werden körpereigene Eiweiße produziert, die für die Blutgerinnung wichtig sind, wie Vitamin K, oder Zucker aus dem Blut (Glukose) als Glykogen gespeichert. Zweitens wird körpereigenes Fett, das Cholesterin, produziert, das dringend für das Wachstum der Nerven und der Zellwände sowie als Basisstoff für viele Hormone benötigt wird. Allerdings kann ein Zuviel an Cholesterin dem Körper auch wieder schaden. Von älteren Menschen hört man deshalb oft, dass sie einen zu hohen Cholesterinspiegel haben, meist ein Folge ungesunder Ernährung.

Speicherstation: Zucker, Fette, Vitamine wie das Vitamin A, das z. B. wichtig für den Sehvorgang ist, das Vitamin D für den Knochenstoffwechsel und B12 für die Blutbildung werden hier gespeichert. Bei Bedarf im Körper werden diese Speicher wieder geleert und verbraucht.

Ihr seht schon, die ganze Sache ist gut durchdacht angelegt. Die Leber ist ein wahres Wunder der Natur. Wie ein Regenwurm kann sich verletztes oder krankes Lebergewebe im Notfall sogar selbst regenerieren. Wenn nach schweren Leberschäden ein Teil der Leber durch das gespendete Lebergewebe eines anderen Menschen ersetzt werden muss – die Medizin spricht dann von einer Transplantation –, ist die Leber des Spenders in der Lage, sehr schnell den fehlenden Teil selbst zu ersetzen. Wie das allerdings mit den Erkrankungen der Leber aussieht, weiß der Doc besser.«

Der ekligste Bitterstoff im Organismus – die Galle

Das alles klang ziemlich ernst. Manchen der Kinder schien schon angst und bange zu werden. Deshalb fuhr der Kleine Medicus gleich ganz sachlich fort: »Die Gallenflüssigkeit ist so bitter, dass ihr sie nie vergessen werdet, wenn ihr sie einmal schmecken musstet. Meist geschieht das bei starkem Erbrechen. Dann kommt nämlich, wenn der Magen schon ganz leer ist, zum Schluss die grünliche Gallenflüssigkeit nach oben. Um das zu verhindern, solltet ihr trotz Erbrechen etwas essen, selbst wenn es schwerfällt.

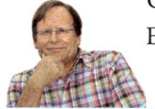

*Fortsetzung
Seite 65 oben*

Fortsetzung von Seite 64 unten

Nahrung, bei der wir viel Galle brauchen, die dann wegen der Steine nicht fließen kann, aufgestaut wird und Schmerzen verursacht. Fettfreie Nahrung und warme Bauchumschläge können Linderung bringen. Aber häufig muss der Arzt Schmerzmedikamente verordnen, die die Gallenwege weiten und entspannen, damit die Gallensteine mit der flüssigen Galle zusammen abfließen können.

Manchmal kann sich die Umgebung der Gallensteine entzünden und eine Gallenblasen- und Gallengangentzündung verursachen. Hier hilft oft nur noch der Chirurg, der die Gallenblase und die Steine entfernt, um den Gallenfluss zu ermöglichen. Meist sind erst Erwachsene von Gallensteinen betroffen, aber die Grundlage zur Gallensteinbildung liegt in der Jugend – dabei denke ich an Spekki Bulletti.

Aber so bitter sie auch schmecken mag, die Galle ist einer unserer wertvollsten Lebenssäfte. Im Darm zerlegt sie die Fette in klitzekleine Fett-Tröpfchen, die durch die Wände des Dünndarms vom Gefäßsystem aufgenommen werden. Von hier werden diese Fette dann in den Körper und auch zur Leber transportiert. Bis zu dem Viertel eines Limonadenglases, nämlich 50 Milliliter Gallenflüssigkeit werden in der Gallenblase bei einem Erwachsenen gespeichert. Wenn dabei etwas nicht so funktioniert, wie es sollte, spüren wir das zuerst durch ein Drücken an der Unterseite der Leber im rechten Oberbauch. Es besteht die Gefahr, dass sich die Gallengänge oder die Leber entzündet haben. Bekommen wir dann die sogenannte Gelbsucht, Doc?«

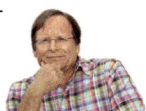

Der Doc erklärt ... Gelbsucht

Die Leber ist auch eine Abbaustelle der roten Blutkörperchen. Bei diesem Recyclingverfahren wird der rote Blutfarbstoff Hämoglobin in das gelbe Abbauprodukt Bilirubin verwandelt. Bei Entzündungen der Leber kann das Bilirubin die Haut oder die Augen gelb, auch grün färben. Dies passiert z. B. durch Viren, wie bei einer Hepatitis, einer Entzündung der Leber durch Viren oder durch Abfluss-Störungen in den Gallengängen, wenn dort beispielsweise ein Hindernis wie ein Tumor entsteht und einen Gallestau produziert. Die Galle kann dann nicht in den Zwölffingerdarm abgegeben werden und staut sich zurück in die Leber, von dort ins Blut und danach in die Haut. Sie wird gelb.

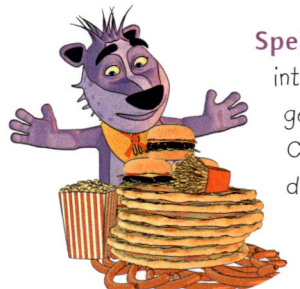

Spekki Bulletti: Ja, ja, Doc! Wirklich sehr interessant. Ich bin übrigens auch total gelbsüchtig – wenn ich nur an Pommes, Chips oder knusprig golden Paniertes denke. Da kann ich mich kaum halten.

Info Die virale Leberentzündung

Hepatitis A wird durch Nahrungsmittel übertragen – vor allem in Entwicklungsländern. Auf keinen Fall dürft ihr frischen Salat oder Obst und Ähnliches roh essen, wenn ihr in solchen Ländern Urlaub macht. Nur abgekochtes Trinkwasser trinken! Die Hepatitisarten B bis E werden durch Blut und sonstige Körperflüssigkeiten wie Speichel oder durch kleine Verletzungen der Haut und Schleimhaut übertragen. Ihr könnt euch dagegen impfen lassen! In der Regel kann eine akute Leberentzündung behandelt werden und abheilen. Fett- und eiweißarme Diät und absolute Bettruhe sind einzuhalten. Wenn die Hepatitis nicht sorgsam behandelt wird, kann es zu einer chronisch krankhaften Veränderung und Zerstörung der Leber, einer sogenannten Leberzirrhose, kommen.

Deine Kläranlage – die Nieren

Ein Ruck ging durch die Klasse, als plötzlich wieder Rivka auf dem Bildschirm erschien: »Hey, ihr da! Nicht einschlafen. Ich grüße euch jetzt aus der Niere. Wieder so ein beeindruckendes Kraftwerk. Ich muss aufpassen, dass ich nicht gleich weggespült werde. Was da für Wassermassen durchrauschen, könnt ihr euch nicht vorstellen. Allerdings ist es hier drinnen auch schnuckelig warm. Man könnte es sich gemütlich machen wie in einer Badewanne. Doch Schluss mit der Träumerei, ich bin ja als Korponaut unterwegs und soll euch berichten, was hier geschieht. Fangen wir von vorn an: Eigentlich handelt es sich bei der Niere sogar um zwei Organe, die etwa jeweils so groß wie eine Faust sind. Sie liegen im Rücken und zwar rechts und links von der Wirbelsäule, so als würden sie sich an der Wirbelsäule spiegeln. Dass manche Organe des Körpers auch gleich zwei Aufgaben haben können, haben wir schon bei der Leber gesehen. Sie muss zugleich entgiften und Vorräte anlegen. Bei den Nieren ist das nicht anders. Vor allem haben sie zwei Aufgaben zu erfüllen:

Erstens müssen sie dafür sorgen, dass die Wassermenge in unserem Körper ungefähr konstant bleibt. Wenn wir zu wenig Wasser einlagern, können wir im wahrsten Sinne des Wortes austrocknen. Das geschieht häufig bei älteren Menschen. Bleibt dagegen zu viel Wasser im Körper, weil zu wenig ausgeschieden wird, staut sich das Wasser und wird eingelagert, z. B. in den Beinen, im Bauch und im ganzen Körper. Manchmal verursacht dies angeschwollene Beine oder Luftnot.

Ebenso wichtig wie die Kontrolle der Wassermenge ist die zweite Aufgabe, die die Nieren erfüllen. Sie müssen das Blut filtern und reinigen, Giftstoffe herauslösen, die dann mit dem Urin ausgeschieden werden. Das ist ein komplizierter Prozess. Die Nieren müssen dafür ein eigenes Röhrennetz unterhalten, das sogenannte Harnwegssystem. Das heißt, von der Hauptschlagader im Bauchraum zweigen rechts und links die beiden Nierenarterien ab. In diesen Arterien fließt Blut zu den Organen und zu den Nieren hin – im Gegensatz zu den Venen, die Blut von den Organen wegtransportieren. Das arterielle Blut wird nun zum Filtern und Reinigen in die Nieren transportiert. Es verteilt sich in viele kleine, kleinste und feinste Nieren-Kanälchen, in denen dann der Filter- und Reinigungsprozess stattfindet. Die ausgesonderten Abfallprodukte werden schließlich als Urin ausgeschieden. Ihr fragt euch, wieso euer Urin, wenn er aus der Verarbeitung des Blutes entsteht, nicht rot ist? Das hab ich, ehrlich gesagt, auch noch nicht so richtig verstanden. Aber fragen wir doch mal den Kleinen Medicus, der müsste es ja wissen. Immerhin arbeitet er schon länger mit dem Doc zusammen. Also, Medicus?«

Spekki Bulletti: Der doch nicht. Der ist doch völlig überquantifiziert durch zu viel Wissen und unterquantifiziert durch zu wenig Essen.

Der Kleine Medicus: Ich dachte das heißt qualifiziert. Aber du bist ja hier der Besser-Wisser.

Der Kleine Medicus hatte genug. Er ließ Spekki einfach links liegen und begann zu erklären: »Die Nieren wirken wie ein Kaffeefilter. Sie reinigen täglich über 1500 Liter Blut (das entspricht etwa der Menge von 10 gefüllten Badewannen),

Tipp Statt Kaltgetränken lieber mal eine Tasse warmes Wasser oder Kräutertee trinken!

weil 5 Liter Blut immer und immer wieder im Körper zirkulieren. Dabei werden feste Blutbestandteile wie die roten und weißen Blutkörperchen, aber auch die Blutplättchen, die sogenannten Thrombozyten, von den Filtern zurückgehalten. Sie bleiben also in dem Blut enthalten, das dann weiter durch den Körper fließt. Das, was der Körper nicht gebrauchen kann, ist dagegen durch das Sieb gefallen und nicht wieder aufgesaugt worden. Zu viel ausgeschiedene Flüssigkeit und andere gelöste Bestandteile können durch die Nieren auch wieder zurückgeholt werden – sonst würden wir ja 1500 Liter Flüssigkeit ausscheiden. Die Nieren saugen also auf, was der Filter zu viel durchlässt. Übrig bleibt der Urin, der aus der Niere über den Harnleiter in die Blase weitergeleitet und von da aus schließlich über die Harnröhre ausgeschieden wird. Wir spüren den Druck auf der Blase und müssen zur Toilette gehen. Der gelbliche Urin, den wir dann ausscheiden – etwa 1,5 Liter pro Tag – ist nichts anderes als gefiltertes Blut. Die rote Farbe hat es verloren, weil die Nieren die roten Blutkörperchen zurückgehalten haben. Schließlich brauchen wir sie für die Sauerstoffversorgung unserer Organe.«

Spekki Bulletti: Das hättest du gern, Doktor Schlaumeier. Nicht so vornehm bitte, Pipi heißt das. Und Pipi ist eben kein Blut und nicht rot, sondern gelb. Nichts als flüssiger Müll. Verstanden?

Der Kleine Medicus: Du musst es ja wissen. Aber wenn der Urin rot wäre, würde das auf eine Infektion in der Blase oder Niere hinweisen.

Spekki Bulletti: Nee, auf Rote Bete, die ich vorher gegessen habe.

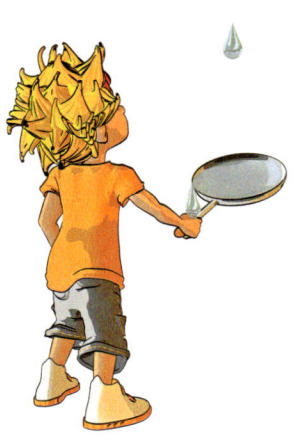

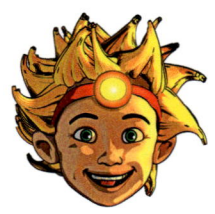

Der Kleine Medicus: Stimmt. Jetzt bin ich aber verblüfft. Woher weißt du das?
Spekki Bulletti: Weil ich die immer essen muss wegen Eisenmangel. Deshalb bin ich doch auch so stark und schwer. Das gibt eisenharte Muskeln.

Blasen- und Nierenbeckenentzündung

»Weiter geht's, Jungs und Mädels«, rief jetzt Rivka dazwischen, da sie nun selbst lange genug hatte zuhören müssen, obwohl sie doch noch einiges auf dem Herzen hatte. »Mindestens einmal im Vorschulalter«, fuhr sie fort, »leiden ein Prozent aller Jungen und fünf Prozent aller Mädchen an einer Harnweginfektion, meist eine Blasenentzündung. Manchmal steigen die Keime aber auch über die Harnleiter hoch in die Nieren, ins sogenannte Nierenbecken, in das der Urin nach dem Filtern hineinträufelt.

Die Harnwege

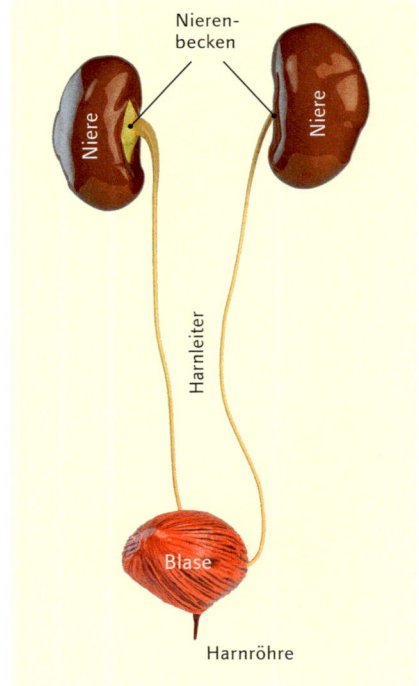

Eine Blasenentzündung macht sich durch häufiges Wasserlassen und Stechen oder Brennen beim Pinkeln bemerkbar. Manche klagen auch über ständigen Harndrang. Es ist so ein Gefühl, als ob man auf die Toilette gehen müsste, aber es kommt nichts. Es tut nur weh. Gefährlich wird das Ganze, sobald sich der Urin eintrübt. Dann müsst ihr dringend zum Arzt. Er wird euch auffordern, eine Urinprobe abzugeben. Das heißt, ihr müsst in einen Behälter pinkeln, damit die Probe nachher im Labor chemisch und unter dem Mikroskop untersucht werden kann. So lässt sich feststellen, ob er Bakterien, Pilze oder andere Erreger enthält, die auf eine Erkrankung des Körpers hindeuten. Eine Nierenbeckenentzündung kann im Rücken unterhalb des Rippenbogens Druck erzeugen, nicht selten ist dies mit Fieber verbunden.

Zur Behandlung einer Harnweginfektion solltet ihr trotz des Brennens beim Wasserlassen ganz viel trinken, am besten warmen Nieren- und Blasentee aus der Apotheke. Denn nur so lassen sich die Giftstoffe und Bakterien ausschwemmen. Auch Sitzbäder und feuchtwarme Auflagen auf die Blasen- und Nierengegend wirken lindernd, ebenso eine Wärmflasche. Diese hilft auch, kalte Füße zu vermeiden. Sollte dennoch keine Besserung eintreten, vielleicht sogar Fieber aufkommen, muss man in jedem Fall den Arzt aufsuchen. In der Regel wird er dann Medikamente verschreiben, die die Bakterien bekämpfen, nicht selten Antibiotika. Wenn ihr diese kurze Zeit einnehmt, werdet ihr schnell wieder gesund werden.

Rivka

Harnweginfekte können leicht durch Bakterien vom Darmtrakt übertragen werden. Deshalb ist es wichtig, nach jedem Toilettengang den Po gründlich abzuputzen. Mädchen müssen darauf achten, dass sie sich von vorn nach hinten abwischen, weil sonst die Bakterien in die Scheide gewischt werden könnten. Also: regelmäßig waschen und den Po sauber halten, dann können sich die Keime gar nicht erst verbreiten und einnisten. Bei Fieber und starken Schmerzen unbedingt den Arzt aufsuchen.«

Frühstück nicht vergessen!

Gemeinsame Frühstückspause

N ach den überraschenden Einblicken und den aufregenden Bildern, die die Korponauten aus dem Körper mitgebracht hatten, mussten die Schüler erst einmal Luft holen. Sie freuten sich auf die gemeinsame Frühstückspause. Spekki packte natürlich als erster sein Frühstückspaket aus und brauchte dennoch am längsten. Was keine Überraschung war, zauberte er doch aus seiner Tasche ein umfangreiches Menü mit mehreren Gängen, das für eine ganze Fußballmannschaft bestimmt schien. Allerdings hätte wohl kein Sportler freiwillig eine solch unglaubliche Menge Junkfood verschlungen. Die Kinder schauten zunächst staunend, dann bald kopfschüttelnd zu.

»Mensch, Spekki, das willst du doch nicht alles alleine verdrücken?«, fragte Max besorgt.

»Wieso nicht? Das ist erst mein zweites Vorfrühstück! Richtig frühstücke ich eigentlich erst um 10 Uhr.«

Der Doc schüttelte ebenfalls den Kopf. »Kein Beispiel für euch, Kinder! Fit für den Schultag wird man nur mit der richtigen Ernährung. Soll ich euch dazu mal was erzählen?« Spekki fing an zu gähnen, die Schüler allerdings klatschten vor Freude.

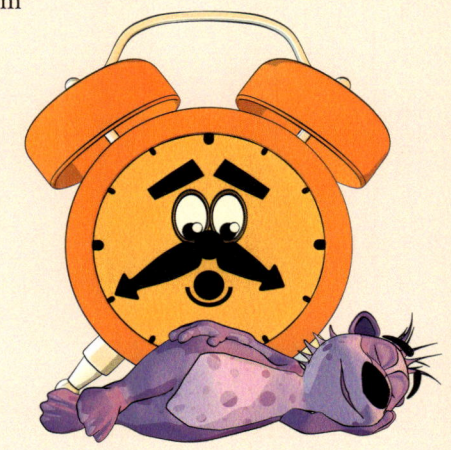

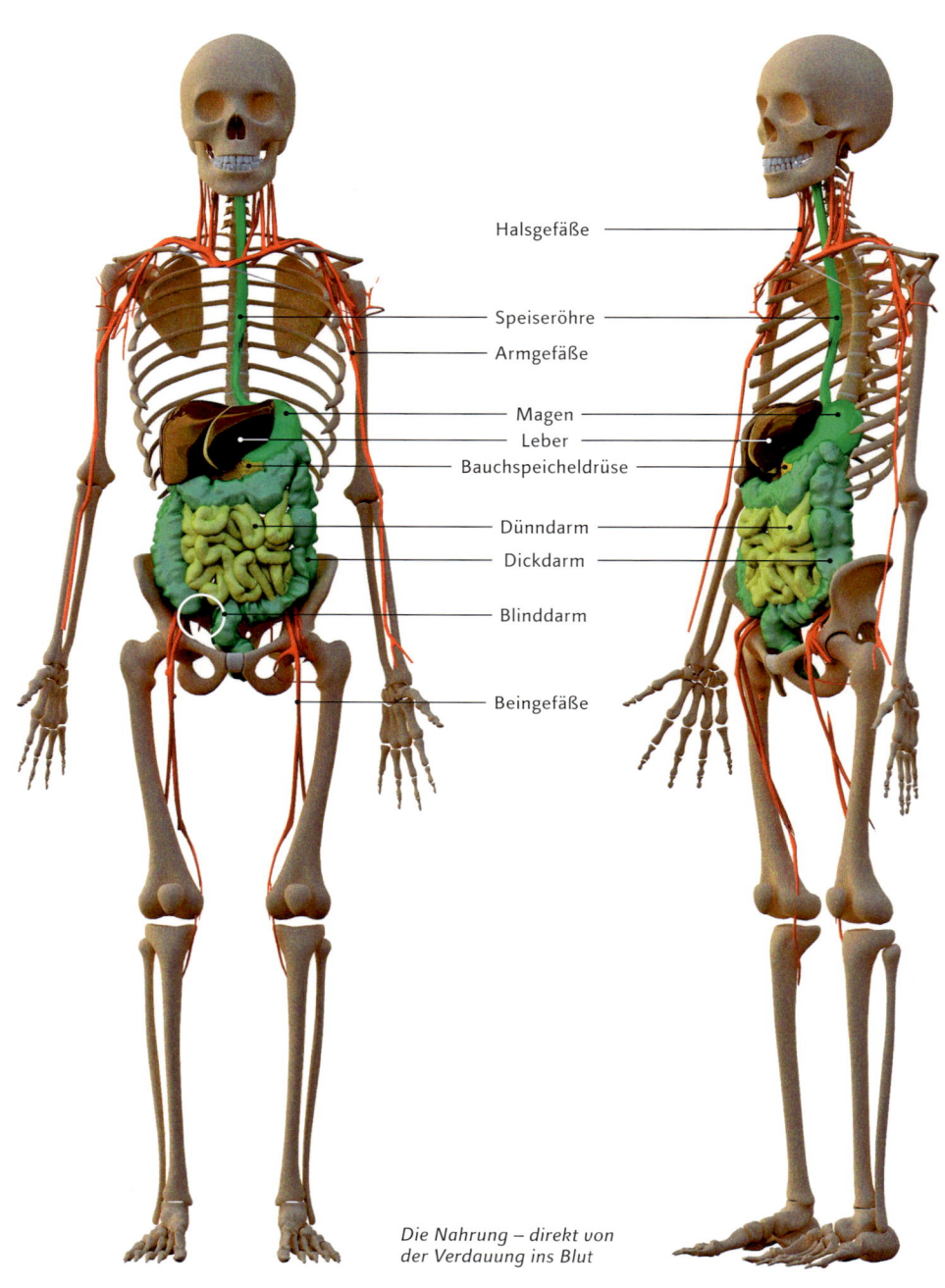

Halsgefäße

Speiseröhre
Armgefäße

Magen
Leber
Bauchspeicheldrüse

Dünndarm
Dickdarm

Blinddarm

Beingefäße

*Die Nahrung – direkt von
der Verdauung ins Blut*

Ernährung für Schulkinder

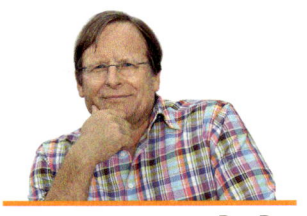

Der Doc

Die Kinder vergaßen Spekki und scharten sich gespannt um den Doc, während er erklärte: »Ob ihr euch wohlfühlt und zufrieden seid, ob ihr gern in die Schule geht und gute Noten bekommt, das hängt auch eng mit eurer Ernährung zusammen. Denn die Inhaltsstoffe der Nahrung, aufgenommen über den Darm mit seinen Tausenden Kilometern von Gefäßen, wirken direkt auf unser Gehirn. Das heißt aber nicht, dass viel essen auch besonders klug macht. Fettes, schwer verdauliches Essen macht müde und träge. Das Gehirn ist ausgelastet mit der Steuerung der Verdauung und kann weniger Neues lernen. Die ›Lern-Nahrung‹ sollte leicht verdaulich sein und viel Kohlenhydrate (Energie fürs Gehirn) und Ballaststoffe enthalten (Beispiele später!). Wer zu dick ist, handelt sich schnell gesundheitliche Probleme ein. Und leider wird der Anteil der Übergewichtigen immer größer. Schon heute sind 3,5 Millionen Jungen und Mädchen in Deutschland für ihr Alter zu schwer, fast 1 Million Kinder sind bereits krankhaft fettleibig. Das ist für die Betroffenen meist auch eine seelische Belastung, weil sie oft gehänselt werden oder beim Sport nicht so richtig mitmachen können. Dabei solltet ihr sie ermutigen, sich aktiv am Sport zu beteiligen, bei allen Spielen mitzumachen, wenngleich das am Anfang noch schwerfällt. Denn neben einer gesunden Ernährung ist Bewegung das beste Mittel, um fit zu bleiben, so dass man Spaß mit den anderen haben kann. Wenn Kinder ausgegrenzt, verlacht oder gemobbt werden, werden sie

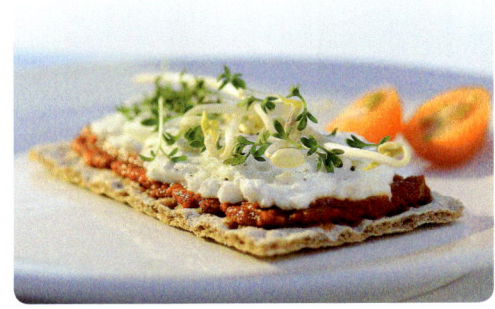

nur traurig und sind dann umso mehr verführt, sich mit Essen zu trösten. Das ist ein Teufelskreis: Wer dick ist, wird nicht selten noch dicker, unsportlicher, trauriger und isst deshalb noch mehr.

Damit es nicht so weit kommt, müsst ihr zusammenhalten und ein bisschen aufeinander aufpassen. Denn ungesunde Ernährung und fehlende Bewegung schwächen auch das Immunsystem. Ihr könnt also öfter krank werden. Wenn wir uns gegenseitig unterstützen und helfen und auf das hören, was die Gesundheitsbotschafter, der Kleine Medicus und die Korponauten berichten, muss das aber alles nicht sein. Ich glaube, sogar unser Freund Spekki wird bald zur Vernunft kommen. Bei manchen dauert es eben etwas länger.«

Spekki Bulletti: Glaub ich kaum. Hab 'ne bessere Idee. Das ist es! Ich werde American Footballstar. Da muss ich hin! Die brauchen so Kraftmeier wie mich, den unentdeckten Star der Stare.

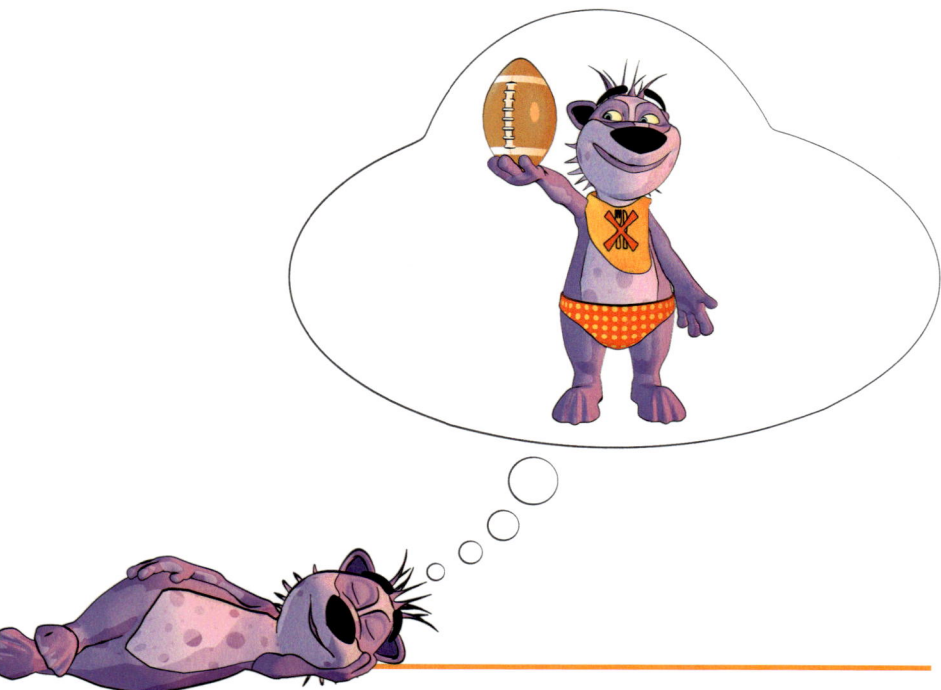

»Die gesunde, leckere und vor allem abwechslungsreiche Ernährung ist eine wichtige Aufgabe, um die wir uns alle kümmern sollten, am besten gemeinsam. Das macht immer mehr Spaß! Oder?« Die Kinder nickten und lachten vergnügt den Kleinen Medicus an. »Deshalb gebe ich euch mal ein paar Tipps, mit denen ihr vielleicht sogar eure Eltern überraschen könnt:

Wichtige Empfehlungen für eine ausgewogene Ernährung sind:
- Wenn möglich 5 × täglich kleine Portionen essen und trinken,
- zwei kalte und eine warme Hauptmahlzeit am Tag, dazu zwei Zwischenmahlzeiten.
- Die wichtigsten Lebensmittel sind: Obst und Gemüse, Brot und Getreideflocken, Hülsenfrüchte, Kartoffeln, Nudeln, Reis, Milch und Milchprodukte, Eier, Seefisch, Pflanzenöle wie Oliven- oder Sonnenblumenöl und zuckerfreie Getränke. Fleisch und tierische Fette solltet ihr dagegen weniger essen.

Die wichtigste Mahlzeit des Tages ist das Frühstück. Es macht euch fit für den Tag und hilft, morgens richtig in Gang zu kommen, nicht nur körperlich. Über Nacht hat der Körper die Energie aus den Glykogenspeichern verbraucht. Am Morgen sind die Tanks leer. Sie müssen nun wieder mit einem gesunden Frühstück aufgefüllt werden.«

Spekki Bulletti: Super. Nichts wie hin zur Tanke. Da gibt es ganz leckere Sachen. Überraschungseier, Schokis, Lollis, Chips und Kekse.

Der Kleine Medicus: Sag mal, Spekki, hörst du überhaupt zu? Das ist doch kein Frühstück! Das, was du so lecker findest, treibt doch bloß kurzfristig den Zucker im Blut hoch. Dann wirst du auf einmal ganz kribbelig und nervös, bekommst einen Hunger-Wurm im Gehirn und wirst nicht selten sogar aggressiv. Und vor allem bekommst du dann erst recht Heißhunger.

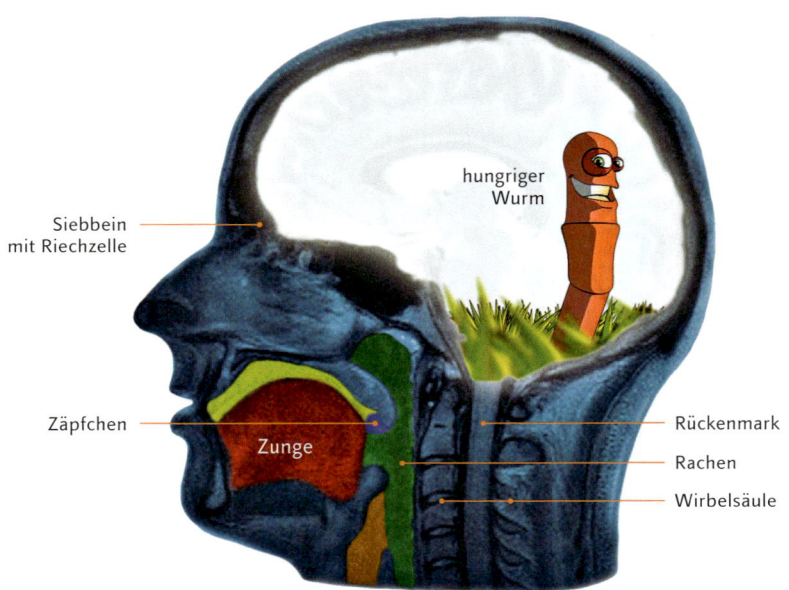

Siebbein
mit Riechzelle

hungriger
Wurm

Zäpfchen

Zunge

Rückenmark

Rachen

Wirbelsäule

»Das stimmt, Kleiner Medicus«, schaltete sich jetzt wieder der Doc ein, »auch der Kopf ist morgens leer und braucht Energie zum Denken: ein gesundes Frühstück. Es könnte beispielsweise aus einer Schale Haferflocken mit frischen oder getrockneten Früchten und warmer Milch (möglichst fettarm oder Joghurt) bestehen. Falls ihr morgens aber absolut keinen Hunger habt, solltet ihr wenigstens ein Glas Milch, Buttermilch oder Saft trinken und für die erste Schulpause ein belegtes Brot oder Knäckebrot und einen Apfel oder anderes Obst, Nüsse oder auch Joghurt mitnehmen.«

Der Kleine Medicus: So, lieber Spekki, bleibst du den ganzen Vormittag gut drauf, kannst dich besser konzentrieren und denken. Judith, du hast doch ein leckeres Brötchen dabei?

»Ja, ich kann euch das tolle Rezept für mein Pausenbrot gern verraten:

Judiths Vollkornbrötchen mit Hüttenkäse

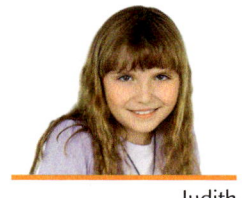

Judith

Dazu benötigt ihr

    ein Vollkornbrötchen eurer Wahl

    körnigen Hüttenkäse

    Tomate, Gurke oder Paprika

    Blattsalat

Und so wird's gemacht

    Brötchen halbieren und mit Hüttenkäse bestreichen

    Salat darauf legen

    dann ein paar Scheiben Tomate dazu.

Und schon könnt ihr euer Brötchen genießen!« Jonathan hat außerdem noch recherchiert, ob und wie Schüler morgens frühstücken.

Mein gesundes Frühstück

Man kann es kaum glauben: Viele Schüler frühstücken morgens gar nicht! Oder sie trinken im Vorübergehen hastig ein Glas kalte Milch oder Cola. Oft kaufen sie sich beim Bäcker ein Schokocroissant und schieben es auf dem Weg zur Schule schnell in den Mund.

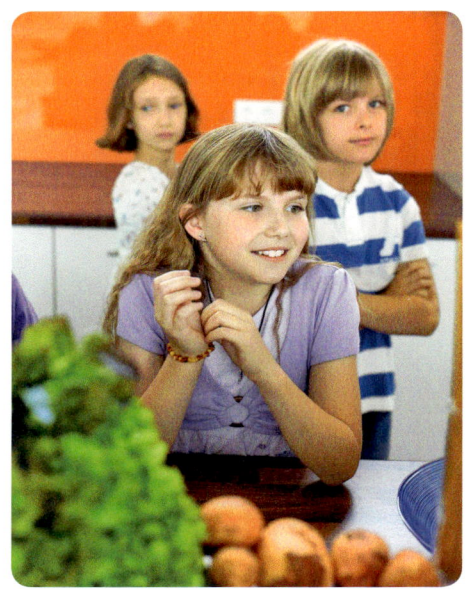

Oder sie kommen mit völlig leerem Magen und ohne Pausenfrühstück in die Schule. Ich habe erlebt, dass es auf unserem Ausflug zu den Karl-May-Festspielen einem Schüler übel wurde, weil er noch nichts gegessen hatte. Das kommt leider immer wieder vor. Falls eure Eltern sich nicht um euer Frühstück kümmern können, könnt ihr euch auch selber helfen! Ihr könnt schon abends überlegen, wie das Frühstück aussehen soll. Vielleicht deckt ihr gleich noch euren Essensplatz ein, dann geht es morgens schneller. Natürlich werden Mama oder Papa euch gern ein

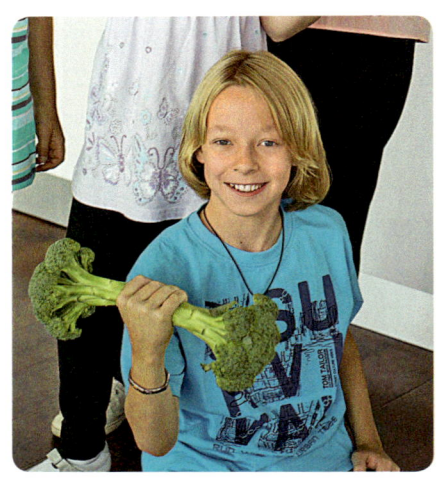

perfektes Frühstück zubereiten, wenn sie Zeit haben. Aber manchmal geht das eben nicht, dann schafft ihr das auch allein.

Was könnt ihr euch morgens fertig machen? An Schokoladencremes mit viel Zucker solltet ihr besser gar nicht erst denken. Denn der Zucker schießt nur so ins Blut und lässt den Blutzuckerspiegel ansteigen. Der Körper reagiert auf den hohen Zuckerspiegel und lässt die Bauchspeicheldrüse viel Insulin produzieren. Das Insulin bewirkt, dass der viele Zucker umgebaut und meist als Fett gespeichert wird. Dadurch sinkt der Zuckerspiegel wieder, oft tiefer, als er vor dem Essen war. Der niedrige Zuckerspiegel verursacht dann sofort wieder Heißhunger und bewirkt oft, dass wir kribbelig, aggressiv und ungehalten werden.

Wie wäre es stattdessen mit einem Roggenbrötchen und einer Tomate oder mit einem Müsli? Haferflocken enthalten viele Ballaststoffe und Vitamine. Dazu ein Glas zimmerwarmer Milch. Wenn ihr noch in einen Apfel beißt, eine Orange esst oder einen frisch gepressten O-Saft trinkt, ist das Frühstück durch die Vitamine perfekt! Wie heißt es doch? Spekki hat es schon gesagt: Jeden Tag einen Apfel essen und du kannst den Arzt vergessen. Das schafft ihr bestimmt.«

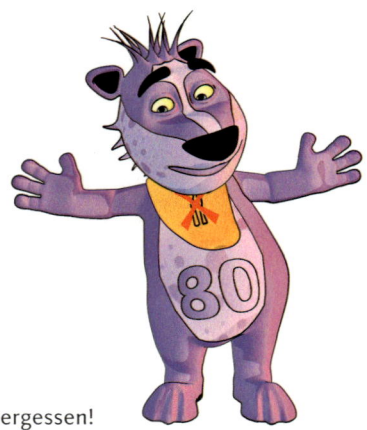

Mach mal Pause –
vielen Dank, dein Gehirn

Die erste große Hofpause

K aum hatte der Doc den letzten Satz beendet, stürmten die Kinder los. Es war große Hofpause, sie wollten raus und umringten sofort Patricia, die als Korponautin im Gehirn unterwegs gewesen war. Der Kleine Medicus hatte ihr seinen tragbaren Beamer geliehen. Nun projizierte sie die Aufzeichnung ihrer Reise an eine Wand der Turnhalle. Die ganze Schule schaute gespannt auf die bewegten Bilder. Nur Spekki Bulletti stand etwas abseits, verdrückte die Reste seines zweiten Frühstücks. Man musste befürchten, dass er schon wieder einen albernen Streich ausheckte.

Der Kleine Medicus: *Also, deine deutlich sichtbare Gewichts-zunahme macht mir Sorgen. Du wirst von Seite zu Seite dicker. Das ist doch unnatürlich, da muss es irgendeinen anderen Zusammenhang geben! Am Eisen kann es nicht liegen.*
Spekki Bulletti: *Ich weiß auch nicht …*

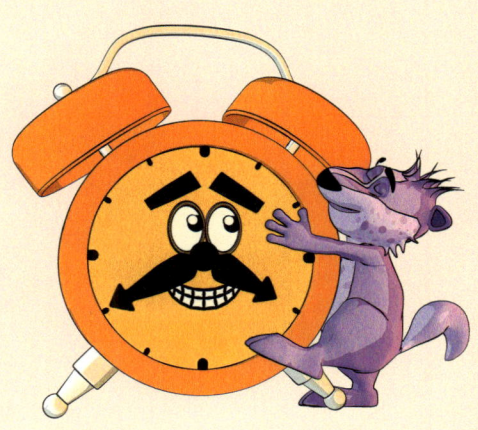

Ich bin der Steuermann – das Gehirn

Aber die Kinder achteten gar nicht weiter auf Spekki, sondern staunten, als Patricia plötzlich auf der Turnhallenwand erschien und direkt aus dem Gehirn berichtete. »Alle Achtung!«, rief das Mädchen aufgeregt, »hier funkt und blitzt es in einem fort. Botenstoffe, die Informationen von einem Nerv zum anderen bringen, sausen hin und her. Millionen kleinste Verbindungen werden hergestellt in dieser Leitzentrale, damit wir unseren Körper steuern können. Kommunikation auf allen Kanälen. Vorwärts, rückwärts, hin und her! Da kann niemand mehr auf die Idee kommen, jemand hätte nur Stroh im Kopf!«

Patricia

Spekki Bulletti: Da bin ich aber froh, da fällt mir glatt ein Stein vom Herzen.

Der Kleine Medicus: Schön, dass du das auch merkst. Bei dem, was du immer so erzählst, hatte ich nämlich manchmal schon arge Befürchtungen.

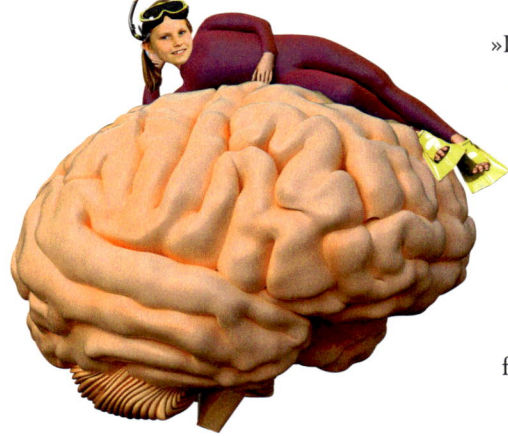

»Das Gehirn des Menschen hat eine grau-rosa Färbung und ist annähernd so groß wie eine große Pampelmuse. Bei einem Erwachsenen wiegt es ungefähr 1300 Gramm. Minute für Minute fließen etwa 0,85 Liter Blut durch das Gehirn. Über 50 Liter kommen da in einer Stunde zusammen. Eine Menge, mit der man fünf große Wassereimer füllen könnte. Meine Güte!

Aber das Gehirn hat ja auch viel zu tun. Es muss ununterbrochen aktiv sein: Denken, Fühlen und ständig Handlungsanweisungen geben, ähnlich wie ein Regisseur im Theater oder beim Film. Das Gehirn sagt: essen, reden, laufen, Handstand machen, und der Körper führt das dann aus. Es steuert alle Vorgänge unseres Körpers, und zwar sehr, sehr schnell. Dafür gibt es im Gehirn verschiedene Abteilungen: eine für das Atmen, eine für das Sprechen und wieder andere für das Denken (Großhirn) oder die Bewegungen (Kleinhirn). Übermittelt werden die Nachrichten über die sogenannten Nerven-

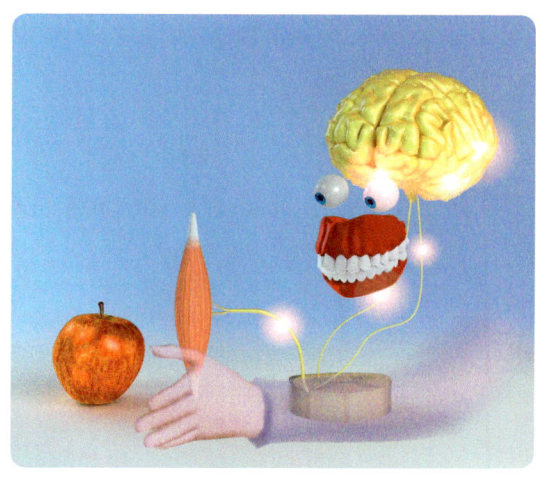

Eine bewusste Aktion: Die Augen sehen einen wunderschönen Apfel und melden »bitte essen« ans Gehirn. Das Gehirn befiehlt den Nerven, die Muskeln zu aktivieren. Der Körper, der Arm, die Hand bewegen sich. Die Hand greift zu, der Apfel wird von der Hand zum Mund geführt. Der Mund öffnet sich, die Zähne beißen zu. »Echt lecker!«, meldet die Zunge dem Gehirn.

bahnen. Sie verbinden das Gehirn mit den verschiedenen Körperteilen. Wenn ihr zum Beispiel einen Apfel essen wollt, der auf dem Tisch liegt, dann sagt das Gehirn den Muskeln im Arm, dass er sich ausstrecken und den Apfel vom Tisch nehmen soll. So wird jede unserer Bewegungen vom Gehirn gesteuert.

Wenn man bedenkt, was da alles gesteuert werden muss, kann man sich leicht vorstellen, was unser Gehirn unentwegt zu leisten hat, von morgens bis abends. Da bleibt wenig Zeit für Ruhepausen, auch nicht für das Gehirn, das alles steuern und organisieren muss. Aber Auftanken ist wichtig. Ruhe und Entspannung braucht auch das Gehirn! Hierzu wollte Judith noch erzählen, warum es so wichtig ist, dass das Gehirn und ihr selbst auch mal zur Ruhe kommt.«

Zur Ruhe kommen

Dein Leben ist ganz schön hektisch. Aufstehen, frühstücken, Konzentration und Stress in der Schule, Mittag essen, Hausaufgaben machen, Sportvereine besuchen, trainieren, Arztbesuche, mit Freunden und Geschwistern spielen und toben, mit den Eltern Diskussionen führen, manchmal auch Ärger. Alles wird in hohem Tempo jeden Tag beschleunigt. Da bleibt wenig für Ruhepausen übrig. Manche Erwachsene wie mein Großvater merken das eher und legen sich schon mal nachmittags ein halbes Stündchen aufs Ohr (wenn sie nicht gerade berufstätig sind). Aber auch ihr solltet eurem Körper und Geist Zeit zur Entspannung bieten, euch zu entschleunigen. Das ist das Gegenteil von beschleunigen, also schneller werden, und bedeutet, einen Gang runterzuschalten, langsamer werden und sich Zeit nehmen. Früher haben sich die Menschen in Klöster zurückgezogen zur inneren Einkehr. Stellt euch vor: Das wird auch heute wieder gemacht! Menschen ziehen sich für ein paar Tage zurück, gehen wandern oder in ein Kloster, um Ruhe, die ›innere Ruhe‹ zu finden, um besser in sich selbst hineinhören zu können. Um die eigene Stimme, den Klang der Seele wieder besser wahrnehmen zu können. Zum Beispiel durch Yoga oder Meditation.«

Spekki Bulletti: Nicht schlecht, Herr Specht. Das kann sogar ich.

»Auch ein Kind braucht das. Bei uns in der Delfin-Klasse achten wir z. B. darauf, dass wir zwischendurch Ruhepausen einlegen. Dann sprechen wir mal nicht und rennen auch nicht durch den Raum.

Wir trinken oder essen mit Ruhe. Nicht selten hören wir ruhige, auch klassische Musik dazu. Dann sammelt unser Körper wieder Kraft für neue Taten. Wenn ihr zu Hause seid, könnt ihr euch zwischendurch auch in euer Zimmer zurückziehen oder in den Garten gehen und ein Buch lesen oder nur träumen. Versucht es doch einmal. Das klappt und hilft bestimmt.«

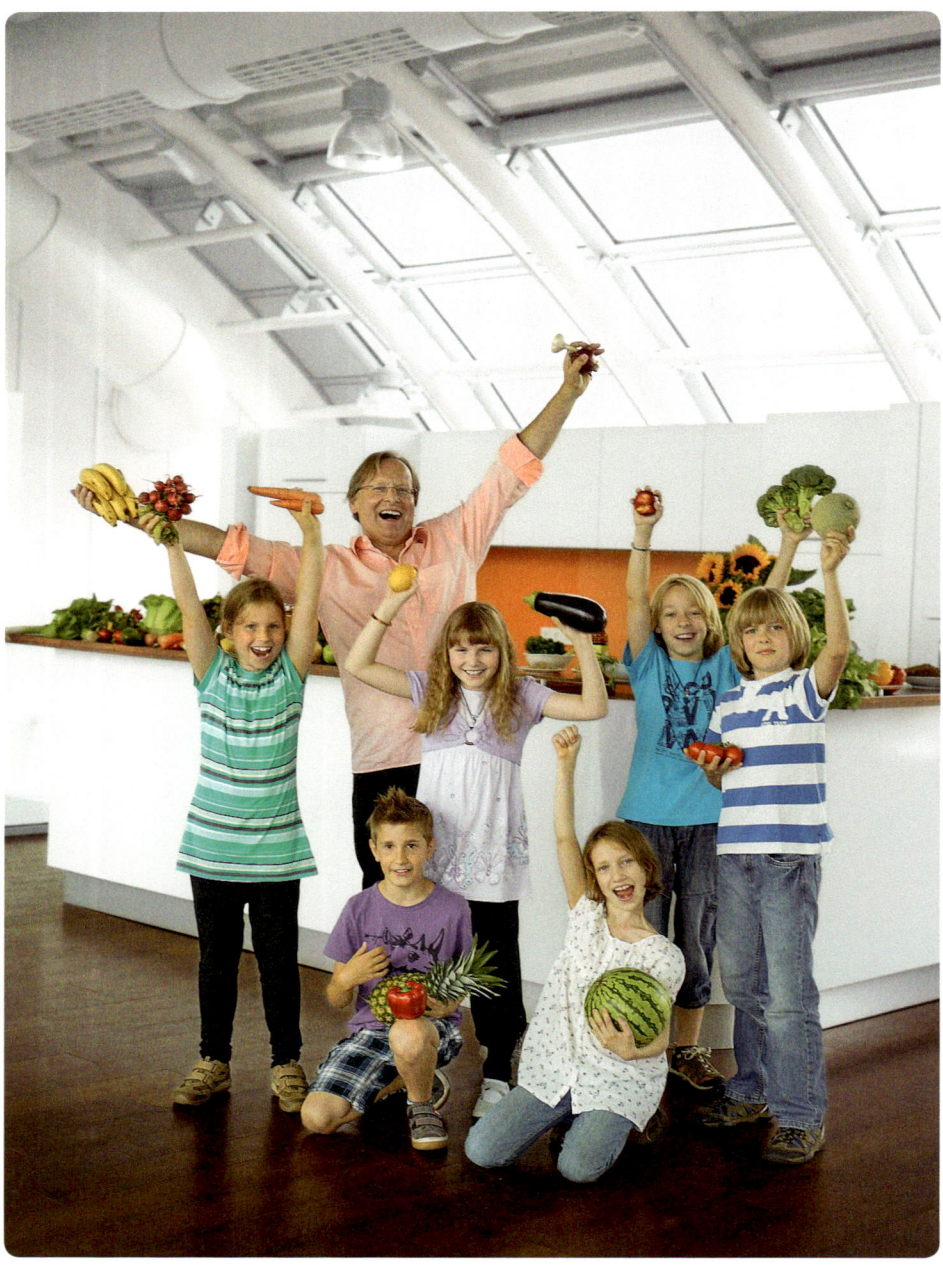

Die Klasse kocht!

Die 3. Schulstunde

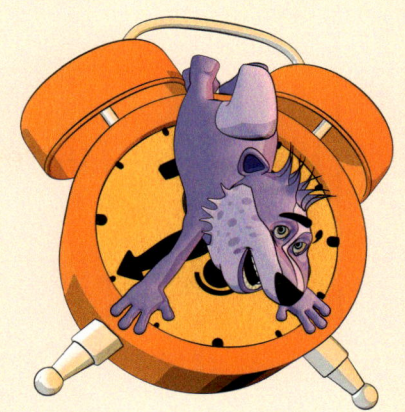

Nach der Pause gingen die Kinder mit ihrer Lehrerin nicht zurück ins Klassenzimmer, sondern in die Schulküche, um gemeinsam mit dem Doc und dem Kleinen Medicus zu kochen. »Das sieht verdächtig nach Arbeit aus, bis später dann!«, erklärte Spekki Bulletti. Lebensmittel und Geschirr standen schon bereit. »Jetzt kommen wir zum praktischen Teil dieses Schultages für Besser-Esser. Wir werden gemeinsam kochen, aber vorher will Jonathan noch erklären, warum Essen so viel Spaß macht«, sagte der Doc. »Und –«, so ergänzte der Kleine Medicus mit einem Seitenblick auf Spekki Bulletti, der sich wenig erfolgreich hinter einer Säule versteckte, die nur teilweise seinen massigen Körper verdeckte, »wer nicht beim Kochen hilft, muss danach allein abwaschen.«

Stark durch Magerquark:
Iss dich fit – sei fröhlich dabei

Noch bevor der finster dreinschauende Spekki protestieren konnte, begann Jonathan: »Damit ein Auto fährt, braucht es Benzin, und damit ein Computer funktioniert, braucht er Strom. So ähnlich ist es auch bei uns Menschen, obwohl es schon Unterschiede gibt. Unser Körper benötigt ebenso wie eine Maschine Energie zum Funktionieren. Die Nahrung enthält diese Energie und die Bausteine, die wir zum Leben benötigen: zum Laufen, zum Denken, Lernen oder zum Atmen. Aber anders als bei einem Auto braucht unser Körper die Nährstoffe nicht allein für den laufenden Betrieb, sondern auch um zu wachsen und um geschädigte Zellen zu reparieren oder auszutauschen. Alle sieben Jahre etwa werden die meisten Zellen unseres Körpers einmal generalüberholt, nicht alle auf einmal, aber nach und nach. Wir brauchen also Energie für den laufenden Betrieb sowie für die Erneuerung der Zellen und das Wachstum. Das gilt besonders für uns Kinder, weshalb Kinder auch oft mehr Hunger als erwachsene Menschen haben.

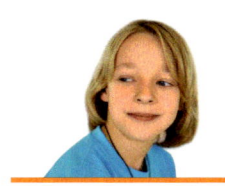

Jonathan

Das ist aber noch nicht alles. Während ein Auto den Treibstoff einfach verbraucht, können wir unser Essen genießen. Es schmeckt uns, und wir haben Spaß daran. Jedes große Fest wird deshalb mit einem tollen Essen gefeiert. Mit Essen verbinden wir verschiedene, meist schöne Gefühle. Es kann uns an bestimmte Situationen oder Menschen erinnern. Der Duft von warmem Apfelkuchen erinnert viele an Weihnachten bei der Oma. Oder vielleicht mögt ihr sogar den Duft von Kamillentee, weil er euch mal geholfen hat, wieder gesund zu werden. Solche Erlebnisse prägen sich im Gedächtnis ein, ohne dass wir darüber nachdenken müssen. Das geschieht sozusagen unbewusst. Man sagt dann: Essen und Trinken können das seelische Befinden beeinflussen. Umgekehrt können aber auch Gedanken und Gefühle Einfluss auf das eigene Essverhalten haben. Manche Menschen essen, um sich zu belohnen, andere, wenn sie traurig sind. Und vielleicht habt ihr ja auch schon einmal vor lauter Aufregung nichts essen können. Das alles sollte man wissen. Denn wer sich bewusst ernährt, bleibt nicht nur gesund, er fühlt sich auch besser. Und wer sich wohl fühlt, der kann wiederum sein Bestes in der Schule, bei der Arbeit und in der Freizeit, beispielsweise beim Sport geben. Du bist, was und wie du isst! sagt ein altes Sprichwort.«

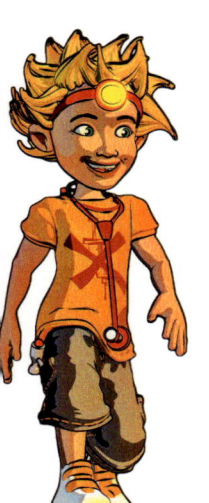

Spekki Bulletti: Gebt euch keine Mühe. Ich weiß alles. Aaalles! Dafür braucht man keine dicken Bücher lesen oder als Korponaut durch den Körper gurken.

Der Kleine Medicus: Na gut. Dann hören wir einfach hier auf und werden alle so dick wie du.

Spekki Bulletti: Du hast doch überhaupt keine Ahnung, alter Besserwisser. Aber damit ihr's ein für alle Mal wisst, da sind nur ein paar Kalodingsdas mit ganz viel Füllmaterial drin. Schaut mal, wie angefüllt ich bin. Alles Muskeln!

Der Kleine Medicus: Ich würde sagen, dabei handelt es sich ausschließlich um Speckblasen und Fettpolster, mein lieber Spekki.

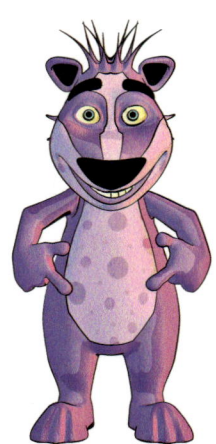

Essen macht Freude

»Aus, Schluss! Lasst mich lieber weiter erzählen«, sagte Jonathan genervt und fuhr fort: »Irgendwie oder -was essen oder trinken hilft immer bei Hungergefühl. Gesundes Essen liefert aber außerdem noch die nötige Energie und ausreichend Kraft für die Arbeit der Organe. Und das gilt umso mehr, wenn ihr eure Mahlzeiten entspannt und mit Genuss einnehmt. Hunger ist ein unangenehmes

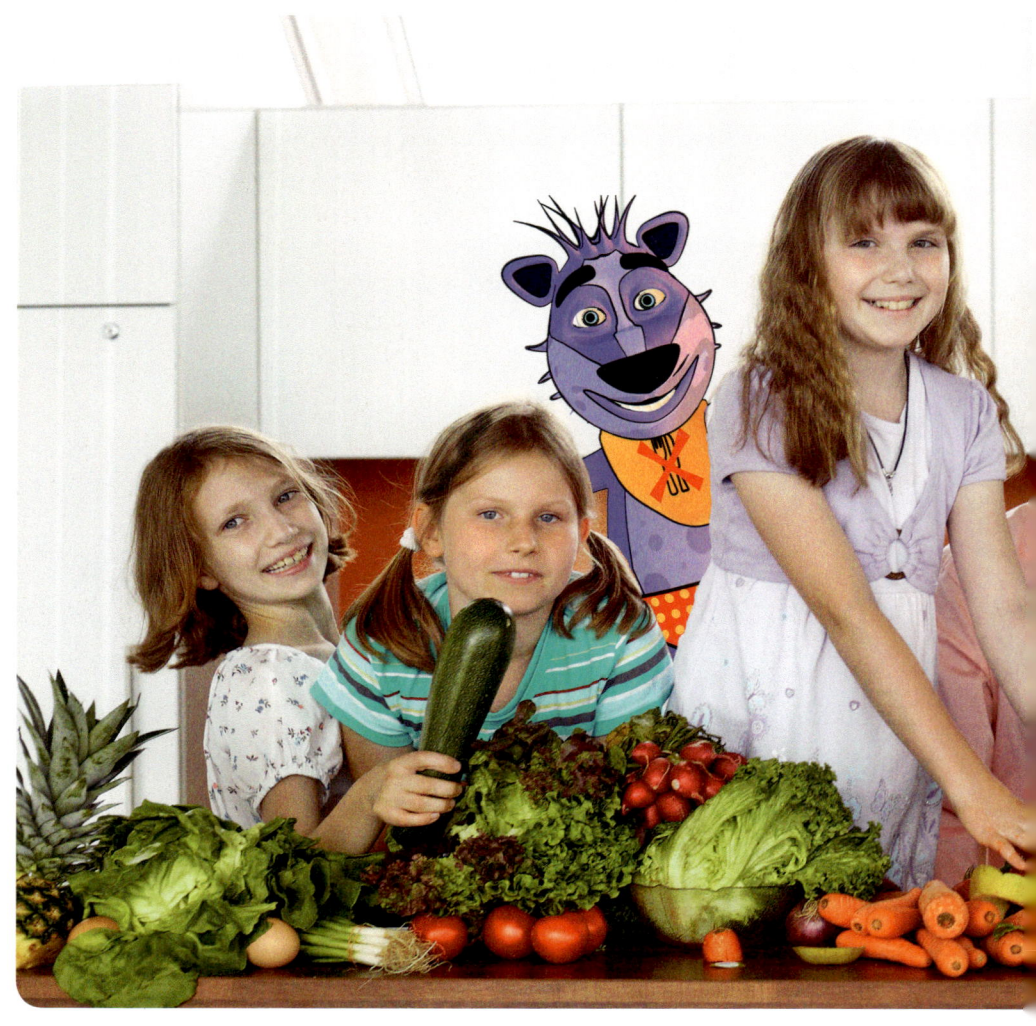

Gefühl – man ist gereizt und nicht leistungsfähig. Essen vertreibt den Hunger, wirkt entspannend und macht meist gute Laune. Und wenn dann noch bei einem guten Essen auf die vielen Geschmacks- und Geruchsreize geachtet wird, macht es richtig Spaß.

Habt ihr schon mal mit Freunden zusammen gekocht und danach

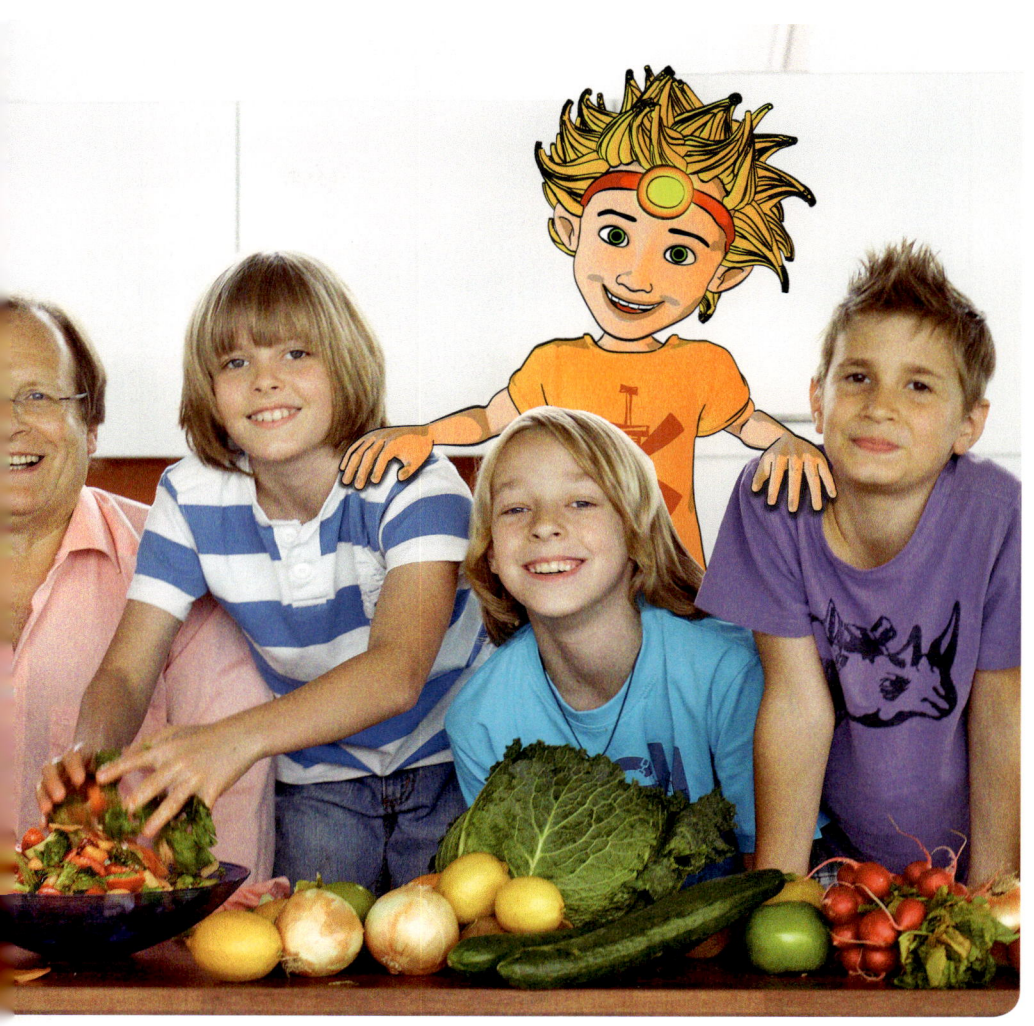

gemütlich zusammen gesessen? Das ist richtig schön. Wir können doch froh sein, dass wir uns jeden Tag satt essen dürfen. Das war nicht immer so. Noch heute gibt es viele Länder, in denen die Kinder hungern müssen. Das sollten wir nicht vergessen. Aber nun sollten wir uns auch endlich an die Arbeit machen, alle zusammen.«

Kochen macht einen Riesenspaß

»Also«, rief der Kleine Medicus, »auf ›los!‹ geht's los.« Die Kinder ließen sich das nicht zweimal sagen. Jeder wollte mit anpacken. Manche kannten sich bereits etwas aus, weil sie daheim schon einmal ihrer Mutter bei der Zubereitung des Sonntagsbratens gehol- fen hatten oder der Oma beim Kuchenba- cken zur Hand gegangen waren. Es wurde gelacht, gewerkelt und gebrutzelt, dass es eine Freude war. Aufmerksam hörten sie zu, als ihnen der Doc erklärte, dass die Lebens- mittel möglichst frisch verarbeitet werden sollten und dass viele Nährstoffe empfindlich gegenüber Licht, Hitze, Sauerstoff und Wasser sind. Überrascht erfuhren sie, dass Tiefkühlkost meistens sehr frisch eingefroren wird und daher bes- ser zu nutzen ist als Produkte, die schon einige Tage herumgelegen haben. An praktischen Tipps bestand kein Mangel. Tiefkühlkost, wusste der Kleine Medicus als ausgebildeter Gesundheitsbotschaf- ter, darf man nicht einfach in die heiße Pfanne geben, sondern muss sie meist etwas auftauen. Zum Braten kann man Fett verwenden, darf die Pfanne aber nicht so heiß werden lassen, dass Fett, Öl oder Butter dabei verbrennen. Das schmeckt dann nicht nur verbrannt, es schadet vor allem auch der Gesund- heit. Gemüse insbesondere sollte man nicht zu lange heiß werden lassen. Dabei würde es braun, und viele Vitamine gingen verloren. Außer- dem verliert das Öl, wenn es zu heiß wird, was leicht passieren kann, seine eigenen wertvollen Nährstoffe. Alles muss bedacht und mit den rich- tigen Geräten zubereitet werden.

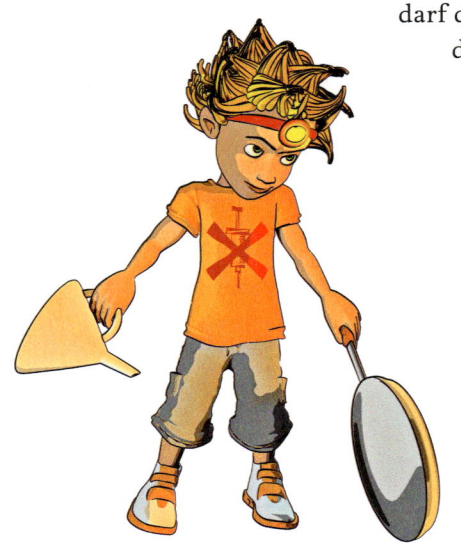

Wichtige Geräte, die ihr immer braucht

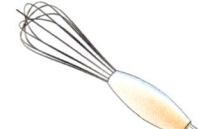

Der Kleine Medicus: Wenn ihr im Garten arbeitet, braucht ihr Schaufel, Harke, Spaten oder auch mal einen Rasenmäher. Allein mit euren Händen würdet ihr wenig ausrichten. Genauso verhält es sich in der Küche. Auch da braucht ihr Hilfsmittel.

Spekki Bulletti: Ach du heiliger Bimbam. Das dauert mir alles viel zu lange. Selbst ist der Spekkidachs, und der mag es fertig! Fertige Burger aus dem Kühlfach, Fertigpizza, Pommes und dann ab damit in die Mikrowelle! Das geht schnell, und ich brauche keine Hilfsmittel außer meinen Händen. Ein paar Minuten nur und ich kann loslegen mit dem Essen.

Der Kleine Medicus: Ja klar, du großer Fressdachs. Aber was machst du, wenn du auf etwas Appetit hast, was du nicht fertig kaufen kannst? Obst und Gemüse müssen geschnitten, geraspelt oder zerkleinert werden. Und kurz gekocht werden sie noch verdaulicher. Was ihr immer wieder benötigt, sind folgende Gegenstände:

- Topflappen
- verschiedene Messer
- Brettchen
- Kochlöffel
- Saucenlöffel
- Rührbesen
- Pfannenheber
- Pfannen
- Kochtöpfe
- Schüsseln
- Siebe
- Trichter

Außerdem gibt es heute elektrische Küchengeräte, die ihr aber nur verwenden dürft, wenn Erwachsene oder ältere Geschwister dabei sind!

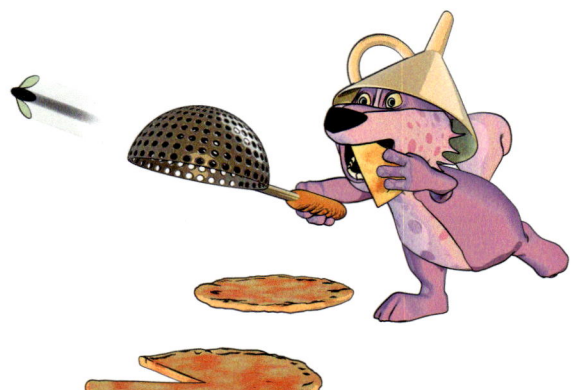

Tipp Keine Angst vor Olivenöl beim Braten. Es ist gesünder als viele andere Bratfette, wie neueste Studien aus Spanien zeigen. Das ist gut für euer Herz und eure Gefäße. Auch Ghee, gekochte Butter ohne Eiweiß, ist gut.

Gerichte, die wir ganz leicht allein zubereiten können

Während die Kinder ihre Lieblingsgerichte zubereiteten, unterhielten sie sich weiter über ihre Vorlieben. Auch der Doc verriet, was er besonders mag und was er nicht so gern isst. Es ging ausgesprochen lustig zu beim gemeinsamen Kochen. Nur Spekki sträubte sich weiterhin, in der Küche zu helfen, und lümmelte gelangweilt in den Ecken herum, während alle Kinder nacheinander erzählten, was sie besonders mögen oder auch nicht.

Der Kleine Medicus: Jungs und Mädels – mal hergehört!

Spekki Bulletti: Und ich?

Der Kleine Medicus: Du selbstverständlich auch. Also keine Angst vorm Kochen.

Spekki Bulletti: Nee, jetzt wird's mir zu ernst. Da mache ich beim besten Willen nicht mehr mit. Na gut, überredet. Ich probier's mal mit dem Rührbesenhochhalten.

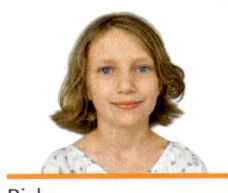

Rivka

Mit Begeisterung legte Rivka los.

Rivka

Was ich mag: Nudeln, weil ich die selber zubereiten kann.

Was ich nicht mag: Sushi, weil ich keinen Fisch mag. Kartoffelsalat, die Soße passt nicht zu den Kartoffeln.

Der Kleine Medicus: Aufpassen! Sushi trägt ganz schön viel Fett in sich: um acht Prozent. Wisst ihr, welches Nahrungsmittel fast genauso viele Kalorien hat? Ein Hamburger. Also Vorsicht.

Auch solltet ihr darauf achten, wo ihr Sushi esst. Roher Fisch kann schnell verderben. Das Fischfett ist aber ein sehr gesundes Fett. Es ist daher besser als versteckte Fette in vielen Wurstwaren.

Spekki Bulletti: Macht doch nichts. Als Dachs bin ich der fantastischste Allesfresser aller Zeiten. Und Pommes sind sowieso das Beste.

Der Kleine Medicus: Aber nicht so viel Salz drauf, das hält Wasser im Körper zurück und kann den Blutdruck erhöhen.

Spekki Bulletti: Pah. Bei mir drückt nichts. Höchstens die Hose. Salz macht super süchtig. Mehr davon, Chips und Pommes her. Das ist ein Befehl!

Der Kleine Medicus: Ich glaube, wenn man deinen Kopf aufmachen könnte, sind da auch Pommes mit Matsche drin.

Achtung: Kinder brauchen kein zusätzliches Salz zum Würzen. Stattdessen kann man frische Kräuter wie Kresse oder Dill verwenden, Thymian oder Oregano auch im getrockneten Zustand.

Rivkas Sonntagsbrötchen

Dauer der Zubereitung

2 Stunden zum Vorbereiten und Gehenlassen,

15 Minuten zum Backen

Was ihr an Küchengeräten benötigt

Schüssel, Folie, Geschirrtuch, Backpinsel oder Löffel zum Bestreichen

Zutaten

450 g Mehl (200 g Type 405 + 250 g Vollkornmehl)

zum Würzen

– *pikante Variante:* Thymian

– *süße Variante:* 75 g Sultaninen

1 Päckchen Trockenhefe

1 El Öl

350 ml Wasser

2 El Mehl zum Bestäuben

Wusstet ihr, dass … die meisten tödlichen Unfälle nicht auf der Straße, sondern im Haushalt passieren? Elektrogeräte daher unbedingt mit Eltern oder älteren Geschwistern benutzen!

1 Ei, leicht verquirlt, zum Bestreichen

Sesamsaat oder Mohnsamen zum Dekorieren

Zubereitung

Vermengt Mehl und Hefe in einer Schüssel. Fügt das Öl und das Wasser hinzu und verrührt alles zu einem glatten Teig. Knetet den Teig 5 bis 7 Minuten auf einer bemehlten Fläche, bis er elastisch ist. Legt ihn dann in eine Schüssel, deckt ihn mit Folie ab, lasst ihn an einem warmen Ort 1 Stunde gehen. Wenn der Teig fertig ist, knetet ihr ihn noch einmal durch, bis er glatt ist. Formt 8 runde Brötchen mit den Händen und legt diese Teigkugeln auf Backpapier. Deckt die Brötchen mit einem Geschirrtuch ab und lasst sie 30 Minuten gehen. Heizt den Backofen auf 220 °C vor. Bestreicht die Brötchen mit dem verquirlten Ei. Schüttet etwas Mohn, Sesam oder Mehl darüber. Backt das Ganze anschließend ca. 15 Min. im Ofen, bis die Brötchen goldbraun sind.

Der Kleine Medicus: Und jetzt dazu ein leckeres Frühstücks-Ei. Meine Devise lautet: von leicht nach schwer. Deshalb zuallererst lernen, ein **Ei** zu kochen.

Spekki Bulletti: Uah, viel zu viel Eiweiß.

Der Kleine Medicus: Dazu müsst ihr Wasser in einem Topf aufkochen. Dann ein Ei ganz langsam mit einem Kochlöffel hineingleiten lassen. In 5 Minuten bekommt ihr ein weiches, in 6 Minuten ein wachsweiches und in 8 Minuten ein hartes Ei.

Spekki Bulletti: Dann bist du wohl ein Fünf-Minuten-Ei, und ich bin ein Acht-Minuten-Ei.

> **Tipp** Alle Zutaten schmecken besonders gut vom Bauern aus der Region oder aus dem Bioladen.

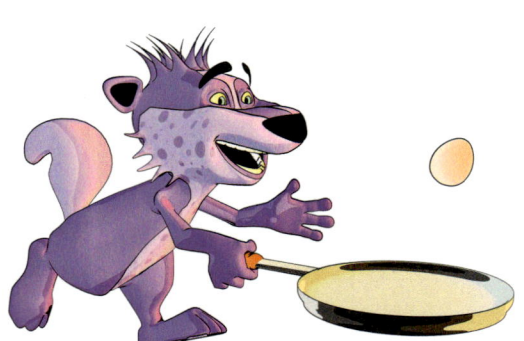

Rivkas Augen strahlten, als sie das alles erzählt hatte. Eigentlich hatte sie noch viel mehr Rezepte im Kopf, aber das hätte den Rahmen der Schulstunde gesprengt. Also übernahm Nick.

Nick

Was ich gerne mag: Nudeln, die flutschen so schön durch meinen Mund. Reibekuchen, weil die Kartoffeln so knusprig gebacken sind. Brokkoli, weil dies ein leckeres Gemüse ist.

Was ich nicht mag: Pilze, weil sie nach Wald schmecken. Fleisch. Gekochte Kartoffeln, weil sie so mehlig sind.

Nudeln ganz leicht nach Nick

für 3–4 Personen
Dauer der Zubereitung: 15 Minuten
Was ihr an Küchengeräten benötigt
Löffel, Kochtopf, Sieb (Abgießhilfe)
Zutaten
1 Paket Nudeln
Rosmarin oder Thymian
Wasser
Zubereitung
Ich gieße Wasser in einen Kochtopf und lasse es aufkochen.
Etwas Gewürze hinein geben. Dann lege ich die Nudeln in den Topf.
Wenn alles kocht, warte ich etwa 10–12 Minuten. Dann gieße ich das Wasser ab. Fertig!

Nick

Der Kleine Medicus: Nudeln nicht ganz gar kochen, sondern »al dente«, ein wenig knackig. Dann werden weniger Kalorien vom Körper aufgenommen. Mit Nudeln könnt ihr alles kombinieren. Versucht auch mal schwarze Nudeln. Geriebener Käse schmeckt köstlich dazu.

Der Kleine Medicus: Beim Kochen müsst ihr ständig irgendetwas abgießen. Ein Sieb ist wirklich praktisch. Damit verbrennt ihr euch nicht so leicht die Finger.

Spekki Bulletti: Ich verbrenne mir gar nichts. Weil ich einfach erst gar nicht mit so was Blödem anfange. Kochen? Ha! Wer macht denn noch so was, wenn ich mir doch alles schnell kaufen kann. Fastfood ist einfach klasse. Brauche mehr davon.

Der Kleine Medicus: Nicht hinhören auf den Frechdachs. Jetzt verrate ich euch noch das Leichteste vom Leichten: **Reis** kochen: 2 Tassen Wasser, 1 Tasse Reis, für zwei Personen die doppelte Menge, und eine Prise Salz in einen Topf geben und aufkochen lassen. Dann Hitze runter, Deckel drauf und ca. 10 Minuten köcheln lassen, bis der Reis weiß und aufgequollen ist. Kaum angefangen, ist er jetzt schon fertig und ganz schön locker. Nun könnt ihr ihn zu allem dazureichen. Zu Gemüse, Fisch oder Fleisch. Wie es euch gefällt.

Spekki Bulletti: Ja, dann mal her damit! Denn der Einzige, der hart gearbeitet hat und deshalb hungrig ist, bin ich. Habe nämlich die ganze Zeit gewartet.

Der Kleine Medicus: Klappe zu, und ihr bitte weiter. Wir wollen mal sehen, was uns die anderen Minireporter so Leckeres zaubern, nicht wahr, Judith?

Spekki Bulletti: Hm, hm, hmmmm.

hmmmm

hmmmm

hmmmm

Judith war in Höchstform und brannte schon darauf, jetzt ihre tolle Sauce für die Nudeln vorzustellen. Denn kaum jemand mag Nudeln ohne alles. Vielleicht noch mit kleingeschnippeltem Knoblauch in Olivenöl – Spaghetti Aioli oder so nennt man das Gericht. Aber das mögen häufig nur Erwachsene.

Judith

Was ich gerne mag: Nudeln, Obst, Lasagne, Tomatensuppe, Sprossensalat, Eisbergsalat. Der schmeckt so lecker!
Was ich nicht mag: Sahne, Speck, Pilze.

Judiths Tomatensauce

für 4 Personen
Dauer der Zubereitung: 15 Minuten
Was ihr an Küchengeräten benötigt
   1 kleiner Topf
   1 Kochlöffel
Zutaten
   1 Zwiebel
   1 Knoblauchzehe
   400 g frische Tomaten oder 1 Dose
   ½ TL Rosmarin
   1 TL Oregano
   eine Prise Pfeffer

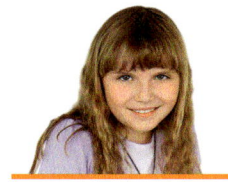

Judith

> **Der Kleine Medicus:**
> Probiert es mal mit Nudeln aus Dinkel- oder Vollwertmehl. Schmeckt super!

Zubereitung
   Ihr dünstet die fein gewürfelte Zwiebel in Olivenöl. Passt aber auf, dass sie nicht braun wird. Den gehackten Knoblauch gebt ihr hinzu, ebenso die Tomaten und den Saft aus der Dose, falls ihr keine frischen Tomaten verwendet. Nun noch die Kräuter darunter heben. Die Sauce etwas köcheln lassen und ab und zu umrühren.

Hühnersuppe »Easy«

von Patricia

Dauer der Zubereitung: 2 Stunden

Zutaten

- 1 Suppenhuhn oder Einzelteile
- 1 Bund Suppengrün (Karotten, Sellerie, Lauch, Petersilie)
- 2 Liter Wasser
- Suppennudeln (so viel wie man mag)
- Salz und Pfeffer

Zubereitung

Ein ausgenommenes Huhn oder einzelne Hühnerbrüste und Schenkel waschen. Wasser mit etwas Salz in einem Topf zum Kochen bringen und das Hühnerfleisch hineinlegen. In der Zwischenzeit Suppengrün waschen, schälen und in kleine Würfel schneiden, Lauch in Halbringe schneiden, Petersilie klein hacken. Wenn alles einmal aufgekocht ist, die Hitze verringern. Mit Deckel 2 Stunden köcheln lassen, das Huhn raus holen und das Fleisch von den Knochen lösen und klein schneiden. Die Suppe durch ein Sieb gießen. Da das Gemüse ausgekocht ist und den Geschmack an die Brühe abgegeben hat, braucht ihr das nicht mehr. Ihr mögt aber gern Gemüse in der Suppe? Dann kauft zwei Bund Suppengrün, das zweite gebt ihr zusammen mit den Nudeln und dem Hühnerfleisch in die Brühe und lasst es solange kochen, bis die Nudeln gar und die Gemüse bissfest sind. Frische Petersilie dazugeben.

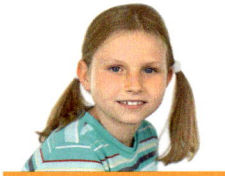

Patricia

> **Tipp** Kauft doch das Huhn beim Bauern bei euch auf dem Land. Dann wisst ihr, dass es frei herum laufen konnte und ohne Fischmehl oder Antibiotika gefüttert wurde.

Kaum war Patricia mit diesem Rezept fertig, übernahm Jonathan. »Natürlich kann man so eine Hühnersuppe auch ohne Hühnchen fabrizieren«, warf er ein. Für alle, die kein Fleisch mögen oder grundsätzlich gegen das Töten von Tieren sind, könnte eine reine Gemüsesuppe angefertigt werden. Dann sollten einige Löffel Gemüsebrühe dazugegeben werden. Hinterher gut mit Gewürzen abschmecken. Doch Jonathan war wie Max ein Salatfan, besonders zu Nudeln oder Kartoffelgerichten.

Jonathan

Was ich gerne mag: Kartoffeln, weil sie so lecker schmecken.
Was ich nicht mag: Brokkoli und Rhabarber, weil der so holzig ist
und sauer schmeckt.

Jonathans Gurkensalat

Für 4 Personen

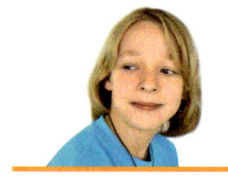

Jonathan

Was ihr an Küchengeräten benötigt
Brettchen
Messer
Schüssel
Löffel zum Umrühren
Zutaten
2 Gurken
200 g Naturjoghurt
eine Prise Pfeffer
2 EL gehackten frischen Dill (wenn's
keinen gibt, dann 1 EL getrockneten)
eine Prise Zucker
Zubereitung
Ich mische den Joghurt mit allen Gewürzen. Die gewaschenen,
in Scheiben geschnittenen Gurkenstücke gebe ich zu der Soße.
Das Ganze wird jetzt noch mal umgerührt, dann ist alles fertig.
Guten Appetit.

Der Kleine Medicus: Und jetzt ein **Spiegelei** dazu: Die Pfanne
erhitzen, etwas Butter hinein. Aber die Pfanne nicht zu heiß! Das
Ei am Pfannenrand aufschlagen und in die Pfanne gleiten lassen.
Wenn es am Rand anfängt, etwas braun zu werden, vorsichtig das
Ei mit dem Pfannenwender vom Boden lösen und herausheben.
Das duftet herrlich und sieht super aus. Oh, Mist. Entschuldigung.
Rempel mich doch bloß nicht so an, Spekki.
Spekki Bulletti: Aua, du Ferkel. Ich kann gleich nichts mehr
sehen. Ich wusste schon, warum ich nicht kochen lernen will!

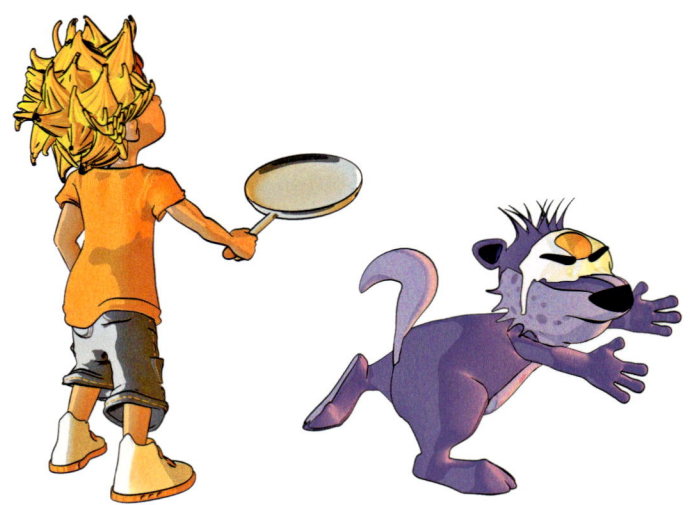

Die Kinder lachten sich kaputt. Es sah wirklich sehr drollig aus, wie Spekki mit einem Spiegelei auf dem Kopf verdattert herumstand. Zum Glück hat er viele Haare, sonst hätte er sich wahrscheinlich arg verbrannt. Die Kinder waren ja keineswegs bösartig oder schadenfroh, aber manchmal ging Spekki ihnen schon sehr auf die Nerven. Auch Max kicherte, bevor er mit seinem Salatrezept loslegte.

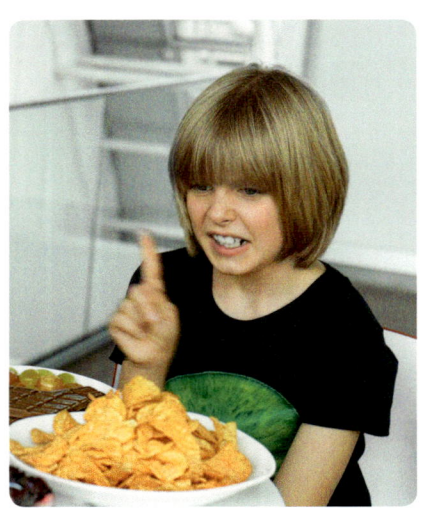

Max

Was ich gerne mag: Obst, Gemüse, Sushi, Nudeln

Was ich nicht mag: Spinat. Davon habe ich zu viel gegessen. Chips und Fritten. Kann ich nicht erklären, warum.

Spekki Bulletti: Ich auch nicht.

Tomatensalat à la Max

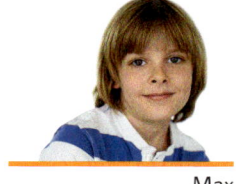

Max

2–3 Personen

Was ihr an Küchengeräten benötigt

   Brettchen, Messer, Schüssel

Zutaten

   4 Tomaten

   1 kleine Zwiebel

   2 EL frische Kresse

   1 Prise Pfeffer

   und etwas Öl

Zubereitung

   Alles waschen. Die Tomaten klein schneiden und die Zwiebel hacken.
   Pfeffer und Öl hinzugeben, mischen, mit Kresse bestreuen und in
   einer Schüssel servieren. Könnt ja auch mal versuchen, etwas frisch
   gepressten Zitronensaft darüber zu geben. Schmeckt sehr gut.

Der Kleine Medicus: Und jetzt zur Krönung: das Rührei.

Spekki Bulletti: Jetzt hau ich ab, sonst platscht mir noch die
ganze Sauce ins Fell, und dann muss ich mich ja schon wieder
duschen. Habe ich doch gerade erst gemacht vor zwei Wochen,
schnief.

Der Kleine Medicus: Hey, Spekki,
weißt du eigentlich, wer hier das Ferkel ist?

Spekki Bulletti: Nee, ich auf
keinen Fall, ich bin was ganz
Spezielles.

Der Kleine Medicus:
Jau, ein gemeiner Frechdachs.

Spekki Bulletti: Sag mal, willst
du jetzt auch berühmt als Fernsehkoch
werden?

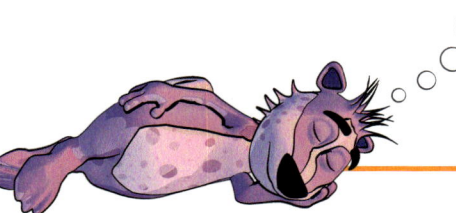

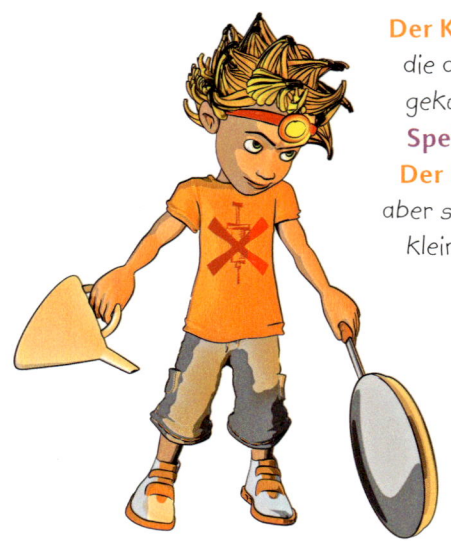

Der Kleine Medicus: Nee, du Blöddachs. Seitdem die da sind, wird in den Familien noch viel weniger gekocht als vorher. Alle schauen nur ins Fernsehen.

Spekki Bulletti: Davon wird man aber nicht satt.

Der Kleine Medicus: Da sagst du mal was: Jetzt aber schnell zum **Rührei,** Kinder. Ihr nehmt eine kleine Schüssel und schlagt drei Eier für 2 bis 3 Personen rein. Ein viertel bis halbes Glas Milch oder Wasser dazu, eine Prise Salz und alles mit dem Schneebesen kräftig rühren. Wer zu früh ins Schwitzen gerät, weil es zu anstrengend wird, kann ja auch den Handmixer anwerfen. Die ganze Eimasse jetzt in die heiße Pfanne gießen. In der Pfanne war vorher ein Teelöffel Öl erhitzt worden. Das Ei eine Minute stocken lassen. Dann von rechts, links, oben und unten den flachen Pfannenwender unter die Eimasse schieben und sie mehrmals umschaufeln. Und, oh Wunder, nach kurzer Zeit ist das Rührei fertig. Kleingehackte Petersilie, Schnittlauch oder kleingeschnittene Tomaten darüber geben oder vorher mit reinrühren und mit braten lassen. Müsst ihr einfach mal probieren. Ist alles ganz einfach. Keine Angst.

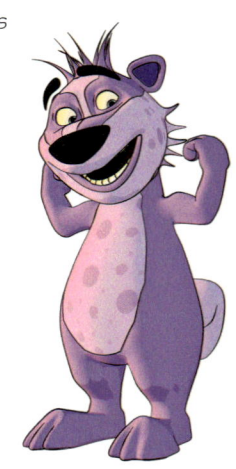

Spekki Bulletti: Gut, dass ich mich nicht anstrengen musste. Aber ich bin gespannt auf den Doc.

Doktor Grönemeyer

Was ich gerne mag: Alle Formen von Eierspeisen und Eiern (6-Minuten-Ei, Spiegelei, Rührei, geschlagen als Süßspeise oder als Baiser). Nudeln aller Art, am liebsten die allerdünnsten. Orangen, Bananen, Äpfel, Feigen, Kirschen, Erdbeeren, Salat in allen Variationen mit Olivenöl, Balsamico und Knoblauch.

Was ich nicht mag: Alles Fettige – auch an Fleischrändern, Speck, aber auch keine Kutteln. Rosenkohl konnte ich früher nicht ausstehen, heute finde ich ihn lecker, wenn er gut zubereitet ist.

Leckerer Beeren-Smoothie oder »Bären«-Eis

Was ihr an Küchengeräten benötigt

Mixer

Zutaten für das Beeren-Smoothie

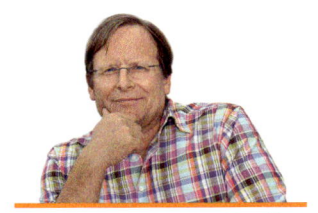

Der Doc

100 g Brombeeren

100 g Himbeeren

100 ml Buttermilch

1 Tl Honig

1 EL Zitronensaft (frisch gepresst)

1 Prise Zimt, etwas Vanille

Zutaten für das Bären-Eis

250 g tiefgekühlte Beeren

1 Tafel Schokolade

1 Eiweiß

Zubereitung

Die Beeren und alle Zutaten in einen Mixer geben und nach dem Zerkleinern je nach Geschmack mit etwas Wasser auffüllen.

Ihr müsst dieses Rezept unbedingt auch mit Erdbeeren, Blaubeeren oder Johannisbeeren ausprobieren!

Ihr könnt auch supertolles Beeren-Schoki-Eis daraus machen. Anstatt frischer Beeren nehmt ihr tiefgekühlte. Lasst sie antauen und dann ab in den (Thermo)Mixer. 1 Minute kleinhacken und dann 1 Eiweiß vom aufgeschlagenen Ei dazu. Wenn ihr wollt, auch eine Tafel Schokolade dazu mixen. Ich nehme am liebsten 75–80 %ige Zartbitterschokolade.

Wenn das Eis nicht sofort gegessen wird, solltet ihr es besser in den Kühlschrank stellen.

Spekki Bulletti: Ich finde es überhaupt nicht fair, dass ich nie was zu essen bekomme. Das ist Tierquälerei!

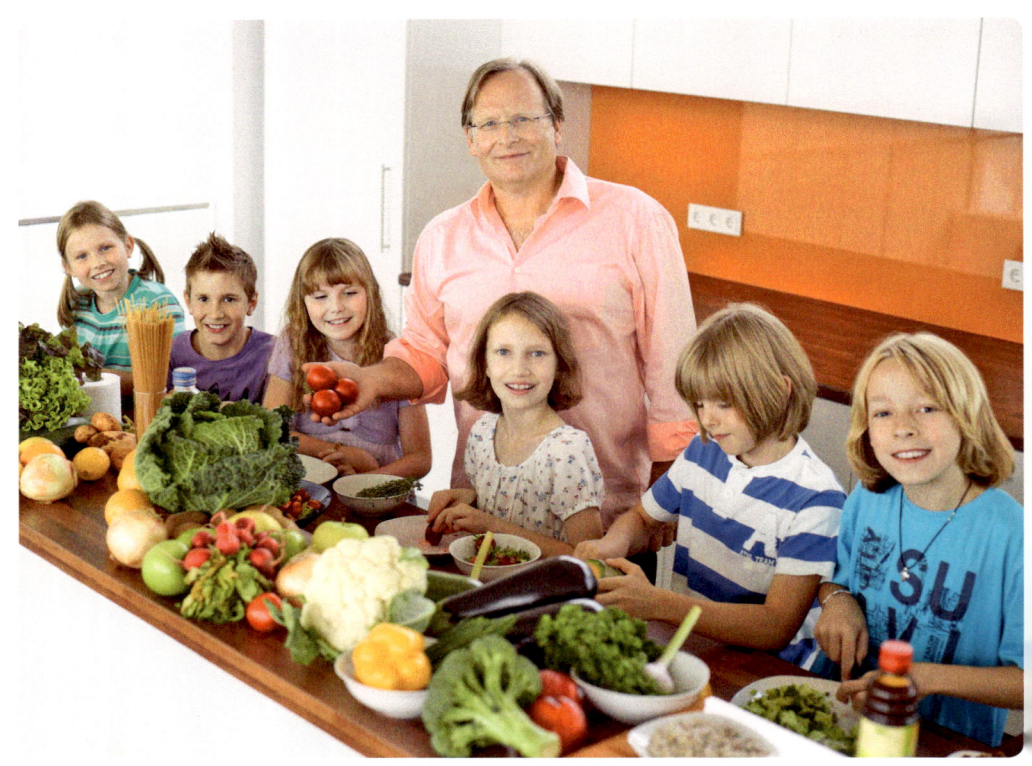

Der ultimative Gröni-Salat

Zutaten

¼ Fenchelknolle

½ Tomate

½ Avocado

1 Banane

1 Orange

½ Zwiebel (könnt ihr auch mit Taucherbrille schneiden)

Olivenöl, Zimt und Pfeffer

Majoran

1 Zehe Knoblauch

Crème fraîche

Zubereitung

Die Fenchelknolle, die Tomate, die Banane und die Orange in kleine Würfel schneiden, Zwiebel fein hacken. Eine halbe Avocado aufschneiden, danach teelöffelweise auslöffeln und in die Schüssel geben.

Kippt einen großen Schuss Olivenöl sowie den Saft einer halben Zitrone und Orangen drüber, Zimt und Pfeffer, ebenso je nach Geschmack eine Zehe Knoblauch untermengen sowie einen halben TL Rohrzucker.

Die Zehe wird erst klein geschnitten und dann im Salat verteilt! Noch einen Löffel Crème fraîche als Sahnehäubchen oben drauf. Frischen Majoran dazu: Fertig ist der Salat!

Zuletzt war der Kleine Medicus an der Reihe. Alle Kinder hatten sich um ihn geschart. Und löcherten ihn: »Nun sag mal, was findest du toll?« »Heraus mit der Sprache.« »Bestimmt hast du ein cooles Menü auf der Liste.« Der Kleine Medicus hatte wirklich etwas ganz Besonderes zu präsentieren. Damit hatte niemand gerechnet. Wirklich niemand.

Der Kleine Medicus

Was ich gerne mag: Orangen, Pfannkuchen mit frischem Apfelmus, Tomatensuppe und Früchte-Müsli mit Joghurt sowie Resteessen

Was ich nicht mag: Lebensmittel wegwerfen.

Spekki Bulletti: Eeeeendlich verstehen wir uns. Los, her mit allem. Egal was.
Der Kleine Medicus: Wie wär's dann mit einem leckeren Bananen-Milchshake?
Spekki Bulletti: Nee, so haben wir nicht gewettet. Wenn ich nur Banane höre, wird mir schon schlecht.

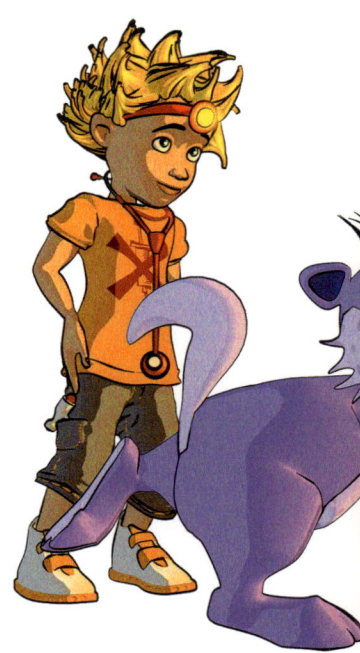

Die Medicus superleckere Ratz-Fatz-Bananenmilch

aus Bananen-Resten

Was ihr an Küchengeräten benötigt

Mixer

Zutaten

2 halbe Bananen

1 Tl Honig

1 Prise Zimt oder etwas Vanille

100 ml frische Milch

Zubereitung

Alles zusammen in den Mixer! Ratz fatz schaumig rühren und fertig!

Der Kleine Medicus: Wäre das nicht super, wenn ihr immer, wenn ihr Reste von Obst, Brot oder Gemüse übrig habt, überlegt, ob ihr es nicht für die Tiere zu einem Bauern bei euch auf dem Land bringt oder ob man nicht doch noch ein ganz tolles Reste-Essen schnell zubereiten will?

Spekki Bulletti: Jau. Super Idee. Dann nehme ich Pommes auf Pizza mit geringelten Spaghetti obendrauf und einen klitzekleinen großen Mayo-Sahne-Kleks. Und ganz viel Currywurst nebenbei.

Der Kleine Medicus: Du bist unverbesserlich. Ich meine, man kann übrig gebliebenen Reis oder Nudeln anbraten, Käse, Tomaten oder Schinken dazu oder leckere Salate aus Gemüse und Obst zaubern, selbst mit schrumpeligen, pflanzlichen Lebensmitteln.

Spekki Bulletti: Willst du mich umbringen?

Der Kleine Medicus: Quatsch. Aber einen Milchshake mit einer Birne, etwas Zimt, Honig und Vollmilch schmeckt superlecker. Dauert 15 Sekunden im Mixer und täte dir auch mal gut! Einen Strohhalm rein und eine Orangenscheibe an den Rand geklemmt. Hmmmm.

Spekki Bulletti: O. k., dann probier ich mal den Rand, äh die Orangenscheibe. Brauche nämlich mal 'nen Geschmacks-verstärker bei den ganzen Pommes. Wird langsam langweilig.

Der Kleine Medicus: Jetzt bin ich aber platt. Besser so als künstliche Geschmacksverstärker.

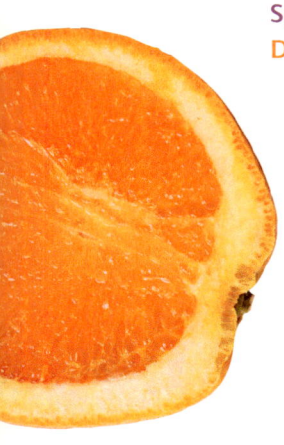

Geschmacksverstärker – nein danke!

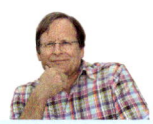

Der Doc erklärt … Geschmacksverstärker

Geschmacksverstärker sind Zusatzstoffe in Lebensmitteln, die selbst keinen eigenen oder schlechten Geschmack haben, aber den natürlichen Geschmack noch verstärken. Eine Tomatensoße schmeckt dann noch tomatiger, ein Schokoladeneis noch schokoladiger oder eine Hühnersuppe noch mehr nach Huhn. Zusatzstoffe müssen mit einer E-Nummer ausgewiesen werden. Auch Farbstoffe, Enzyme oder Emulgatoren wie das E 422 in billiger Schokolade.

Gefährlich kann ein Geschmacksverstärker wie Glutamat (E 622) werden, weil er oft Nebenwirkungen hat. Manche Menschen fangen dann an zu schwitzen und bekommen einen roten Kopf, manche auch Kreislaufstörungen und Blutdruckabfall bis zur Ohnmacht. Außerdem wirken diese Geschmacksverstärker appetitanregend. Wer sie einmal zu sich genommen hat, will immer mehr davon, auch wenn er längst satt ist. Aber Nummer E 322, der Emulgator Lecithin, scheint unbedenklich. Er kommt auch in Nägeln und Haaren vor und wird aus Raps oder Soja gewonnen. Schaut euch immer genau die Inhaltsstoffe an und fragt nach, wenn ihr unsicher seid.

Spekki Bulletti: Immer dieser Doc. Alles muss er einem mies machen. Da fang ich ja selbst schon an zu überlegen, ob das mit den Pommes und den Chips so gut ist.

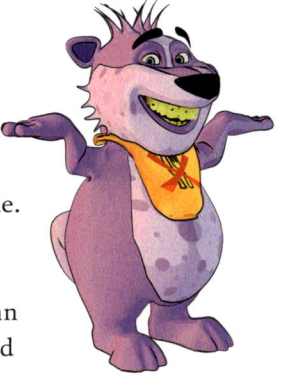

Nachdenklich beendete Reporterin Rivka die Schulstunde. »Ich denke, dass es besser ist, wenn man selber frisch kocht, dann weiß man wenigstens, was man isst. Fertige Gerichte sind nur für zwischendurch mal ganz okay. Wenn man Obst und Gemüse aus der Umgebung frisch kauft und

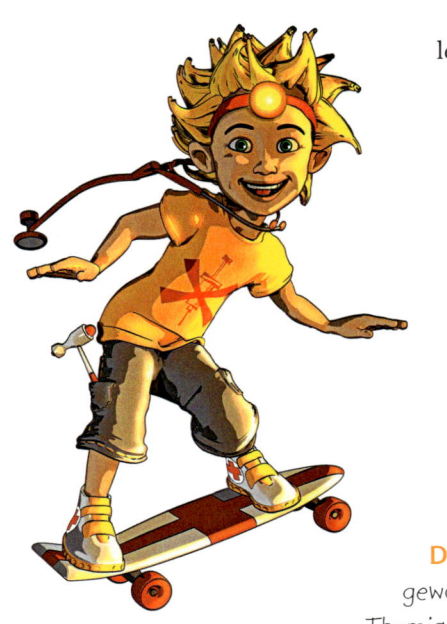

lecker zubereitet, dann spürt man das Aroma doch ganz anders. Einfach köstlich!«

Der Kleine Medicus: Ganz wichtig! Alle Rezepte funktionieren auch mit Bio- und Vollwert-Produkten. Und keine Angst, einfach anfangen. Das ist das Wichtigste! Ihr werdet sehen, alles schmeckt superlecker. Und denkt daran, Gewürze nicht vergessen beim Kochen. Die helfen wunderbar eurer Verdauung. Rosmarin wirkt entspannend, nicht nur als Wannenbad, auch im Bauch, und Kümmel hilft bei Blähungen.

Spekki Bulletti: Igitt, dann müffel ich lieber.

Der Kleine Medicus: Puh, das stinkt mir aber gewaltig. Nimm wenigstens Anis dazu. Oregano und Thymian oder Estragon schmecken nicht nur gut im Salat und bei Fleisch, sie sind auch richtig verdauungsfördernd.

Spekki Bulletti: Brauchte ich noch nie. Bah, ich mag kein Grünzeug. Das bleibt doch nur alles zwischen den Zähnen hängen.

Der Kleine Medicus: Weil du nicht kaust. Deshalb fallen dir ja demnächst die Zähne aus, weil du sie nicht gebrauchst. Aber Kinder, denkt immer mal wieder an Knoblauch oder auch mal an Gelbwurz, ein uraltes indisches Gewürz. Beide verhindern Entzündungen und wirken wie eine Körperpolizei im Darm. Sie bekämpfen alle Keime.

Spekki Bulletti: Weißt du was, du großer Meister der Ernährung? Das stinkt mir aber gewaltig, dieser Knoblauch.

Der Kleine Medicus: Deine Abgase sind aber viel schlimmer, puh.

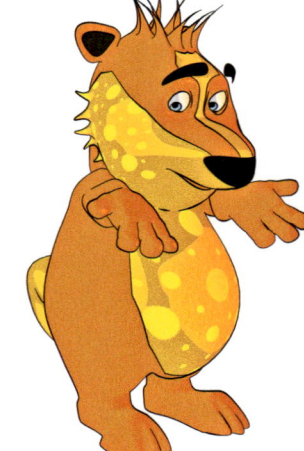

Spekki Bulletti: Du weißt eben nicht, was gute Qualität ist. Und hast du schon mal gesehen, wie ich aussehe mit diesem gelben Zeug?

Der Kleine Medicus: Nee?

Spekki Bulletti: Wie 'ne Sonnenblume. Das bekommst du doch gar nicht mehr raus aus dem Fell, diesen Gelbwurz.

Der Kleine Medicus: Da siehst du ja zur Abwechslung mal richtig nett aus, als sonniger Fressdachs. Super, ich bin begeistert, dann hast du's zumindest mal damit versucht. Curcuma, so heißt diese stark gelborange färbende Gelbwurz in Asien, ist sooo gesund. Sollte man vor allem, wenn man chronisch krank ist, täglich einen halben Teelöffel von nehmen. Es ist übrigens in allen Currys enthalten und sorgt für die gelbe Farbe.

Spekki Bulletti: Ja, wenn das so ist, dann mal her mit allen Currywürsten dieser Erde. Ich bin ja so krank! Seht mal, wie ich aussehe! Ganz gelb! Habe mich gerade mal damit gepudert.

> **Heimisches Obst und Gemüse essen!**

Ein Hochgenuss – die Augen essen mit

Spekki Bulletti: Meine Augen haben noch nie was gegessen.
Wie soll das denn gehen?

Der Kleine Medicus: Na ja, so wie du dich beim Essen
benimmst, isst ja auch niemand. Ein schön gedeckter Tisch mit
Blumen und liebevoll angerichtetem Essen macht doch Freude.
Da lacht das Herz, und im Mund läuft einem das Wasser zusammen. In diesem Speichel sind übrigens die vielen Weichmacher,
Enzyme werden sie genannt. Mit denen schmeckt alles viel besser,
und ein Teil des Essens wird schon mal vorverdaut. Morgens,
wenn Rivkas Brötchen duften und buntes Geschirr, Quark, selbst-
gemachte Marmelade zum Hinsetzen einladen, würde ich gerne
mal vorbei kommen.

Spekki Bulletti: Und womöglich auch noch mit Messer und
Gabel essen, was? Wozu habe ich denn so schöne Wurst-
finger? Damit ich Würste, Würste, Würste essen kann,
so viel ich will. Und schmatzen, soviel ich will! Nein, mit
Messer und Gabel, da schneidet man sich doch nur
in die Finger oder sticht sich womöglich in die Augen.
Und dann war's das mit dem Augenschmaus.

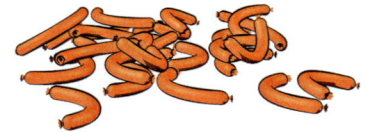

Wie kann ich es mir gemütlich machen?

Der Streit zwischen dem Kleinen Medicus und Spekki Bulletti rief jetzt noch einmal die Reporterin Rivka auf den Plan. Sie hatte extra einen Gemütlichkeits- und Genüsslichkeitsbericht vorbereitet und wurde energisch:

»Früher war es üblich, dass eine selbstgestickte Decke auf dem Tisch lag. Irgendwie finde ich das toll! Leider muss so eine Decke öfter gewaschen werden. Aber sie strahlt Gemütlichkeit aus, ebenso wie eine brennende Kerze. Allerdings kann auch ein einfacher Tisch urgemütlich sein. Hübsches Geschirr, Gläser und Besteck sowie eine Serviette darauf machen das Bild eines schönen Tisches perfekt. Am Wochenende hören wir zu Hause während des

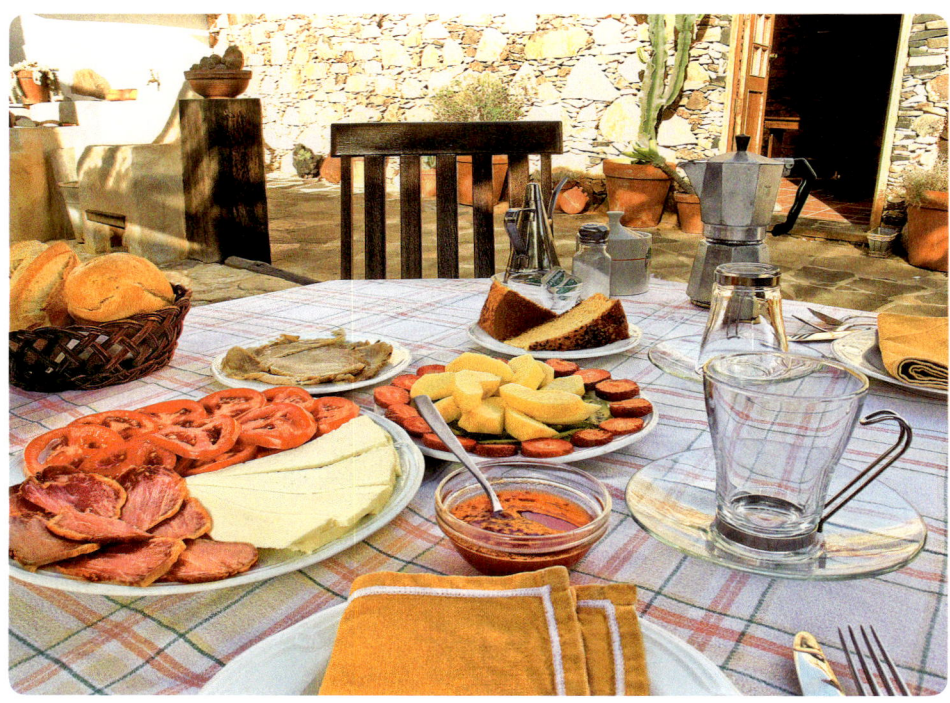

Essens auch schon mal entspannende Musik. Das ist schön, denn gedanklich kann man ja bei Musik in eine andere Welt abtauchen. Aber wir erzählen uns auch ganz viel und lachen dabei.«

Genüsslich essen

Tipps von den Delfin-Reportern, wie sie zu Hause essen:

1. Ihr deckt den Tisch schön. Vielleicht zündet ihr eine Kerze an, damit kann man es sich noch gemütlicher machen, während der laufende Fernseher die Unterhaltung oft nur stört und vom Essen ablenkt, was dem Magen nicht gut tut.
2. Füllt eure Teller nicht zu voll und esst lieber kleinere Portionen, falls ihr noch Hunger habt.
3. Bleibt auf dem Stuhl sitzen. Rennt auf keinen Fall herum.
4. Unterhaltet euch über Fußball, Musik oder was euch eben wichtig ist. Es ist auch schön, einfach mal nachzufragen, wie der Tag deiner Geschwister, Freunde, Eltern war, ob es ihnen gut geht, was sie erlebt haben. Und lachen nicht vergessen.
5. Bleibt so lange sitzen, bis alle mit dem Essen fertig sind.

Spekki Bulletti: Oh je, ist das oberschrullig. Das macht doch kein Schwein, äh Dachs.

»Doch, wir!« empörte sich Jonathan. »Glaub ja nicht, das sei so schwierig, Spekki! Aber unsere Klassenlehrerin hat das mit uns eingeführt. In unserer Klasse frühstücken wir immer wieder so, wenn es möglich ist. Das klappt prima! Das ist bestimmt bis jetzt eine Ausnahme, könnte aber in anderen Klassen einmal probiert werden.« Spekki schüttelte seine drei bis zehn Haare.

»Wieso sollen denn Tischsitten eigentlich nützlich sein? Hä?«
»Hey, Max oder Judith, was meint ihr dazu?« Der Kleine Medicus griff energisch ein.

Allein essen – nein danke! Tischsitten sind nützlich

»Die Tischsitten«, konnten die beiden nun erzählen, »haben sich im Lauf der Jahrhunderte gewandelt. Wusstet ihr schon, dass die Römer in bequemer Kleidung auf einem Speisesofa lagen, nachdem sie sich vorher die Füße gewaschen hatten? Besteck gab es nicht, es wurde mit den Fingern gegessen.

Im Mittelalter, also über tausend Jahre später, wurden dann einige Regeln aufgestellt, die uns schon vertrauter vorkommen. Allerdings kann man sich auch gut vorstellen, wie es vorher zugegangen sein mag, wenn man etwa liest:

1. Was du im Mund hattest, das legst du nicht mehr auf den Teller.
2. Du wirfst keine Abfälle unter den Tisch.
3. Kratz dich nicht am Kopf.
4. Spuck nicht auf den Teller oder über den Tisch.

Spekki Bulletti: Ich lass mir meine Spucke nicht verbieten! Von niemandem, auch nicht von euch. Und meine Fürze? Die schon gar nicht. Auf keinen Fall, sonst bekomme ich noch Bauchschmerzen. Außerdem hat schon Martin Luther gesagt: »Warum rülpset und furzet ihr nicht, hat es euch nicht geschmacket?«
Der Kleine Medicus: Typisch, wenn es dir nützt, bist du auf einmal auch gebildet.

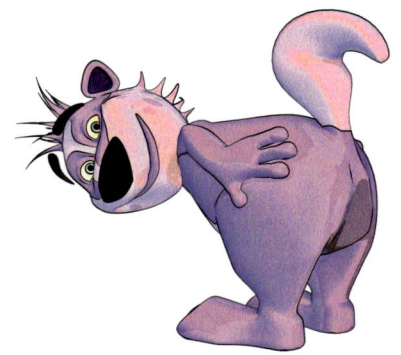

Manchmal helfe ich auch beim Abwaschen

Reporter Max hatte sich Gedanken zu einem Thema gemacht, das Spekki überhaupt nicht mochte. Aber da man es dem Dachs eh nie recht machen konnte, ignorierte er dessen heftige Proteste:

»Ich helfe beim Ein- und Ausräumen der Spülmaschine. Dann sehe ich ein Lächeln im Gesicht meiner Mutter. Außerdem sind wir dann früher fertig, und es ist schön, wenn das Geschirr wieder frisch im Schrank steht. Im Mittelalter war das anders. Man hatte nicht so viel Geschirr zur Auswahl. Und meist nur einen Teller und einen Löffel. Wenn dann einer starb, gab er seinen Löffel an seine Erben weiter. Daher stammt die Redensart: ›Den Löffel abgeben‹, wenn jemand stirbt.

Die Freundin meiner Mutter hat das ganz praktisch geregelt. Sie kocht, und ihr Mann macht die Küche anschließend sauber. Cool!«

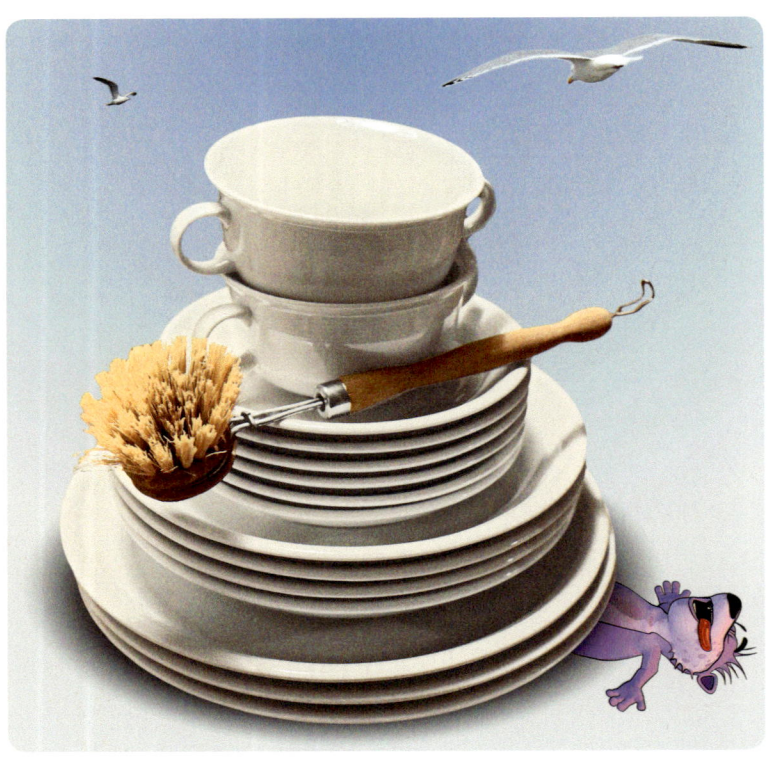

Zu Besuch auf dem Bauernhof bei Oma Rosi

Die 4. Schulstunde

Als die Schulglocke läutete, packten die Schüler ihre Sieben-sachen. Für die vierte Stunde war ein kurzer Ausflug ge-plant. Der Kleine Medicus hatte die Kinder eingeladen, seine Oma Rosi zu besuchen. Sie wohnte nicht weit von der Schule entfernt auf einem Bauernhof und baute Obst, Gemüse und Kräuter an. Und weil die Sachen bei ihr so gut wachsen und sie immer viel zu viel von allem hat, verkauft sie manches davon in ihrem klei-nen Hofladen. »Bäh, frische Luft!«, meckerte Spekki Bulletti. Er war besonders schlecht gelaunt, da man ihn tatsächlich dazu ver-donnert hatte, beim Abwasch zu helfen. Säuerlich rieb er sich die aufgeweichten Pfoten. »Ehrlich, ein Dachs gehört in eine Höhle – und genau dort sollte ich jetzt sein. Auf mei-nem Sofa mit einer Tüte Chips, und nicht hier mitten in der Wildnis.«

Oma Rosi erwartete die Gruppe vor der La-dentür. Alles roch herrlich und kräftig nach Natur und Bauernhof. Spekki hielt sich de-monstrativ die Nase zu.

»Hallo zusammen!«, begrüßte sie die Kin-der und strahlte über das ganze Gesicht. »Ich freue mich, dass ihr meinen Hof sehen wollt. Ich kann euch einiges über Tiere und Garten-arbeit erzählen. Und wie man mit Verstand einkauft, würde ich euch auch gern in meinem Hofladen erklären. Aber auch einige eurer

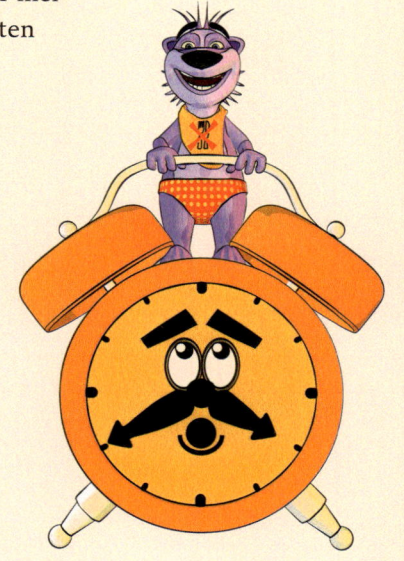

Klassenkameraden haben etwas zu dem Thema vorbereitet, so dass ich nicht alles allein machen muss. Doch vorher müssen euch der Kleine Medicus und der Doc noch einige wichtige Informationen zu Ernährungsirrtümern und den Bestandteilen des Essens geben. Hört gut zu!« Die Schüler sahen die beiden erwartungsvoll an. »Komm her, Kannickel! Stör die Kinder nicht«, rief Oma Rosi ihren niedlichen Wuschelhund zu sich, der bereits von einigen Kindern liebevoll gekrault wurde. Er war ja auch zu niedlich und anhänglich. »Hast du nicht gehört?« Kannickel hüpfte, nein hoppelte vergnügt wie ein Hase zu Oma Rosi zurück, jedoch nicht ohne den einen oder anderen Haken zu schlagen. Jetzt verstanden die Kinder auch, wie der Hund zu seinem lustigen Namen kam.

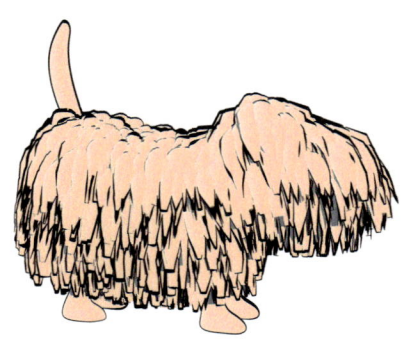

Gesundes Essen ist cool
und macht total viel Spaß!

Wie ihr wisst, gibt es viele falsche Vorstellungen über richtiges Essen«, begann der Doc. Und die Kinder spitzten die Ohren, als er weiter erklärte: »Zum Beispiel, dass warmes Essen dick macht oder gesundes Essen langweilig ist. Extra für euch habe ich deshalb einige Ernährungsirrtümer zusammengestellt:

Macht »Light« wirklich dünn?
Der Begriff ›light‹ kommt aus dem Englischen und bedeutet ›leicht‹, ist allerdings mit ›kalorienreduziert‹ oder ›fettreduziert‹ nicht gleichzusetzen. Er kann auch weniger Koffein (im Kaffee) oder weniger Kohlensäure (im Mineralwasser) bedeuten. Wer jedoch Kalorien einsparen will, sollte die Angaben zu Kalorienzahl und Fettgehalt beachten. Vollfettprodukte (z. B. Trinkmilch 3,5 % Fett) können durch fettärmere (Trinkmilch 1,5 %) ersetzt werden – vorausgesetzt, man nimmt nicht die doppelte Menge zu sich.

Äpfel sind ein herausragendes Obst, das besonders viele verschiedene Vitamine und Nährstoffe enthält. *Walnüsse* wirken blutdrucksenkend und enthalten sehr viele wertvolle ungesättigte Fettsäuren. Wie die Omega-3-Fettsäuren, die der Körper nicht selbst bilden kann. Sie schützen Herz und Gefäße, senken Cholesterin und sättigen enorm. Gut also auch für die Gewichtskontrolle.

> **Der Kleine Medicus**
> Alte Bauernweisheit:
> Iss 1 Apfel und
> 2 Walnüsse pro Tag,
> und du bleibst gesund
> und wirst uralt.

Spekki Bulletti: Aber: Ein Döner macht einfach schöner.
Der Kleine Medicus: Du bist einfach unverbesserlich!

Nimmt man schneller ab, wenn man das Abendessen weglässt?

Wenn man das Abendessen weglässt und nicht mehr nach 17 Uhr isst, dann wirkt das angeblich Wunder, und man nimmt rasend schnell ab. Stimmt aber nicht!

Entscheidend ist, wie viel Energie man den ganzen Tag über zu sich genommen hat und wie viel wieder verbraucht worden ist. Zu welcher Tageszeit gegessen wird, ob warme oder kalte Speisen, spielt dabei keine Rolle.

Spekki Bulletti: War doch schon immer mein Reden. Hauptsache, alles geht rein, wann ist egal.
Der Kleine Medicus: Du isst ja auch noch kurz vorm Platzen.

Macht Schokolade glücklich?

Zunächst kann man diese Frage erstmal mit JA beantworten (es sei denn, man reagiert allergisch auf Schokoladenbestandteile). Wenn man Schokolade isst, wird vom Körper ein Glückshormon ausgeschüttet. Das ist aber noch lange kein Grund, übermäßig viel Schokolade zu essen. Schokolade allein kann keine Probleme lösen, und zu viel Schokolade macht nicht nur glücklich, sondern oft dick, was in den meisten Fällen wieder unzufrieden macht. Auch hier gilt: Alles in Maßen!

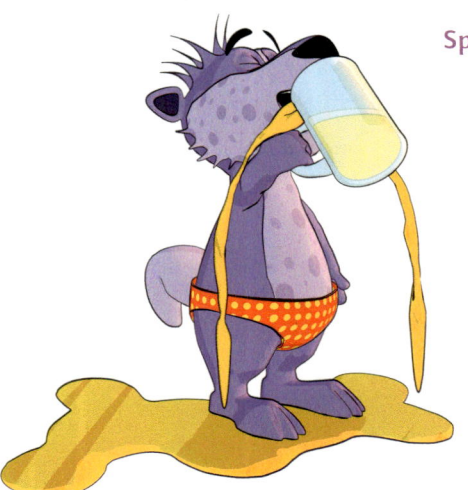

Spekki Bulletti: Seit wann gibt es eine Maß Schoko – ich dachte, diese Mengeneinheit gibt es nur beim Bier.
Der Kleine Medicus: Bei dir ist sowieso Hopfen und Malz verloren.

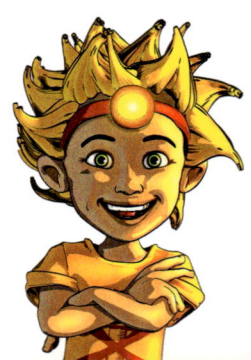

Macht Schokolade wirklich Pickel?

Nein, es gibt keinen wissenschaftlichen Beleg dafür, dass Lebensmittel wie Schokolade oder eine bestimmte Ernährungsweise für eine unreine Haut verantwortlich sind. Pickel sind vielmehr eine Folge von hormonellen Veränderungen, zum Beispiel während der Pubertät, wenn sich der Körper vom kindlichen Leben auf das eines Erwachsenen umstellt. In Einzelfällen können Unverträglichkeiten oder Allergien auf bestimmte Nahrungsmittel der Auslöser für eine Akne sein. Wenn der Verdacht einer Allergie besteht, solltet ihr das von einem Arzt testen lassen. Schwere Akne – also ein Gesicht voller blöder Pickel – sollte so oder so von einem Arzt behandelt werden.

Spekki Bulletti: Muss ich denn auch dahin? Ich krieg Pickel, wenn ich nur an Vitamine denke.
Der Kleine Medicus: Sei still und hör zu, was der Doc erklärt.

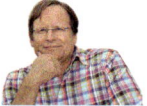

Der Doc erklärt ... Schokolade

Heißhunger auf Schokolade verspüre ich gelegentlich, wenn ich sehr viel Stress habe, müde bin und nach starker geistiger Beanspruchung. »Nervennahrung« sagte schon meine Großmutter.

Schokolade ist ein Nahrungsmittel. **Auf die Dosis kommt es an, wie bei allen Lebensmitteln!** Sie treibt zwar auch den Blutzuckerspiegel hoch – je geringer der Kakaogehalt ist, umso höher steigt der Zuckerspiegel –, aber der Stoffwechsel regelt dagegen. Es sei denn, jemand ist zuckerkrank. Im Kakao, dem Hauptbestandteil der Schokolade, befindet sich viel Eisen. Aber auch andere wichtige Mineralien wie Zink zur Abwehrsteigerung oder Kalium sind enthalten. Kalium wird für die Entwicklung und das Wachstum dringend benötigt, auch für all eure Nervenaktivität – besonders des Gehirns – für das Zusammenziehen der Muskulatur zur Bewegung ebenso wie für die Wasserregulation des Körpers.

Ein hoher Kakaogehalt in Schokolade hält die Gefäßwände elastisch und produziert Glückshormone. Und zum Schluss: die Kakaobohne ist ein toller Lieferant für Calcium und Magnesium. Je konzentrierter der Kakao (50–80 %) darin enthalten ist, umso besser!

Spekki Bulletti: Sag ich doch! Deshalb krampfen alle meine Muskeln ja auch nicht.

Der Kleine Medicus: Nicht mehr, du lahme Ente.

Spekki Bulletti: Werd nicht frech. Ich bin der ultimative Besser-Esser. Einen besseren Besser-Esser gibt es nicht auf der Welt.

Der Kleine Medicus: Weißt du, frecher Fressdachs, in Maßen genüsslich genießen, auch einen leckeren Kakao oder eine Schokolade, darauf kommt es an. Und die Gegenmittel zu kennen, wenn man gesündigt hat.

Spekki Bulletti: Hä?? Jetzt bin ich aber echt gespannt. Vielleicht kann ich ja noch was von dir lernen.

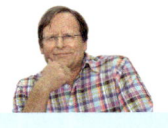

Der Kleine Medicus: Bewegen, bewegen, bewegen und viel Obst essen. Orangen, Äpfel, Kirschen oder so. Das beschleunigt die Verdauung.

Spekki Bulletti: Meine Verdauung ist perfekt.

Der Kleine Medicus: Puh. Also hör mal. Wenn du eine ganze Tafel Schokolade verschlungen hast, braucht dein Körper drei Stunden Bewegung, um sie komplett zu verbrennen. Sonst macht sie nur fett und pupsig.

Spekki Bulletti: Ich lach mich schlapp. Das hat bei mir noch nie geholfen!

Der Kleine Medicus: Sei doch mal still. Ich rede jetzt mit den Kindern. Die Minireporter der Delfin-Klasse, der Doc und ich haben für euch ein kleines Nachschlagewerk zusammengestellt. Das könnt ihr zu Hause, beim Kochen oder in der Schule, für Referate und Hausaufgaben nutzen.

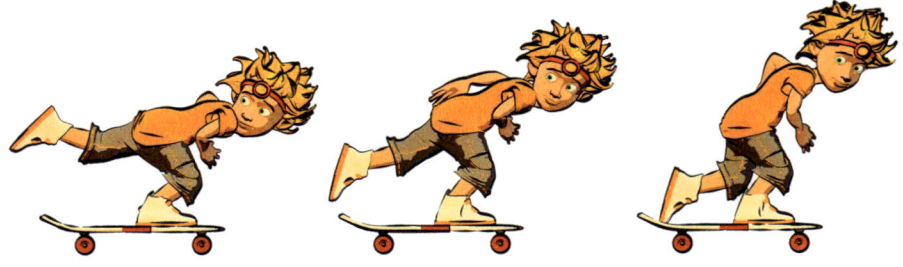

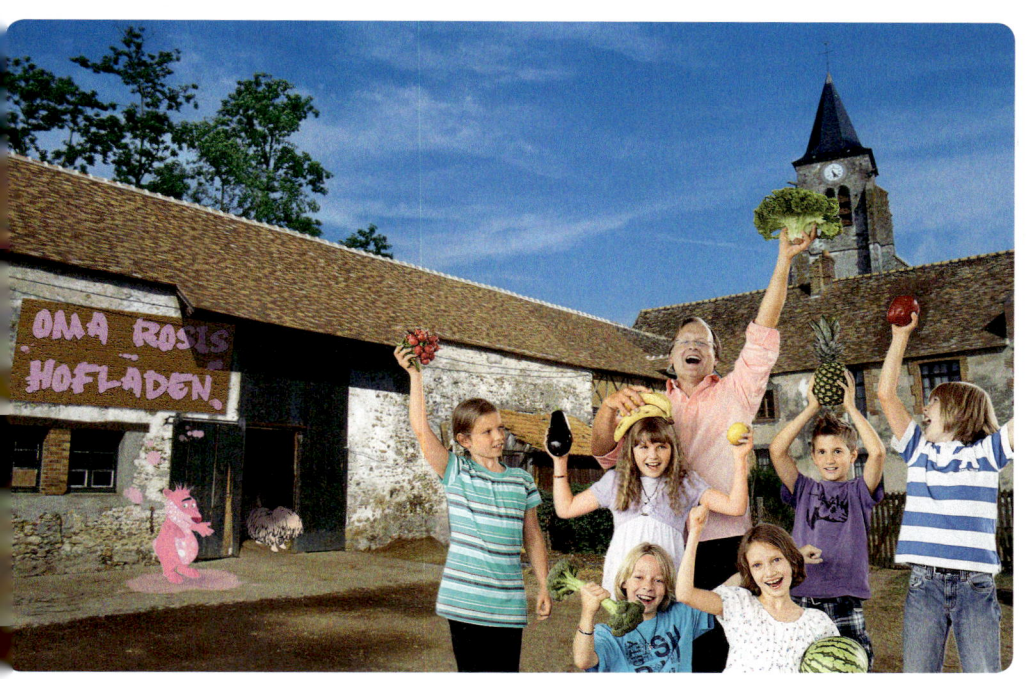

Extra für Besser-Esser!

»Hey, ihr tollen Gesundheitsbotschafter, kommt her, setzt euch mal hier zu mir und den Reportern auf die Wiese«, rief der Kleine Medicus. »Wir haben euch alles, was ihr so wissen solltet, wenn ihr andere Jungens und Mädels unterrichtet, in knapper Form schriftlich zusammengetragen, zum Beispiel die wichtigsten Bestandteile der Nahrung, die unbedingt zum Wachsen und Leben benötigt werden. Oder kann jemand von euch von Luft und Liebe leben?«

Spekki Bulletti: Jau, ich. Deshalb vermisse ich ja auch meine Hiltrud Huhn so sehnsüchtig. Blöde Gans. Hat mich sitzen lassen. Schluchz. Aaaaber nur Luft? Nee! Bin doch keine Luftpumpe.

Lexikon für Besser-Esser – Teil 1

Das kleinste Nahrungsmittel-Lexikon der Welt

Die wichtigsten Grundnahrungsbestandteile

Die drei Hauptelemente der Nahrung sind **Eiweiße, Fette** und **Kohlenhydrate** (Zucker). Weiterhin enthält die Nahrung Vitamine und Spurenelemente (Mineralien) sowie auch die sogenannten **Ballaststoffe**.

Eiweiß wird auch als Protein bezeichnet. Diese Bezeichnung stammt vom griechischen Wort Proton und bedeutet »das Erste«, »das Wichtigste«. Eiweiße sind die wichtigsten Bestandteile aller Zellen und bestehen aus Aminosäuren. 22 von ihnen benötigt der menschliche Körper, 12 von ihnen werden als »essentiell«, das heißt »unbedingt lebensnotwendig« bezeichnet. Sie können nicht im Körper gebildet, sondern müssen von außen zugeführt werden.

Eiweiße sind besonders in Milcherzeugnissen, Eiern, Fleisch, Fisch und Hülsenfrüchten enthalten.

Fette liefern zwar viel Energie, aber auch viele wichtige Fettsäuren und bestimmte Vitamine. Fettsäuren sind ein wichtiger Bestandteil von Zellwänden und Nerven. Man unterscheidet gesättigte Fettsäuren, die besonders in tierischen Produkten vorkommen, aber auch in gehärteten pflanzlichen Ölen,

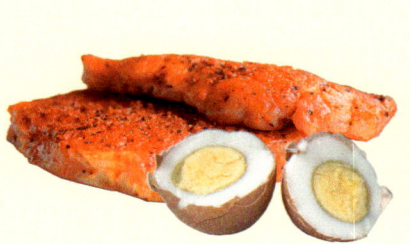

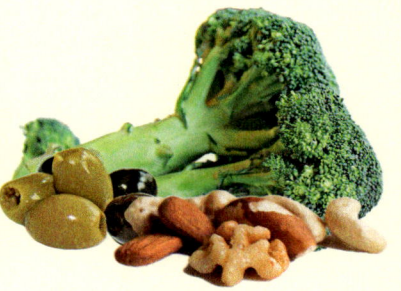

Gesättigte Fettsäuren finden sich überwiegend in tierischen Produkten, aber auch in gehärteten pflanzlichen Ölen.

Ungesättigte Fettsäuren stecken hauptsächlich in pflanzlichen Lebensmitteln und fettreichen Fischsorten.

von den ungesättigten, die vor allem in Pflanzen, z. B. in Nüssen oder Oliven, sowie in fettreichen Fischsorten enthalten sind.

Gesättigte Fette sind in Wurst, im Käse, im Fleisch, aber auch in Keksen, Süßigkeiten oder – in großen Mengen – in Chips enthalten, weshalb man sie auch als »versteckte Fette« bezeichnet.

Der menschliche Körper kann Fette speichern. Diese Fähigkeit ist seit jeher entscheidend für das Überleben der Menschheit gewesen, weil besonders in Hungerzeiten die Fettreserven des Körpers das Überleben der Menschen sichern mussten.

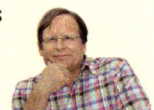

Der Doc erklärt … **Fette und Cholesterine**

Fett ist eigentlich kein Schadstoff, sondern ein Energielieferant. Ein Zuviel kann aber im Bauch um die Organe wie den Nieren, in der Leber oder unter der Haut abgelagert werden. Je mehr dazukommt, umso eher können auch Gefäße verengt werden und schließlich verkalken wie in einem Wasserrohr.

Ein großer Teil der Fette besteht aus den sogenannten Cholesterinen. Prinzipiell wird zwischen gutem und schlechtem Cholesterin unterschieden. Das besonders schädliche ist das LDL-Cholesterin (**L**ow **D**ensity **L**ipoprotein/LDL). Dieses lagert sich im Bauch und an Gefäßwänden ab. Der Körper verfügt allerdings auch über ein eigenes Gegensystem, die guten HDL-Cholesterine (**H**igh **D**ensity **L**ipoprotein). Diese sorgen für den Rücktransport der Fette in die Leber, wo der Fettabbau erfolgt. Je höher der HDL-Spiegel im Blut, um so besser ist der Schutz.

Der Kleine Medicus: Wisst ihr eigentlich, warum die Sahnetorte so gut schmeckt? Nein? Dann erklär ich das gern. Sie ist so lecker, weil da ganz viel Fett drin ist und durch das Fett in der Sahne der Zucker erst so richtig schmeckt. Fett ist nämlich ein sogenannter Geschmacksträger, übrigens auch in der Wurst.

Spekki Bulletti: Her damit! Echt lecker das Ganze. Hmmm, schmatz. Los, mehr davon! Und den Zucker brauch ich doch, damit meine Muskeln zucken, besonders am Bauch.

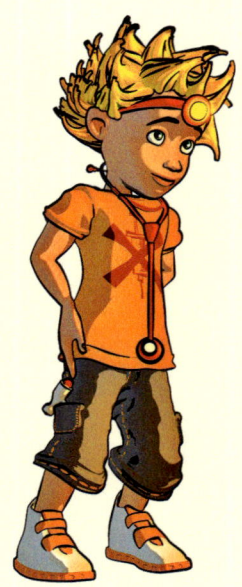
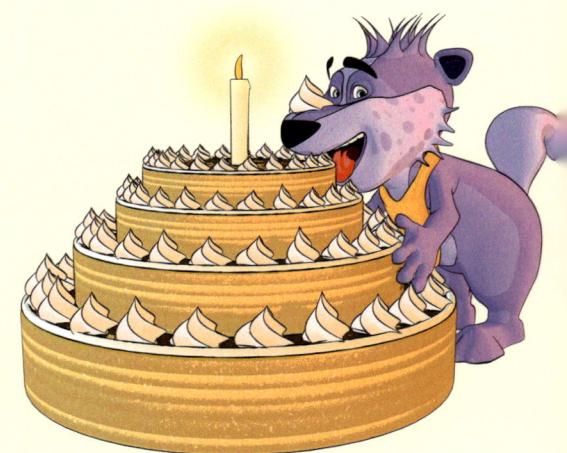

Zucker – Kohlenhydrate – und Fett sind die Hauptenergielieferanten in unserem Essen. Zu den Kohlenhydraten zählen alle Zucker- und Stärkearten und die meisten Ballaststoffe. Zucker findet sich im Brot, in Kartoffeln, im Gemüse oder in Süßigkeiten. Die Stärke in Kartoffeln zum Beispiel besteht aus verschiedenen Zuckerbausteinen, schmeckt aber überhaupt nicht süß. Das liegt daran, dass Stärke erst im Körper in Zucker gespalten wird. Deswegen schmeckt ihr auf der Zunge nichts Süßes, wenn ihr Pommes, Brot oder Pellkartoffeln esst. Erst wenn ihr länger kauen würdet, käme die Süße zur Geltung, weil die Stärke durch den Speichel aufgespalten würde.

Es gibt verschiedene Arten von Zucker, die sich durch ihre kleinsten Bausteine, die Moleküle, unterscheiden. Nur die leicht löslichen *Einfachzucker* können im Darm aufgenommen werden. Zum Beispiel der Traubenzucker, man nennt ihn auch *Glukose*. Er besteht aus nur einem einzigen Zuckerbaustein und kann mit dem Blut in jede einzelne Zelle transportiert werden. Mehrere der Einfachzucker können sich zusammenschließen und bilden dann *Zweifachzucker*. Es gibt verschiedene Arten von Zweifachzucker

- den weißen oder braunen Zucker, die *Saccharose* in Rüben oder Zuckerrohr,
- den Milchzucker, die *Laktose* in der Milch und
- den Fruchtzucker, die *Fruktose* in den Früchten.

Außerdem gibt es noch *Mehrfachzucker*. Diese können nicht sofort vom Körper verarbeitet werden, sondern werden im Dünndarm erst in kleine Zuckerbausteine zerlegt, bevor sie ins Blut transportiert werden. Die Stärke in Kartoffeln ist beispielsweise solch ein Mehrfachzucker.

Der Doc erklärt … Traubenzucker selbst produziert

Könnt ihr euch vorstellen, dass ihr Traubenzucker selbst bildet, obwohl ihr bekanntlich keine Trauben seid? Ja, das geht. Eure Muskeln und die Leber können das. Überschüssiger Zucker wird bis zu einem bestimmten Maß dort gespeichert. Damit ihr nachts im Schlaf oder in Hungerzeiten nicht so schnell unterzuckert werdet, wirft der Körper bei Bedarf seine »Notstromaggregate« an und liefert die benötigte Energie an die Zellen in Form von Traubenzucker. Vorher ist er als Vorrat in vielen Tausenden von Glukose-Einheiten gespeichert worden. Man nennt diese Speicher *Glykogen*.

Der Kleine Medicus: Hey, Kinder, am besten nehmt ihr braunen biologischen Rohrzucker oder auch Honig zum Süßen, wenn überhaupt.

Spekki Bulletti: Alles Quatsch, hört bloß nicht auf ihn. Ich hau mir 10 Löffel weißen Zucker in den Kakao. Echt lecker das Ganze.

Der Kleine Medicus: Igitt, wenn man dich küssen würde, würdest du süß wie ein Dauerlutscher schmecken. Bei so viel Zucker und Limos, die du dir täglich reinziehst.

Spekki Bulletti: Mädchen fliegen auf süße Jungs!

Der Kleine Medicus: Und bleiben an deinen klebrigen Lippen kleben – die Ärmsten. Weißt du überhaupt, dass in einer Flasche Cola mehr als 32 Stück Würfelzucker enthalten sind? Auch in vielen Limos.

Spekki Bulletti: Du hast doch überhaupt keine Ahnung. Limos sind süß … weil … weil … weil die eben so süß sind wie ich, hihihi.

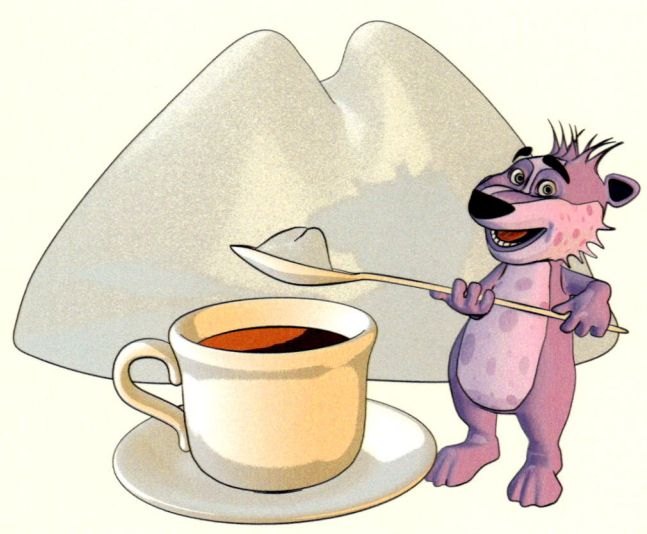

Neben Zucker und Stärke gehören viele **Ballaststoffe** zu den Mehrfach-Zuckern. Ballaststoffe bestehen unter anderem aus unverdaulichen Pflanzenfasern (Zellulose), liefern aber keine Energie. Sie sind jedoch kein unnötiger »Ballast«, sondern wichtig, damit der Darm ausgefüllt wird. Diese Füllung aktiviert kleine Sensoren in den Wänden eures Darms. Erst dann zieht er sich schlangenähnlich zusammen. Peristaltik nennt man diesen Vorgang, wie wir schon wissen. Ballaststoffe helfen, die Verdauung zu regulieren und der Entstehung von Krankheiten vorzubeugen. Viele Vitamine sitzen unter den Schalen von Obst oder Gemüse und werden erst im Darm herausgelöst.

Vitamine

Vitamine sind Stoffe in der Nahrung, die überlebenswichtig sind, die der Körper aber meist nicht selbst herstellen kann. Fehlt ein Vitamin über lange Zeit, wird man krank. Man unterscheidet wasserlösliche von fettlöslichen Vitaminen, die nur ins Blut gelangen, wenn man gleichzeitig eine geringe Menge Fett isst. Dazu gehört zum Beispiel das Beta-Carotin, die Vorstufe von Vitamin A, das in Karotten steckt. Am besten ist es also, wenn man die Möhre zwischendurch in Quark oder Joghurt taucht oder den Salat mit ein wenig Öl isst.

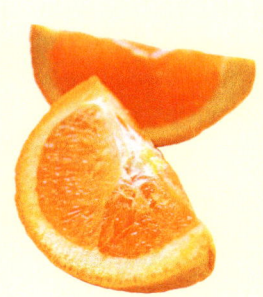

Ein wasserlösliches Vitamin ist beispielsweise das Vitamin C, das unter anderem in Orangen, Kiwis oder Brokkoli vorkommt. Die wasserlöslichen Vitamine werden mit Flüssigkeit zusammen vom Darm in die Blutbahn gespült. Sie sind hitzeempfindlich.

Vitamin C ist wichtig für das Immunsystem und zur Abwehr aggressiver Substanzen wie intensive Sonnenstrahlen oder Rauch. Es schützt Gefäßwände genauso wie die Haut und beugt Falten vor. Es ist in Orangen und allen anderen Zitrusfrüchten, in Kiwis, Äpfeln, Hagebutten, roter Paprika und Brokkoli enthalten.

Vitamin D stärkt die Muskeln, Sehnen und Knochen und unterstützt zusammen mit dem Sonnenlicht die Einbindung des Calciums in die Knochen. Milchprodukte, Eigelb, Lachs, Hering oder Margarine enthalten dieses Vitamin.

Vitamin A: Ein hervorragender Schutz gegen bestimmte Strahlen im Sonnenlicht, die Sonnenbrand erzeugen können. Es ist auch wirksam gegen die frühzeitige Alterung von Zellen, besonders der Haut, auch der Netzhaut im Auge und der Nerven. Aber Vorsicht, zu viel kann schädlich sein. Unbedingt den Arzt fragen, bevor man Tabletten mit künstlichen Vitaminen einnimmt. Wer genügend Karotten (besonders viel Vitamin A), Paprika, Salat, Tomaten, Brokkoli oder Milchprodukte, Eier und Seefisch zu sich nimmt, ist ausreichend mit Vitamin A versorgt. Vitamin A gibt es in tierischen Lebensmitteln, zum Beispiel in der Leber.

Vitamine der B-Gruppe sind gut für die Haut, die Nerven, die Blutbildung und das Gehirn. Sie finden sich in Sonnenblumenkernen, Aprikosen, Erdnüssen, in Käse oder Grünalgen, Roggen- und Weizenkörnern. Aber immer die ganzen Körner essen, denn die Vitamine sitzen unter der Schale. Vitamin B1 aus Vollkörnern hilft die Lern-, Gedächtnis- und Merkfähigkeit zu verbessern – Pausenbrot ist Nervennahrung!

Wusstet ihr, dass …
auch im Kürbis ganz viel Beta-Carotin steckt – mehr als in Salat oder Tomaten –, das im Körper wie z. B. bei Karotten zu Vitamin A umgebaut wird. Es wirkt auch gegen Entzündungen.

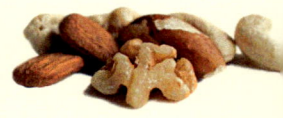

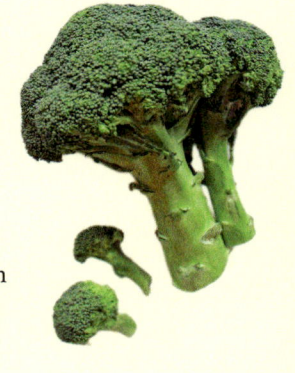

Folsäure und Biotin gehören auch zur Gruppe der B-Vitamine. Sie sind gut für Fingernägel, Haut, Darmzellen und Blutbildung und in Orangen, Vollkörnern, Brokkoli, Spinat, Zuckererbsen, Haferflocken, Soja und Eigelb enthalten, besonders jedoch in Kohlrabi und Grünkohl.

Vitamin E ist wichtig zum Aufbau von Knorpel – z. B. im Knie- und Hüftgelenk – und zum Geschmeidighalten von Gefäßwänden. Es hilft außerdem bei Hautschädigung durch UV-Strahlung. Enthalten ist es in vielen Pflanzenölen, Mandeln und Avocados und (See-)Fisch, außerdem in Vollkornprodukten.

Weitere Bestandteile, die der Körper dringend benötigt – Mineralstoffe und Spurenelemente

Damit wir wachsen, gesund und fit bleiben, braucht der Körper Mineralstoffe und Spurenelemente. Nur dann funktionieren Muskeln, Nerven und das Denken. Der Körper kann Stoffe wie Natrium, Kalium, Eisen oder Jod nicht selbst herstellen, sie müssen also mit dem Essen zugeführt werden.

Wenn sich beispielsweise ein Muskel plötzlich verkrampft – ihr wisst, wie weh das tun kann –, dann liegt oft ein Magnesiummangel vor. Denn Magnesium lockert die Muskeln und beruhigt die Muskelnerven. Durch magnesiumreiche Nahrungsmittel wie Vollkornprodukte, Milch, Beeren, hochprozentige Schokolade und Bananen kann man Krämpfen wie in der Wade vorbeugen.

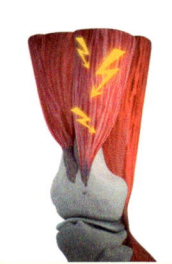

Muskelkrampf

Aber es gibt noch sehr viel mehr Mineralstoffe und Spurenelemente, die unser Körper dringend benötigt:

Eisen ist in Wurst und Fleisch, in Eigelb, Haferflocken, Brokkoli und in allen Produkten aus Vollkorn, schwarzen Beeren oder Roter Bete enthalten. Eisen ist unter anderem wichtig für die Bildung von Blut.

Calcium (= Kalzium) ist enthalten in allen Milchprodukten, also in Joghurt, Quark, Käse und Milch, aber auch in Brokkoli, Fenchel, Grünkohl und Lauch. Kalzium ist wichtig, damit man wächst, die Knochen und Zähne fest werden und gesund bleiben.

Natrium ist in normalem Kochsalz, aber auch in Brot, Wurst, Milch, Eiern und Käse enthalten. Damit die Muskeln und Nerven richtig funktionieren und das Herz munter schlägt, ist Natrium wichtig, genauso wie **Kalium**. Beide Mineralien werden in allen Zellen des Körpers zur Energiegewinnung benötigt. Kalium ist in Spinat, Kartoffeln, Fisch, Trockenobst und vor allem in Bananen enthalten. Natrium kommt in allen Lebensmitteln vor.

Jod ist wichtig für die Schilddrüse, die zum Beispiel das Wachstum beeinflusst. In Fisch, Milch und in Jodsalz ist das Mineral enthalten.

Zink hilft gegen Hautunreinheiten und Pickel. Es stärkt das Immunsystem gerade bei beginnenden Infektionen wie Schnupfen oder Grippe. Gut zur Unterstützung der Behandlung von Zuckerkrankheit. Es findet sich in Sonnenblumen- oder Kürbiskernen und Rindfleisch.

Selen schützt die Zellen gegen Alterung, Entzündungen und Infektionen. Zu finden ist es in Getreide, Hefe und Seefisch.

Tipp Vitaminpillen ersetzen kein Obst und Gemüse. Pflanzliche Lebensmittel enthalten viele Nährstoffe. Auch die wichtigen sekundären Pflanzenstoffe finden sich in allen pflanzlichen Lebensmitteln, Gemüse- und Obstsorten. Ein Beispiel sind orange oder gelbe Farbstoffe wie Beta-Carotin in Karotten oder Paprika, die gut für Herz und Kreislauf sind und vor Krebs schützen. Andere sekundäre Pflanzenstoffe sind in Nüssen, Sesam, Soja oder Sonnenblumenkernen enthalten.

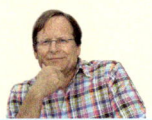

Der Doc rät Nicht zu viel Zucker und Salz

Salz ist ein lebenswichtiger Stoff. Salz und Wasser zusammen regulieren den Flüssigkeitshaushalt. Jeder Mensch muss pro Tag cirka 5 Gramm Salz zu sich nehmen. Die meisten essen jedoch das Doppelte – eindeutig zu viel! Am besten sind Ursalze aus den Bergen. Oder das Fleur de Sel (französisch für »Salzblume«), das aus dem Meer gewonnen wird; in Spanien heißt es Flor de Sal. Diese Salzarten enthalten noch weitere Spurenelemente, die der Körper benötigt. Bei industriell hergestellten Tafelsalzen ist das nicht der Fall, sie enthalten nur Natrium und Chlorid.

Achtung: In einem Burger können bis zu 12 Gramm Salz stecken, in einer Fertigpizza bis zu 7 Gramm. Menschen mit erhöhtem Blutdruck müssen genauestens drauf achten, täglich nicht mehr als 6 Gramm Salz (Erwachsene) zu essen. Kinder benötigen kein zusätzliches Salz!

Auch **Zucker** wird oft in zu großen Mengen gegessen. Jeder Deutsche verzehrt im Jahr etwa 11 kg Zucker, in Form von Kuchen, Limos, im Kaffee oder im Pudding. Zucker in großen Mengen ist nicht nur schlecht für die Zähne. Wer mehr Zucker isst, als er durch Sport und Bewegung verbraucht, der wird schnell dick, denn Zucker wird in Fett umgewandelt, und dann steigt auch das Risiko, krank zu werden.

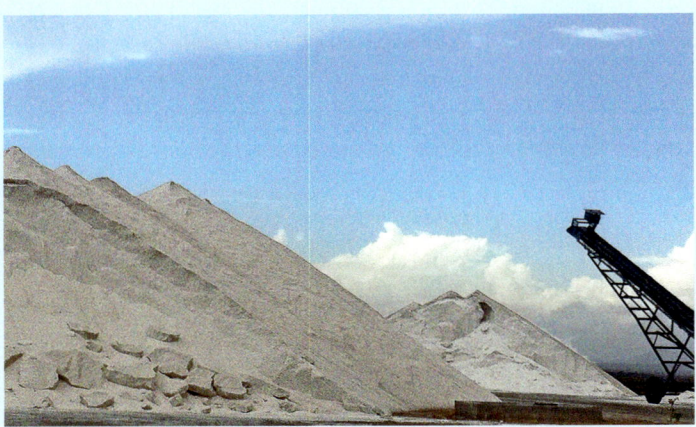

Meersalzproduktion: Flor de Sal aus Es Trenc auf Mallorca

Unsere Freunde, die Tiere

Nachdem die Klasse die interessanten Beiträge ihrer Schulkameraden, der sechs Minireporter, und die Erläuterungen des Kleinen Medicus und des Docs gehörten hatte, führte sie Oma Rosi über ihren Bauernhof und erzählte dabei viel über das Zusammenleben mit den Tieren.

»Menschen«, begann sie, »sind Allesesser. Während viele Tiere entweder nur Fleisch oder nur Grünfutter fressen, essen wir Obst und Gemüse, Getreide, Milch und Eier ebenso wie Fisch und Fleisch. Vielen schmeckt Fleisch nicht nur gut, in Maßen genossen ist sein Verzehr für den Körper auch sinnvoll. Obwohl Eisen auch in Bohnen und Hirse, Haferflocken oder Schokolade steckt, kann es der Körper besser aus Blutwurst und Fleisch aufnehmen. Um sich gesund zu ernähren, würden jedoch ein bis zwei Fleischmahlzeiten pro Woche völlig ausreichen.

Doch die meisten von uns essen heute fast jeden Tag Fleisch: Salami auf dem Schulbrot, Spaghetti mit Bologneser Soße oder ein Schnitzel zu Mittag, Döner oder Hamburger zwischendurch. In den Supermärkten ist die Auswahl riesig und preiswert dazu. Die

Wusstet ihr, dass … der Mensch bis vor 12 000 Jahren sein Fleisch selbst jagte? Mammuts oder Wale wurden getötet. Als viele Arten ausgerottet waren und die Jagd auch schwieriger wurde, kam die Idee mit den Haus- und Hoftieren auf. Die zahmeren Herdentiere wie Schafe und Rinder wurden als erste vom Menschen zur Nahrungssicherung gehalten.

Massentierhaltung in riesigen Ställen und auf großen Geflügel-farmen macht das möglich. Darunter haben wir kleinen Bauern zu leiden, weil wir nicht so billig produzieren können. Dafür ist unser Fleisch aber in der Regel besser, weil wir die Tiere natürlicher hal-ten, im Freien und mit gesundem Futter. Aber das wird sich wieder ändern, da bin ich mir sicher. Vor allem, wenn die Menschen mer-ken, dass unsere Produkte besser schmecken. Es muss ja auch gar nicht so viel produziert werden. Weniger kann mehr sein, wenn es besser ist und vernünftiger verbraucht wird.«

Der Kleine Medicus: Ungefähr 25 Milliarden Tiere werden jähr-lich weltweit geschlachtet, damit die Menschheit das viele Fleisch essen kann. Unfassbar! Häufig wird auch zu viel produziert – Überproduktion nennt man das –, nur damit das Fleisch billig wird oder bleibt. Vieles wird dann einfach weggeworfen.

Spekki Bulletti: Ehrlich? Ach Quatsch, das kann doch niemals stimmen! Kleiner Medicus, du lügst mal wieder! Ich esse gerne Fleisch und viel Fleisch. Aber wegwerfen? Nee, das ist ja Unsinn. Das glaub ich nicht.

Der Kleine Medicus: So ist es aber. Fast die Hälfte aller Nah-rungsmittel wird in Europa weggeworfen. Mit der Menge könnten alle Menschen auf der Welt ausreichend ernährt werden.

Spekki Bulletti: Das sind ja super Aussichten. Na, dann will ich mich mal ranhalten und noch so viel wie möglich essen, bevor es auf dem Müll landet.

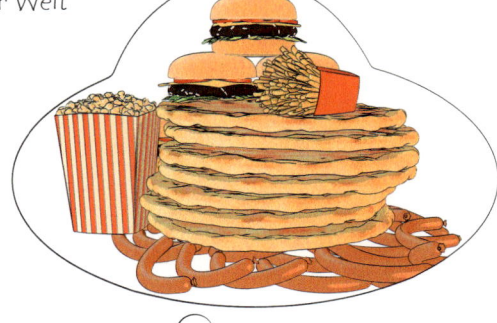

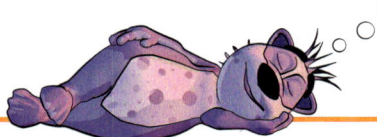

Über die Tierhaltung

»Aber auch Rivka hat einiges über Tiere und Tierhaltung recherchiert, wie sie mir vorher gesagt hat, und das würde sie euch jetzt gerne erzählen«, beendete Oma Rosi die kurze Einführung in das neue Thema. »Wie ihr vielleicht wisst, habe ich nur Tiere hier auf meinem Hof und baue kein Getreide an. Dabei hilft mir ein toller Ökobauer, der sich um die Tiere kümmert. Der benutzt keine Antibiotika oder Hormone bei der Tierhaltung. Nur natürliche Stoffe aus der Natur, und ich kümmere mich um den Garten und den Laden.« »Dein Obstgarten, Omi, ist sehr berühmt«, sagte der Kleine Medicus. Die Klasse stimmte zu. »Diese tollen zahlreichen Obstsorten, ob Äpfel, Birnen, Kirschen, Erdbeeren oder Pflaumen, schmecken einfach himmlisch. Und wie sie duften, aber auch dieses traumhafte Blumenmeer.« Der Kleine Medicus schwärmte in einem fort.

Oma Rosi unterbrach ihn. »Nun hör mal auf, das ist mir ja geradezu peinlich, erklär lieber mal, was ein Hormon ist.« »Hmm«, der Kleine Medicus wurde rot bis über beide Ohren. »Also Hormone sind flüssige Stoffe, die meist von Drüsen in wirklich extrem winzigen Mengen ins Blut ausgeschüttet werden. Sie aktivieren Funktionen an anderen Stellen im Körper, nicht wahr, Doc?« Dieser nickte zustimmend. »Mach weiter.« »Also zum Beispiel wird der Bartwuchs bei älteren Jungs und bei Männern oder das Wachsen von

Brustgewebe bei den Mädels durch Geschlechtshormone aktiviert, die im Unterleib produziert werden. Weibliche Geschlechtshormone werden aber blöderweise auch sehr häufig in der Landwirtschaft künstlich eingesetzt und in die Muttertiere gespritzt. Dieser Vorgang wird immer wieder wiederholt, damit die Kühe lange und möglichst viel Milch geben. Ganz schön doof, oder?« »Vor allem für die Kühe, wenn sie non stop Milch geben müssen«, warf Patricia ein. Ein Junge fragte interessiert: »Ist das denn schädlich für uns?« »Na ja, wenn du dann die weiblichen Hormone mit dem Fleisch isst, dann wird dein Stoffwechsel möglicherweise ein wenig durcheinandergeschüttelt. Sicherlich nicht sofort, auch nicht in Monaten. Dazu sind die Mengen zu gering. Aber nach Jahren, wenn du immer wieder dasselbe Hormon über unterschiedliche Nahrungsmittel zugeführt bekommst, dann vielleicht schon.« »Ja, und?« »Dann könnten theoretisch auch Jungen zu viel weibliche Hormone bekommen«, erwiderte der Kleine Medicus. »Das verringert dann vielleicht ein wenig die männliche Zeugungsfähigkeit. Zumindest sagen das einige wissenschaftliche Studien. Das hat mir der Doc gesagt.« Dieser nickte zustimmend im Hintergrund.

»Das reicht, verdreh den Jungen und Mädchen nicht den Kopf, ist möglicherweise alles ein wenig zu viel auf einmal«, bremste Oma Rosi. »Nöö, weiter«, riefen viele Schüler. »Ja dann, Rivka, leg mal los.«

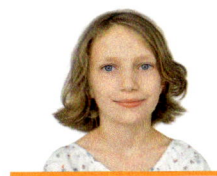

Rivka

> **Wusstet ihr, dass …** durch industrielle Fischzucht für Lachs oder Shrimps weltweit immer wieder schönste Landschaften wie Mangrovenwälder oder Küstengebiete zerstört werden? Diese Regionen werden dann zur Fischproduktion verwendet; das Leben von Pflanzen, Tieren und anderen Kleinstlebewesen wird durch Desinfektionsmittel, Hormone oder Antibiotika schleichend beeinträchtigt.

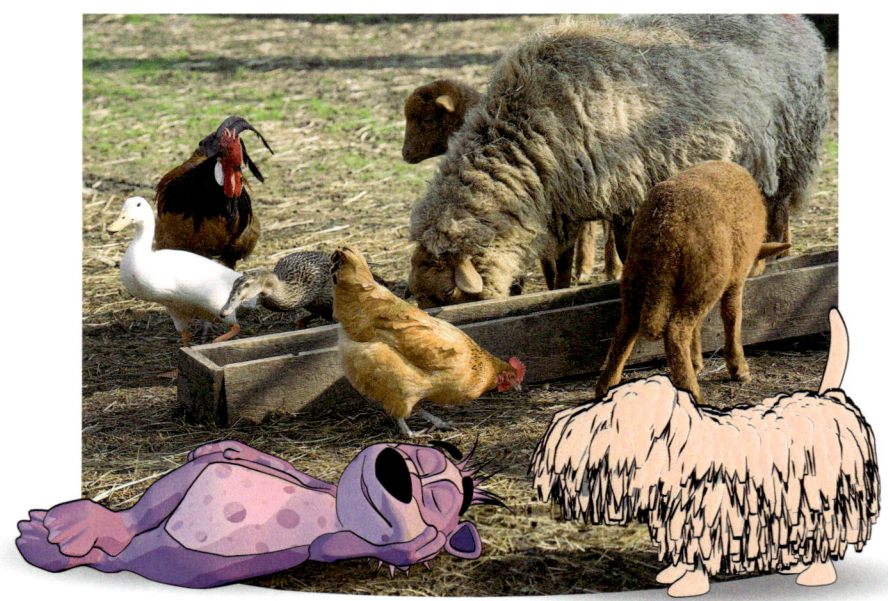

Rivka hatte schon lange auf das Stichwort gewartet und begann sofort: »Wir Menschen bilden seit Urzeiten zusammen mit den Tieren eine Lebensgemeinschaft. Wir sind voneinander abhängig. Viele Tiere nützen unserem Leben. Sie geben uns zu essen (Milch, Eier, Honig, Fleisch) und Kleidung (Wolle, Leder, Felle). Manche Tiere wiederum erfreuen uns einfach, weil sie da sind: Goldfisch, Hamster, Wellensittich. Sie werden wie Hunde oder Katzen zu richtigen Familienmitgliedern. Manche speziell ausgebildeten Hunde helfen Blinden, schnüffeln im Dienst der Polizei nach Drogen oder retten Verschüttete aus Lawinen.

Natürlich sind die Nutztiere vom Menschen abhängiger als umgekehrt. Wir bestimmen, wie wir die Tiere halten, deren Produkte wir benutzen. Und das ist leider nicht immer schön. Wir haben uns deshalb einmal überlegt, wie eine Hühnerfarm aussehen müsste, damit sich die Tiere darin wohlfühlen können. Wir würden ja auch nicht mit vielen anderen in einen 2 mal 2 m großen Eisenkäfig eingesperrt werden wollen. Deshalb haben wir uns überlegt, dass eine artgerechte Haltung mit Lebensbedingungen, die den Gewohnheiten der Tiere in der Natur entsprechen, ungefähr so aussehen sollte:

Stallung und Freilaufgelände müssen vorhanden sein. Die Größe richtet sich nach der Anzahl der Tiere. Stallung mit Schlafraum und anschließendes Freilaufgelände garantieren, dass die Tiere nicht zusammengepfercht auf Eisenstangen übereinander hocken müssen und sich gegenseitig bekämpfen, wie man es manchmal im Fernsehen sieht. Die Hühner müssen laufen, flattern und fliegen können. Der Boden muss sauber gehalten werden, die Lichtverhältnisse im Stall müssen stimmen, es müssen geeignete Sitzstangen sowie Wasser- und Futtertröge vorhanden sein, und das Futter für die Tiere darf keine schädlichen Stoffe enthalten, nichts, das sie unnatürlich schnell wachsen lässt. Denn alles, was das Huhn frisst, findet sich am Ende auch im Ei und Fleisch wieder. Und das essen wir dann. Wenn der Hühnernahrung also Antibiotika oder Hor-

> **Wusstet ihr, dass …**
> viele Infektionen durch Massentierhaltung entstehen können – wie die Vogel- oder Schweinegrippe bzw. der Rinderwahnsinn (BSE)?

Ökowissen kompakt: **Überflussgesellschaft**

Während es bei uns und in anderen westlichen Ländern Lebensmittel im Überfluss gibt, hungern über eine Milliarde Menschen weltweit. Wir sorgen uns um Übergewicht und Fett, auf anderen Kontinenten sterben Menschen an Hunger und Durst. Dabei würde die jährlich weltweit produzierte Getreidemenge ausreichen, alle Menschen satt zu machen. Doch ein zu großer Teil davon wird an Tiere verfüttert, weil immer mehr Fleisch gegessen wird. Wer weniger Fleisch isst, hilft daher schon ein kleines Stück, die Welt gerechter zu machen. Wusstet ihr, dass z. B. in Äthiopien Anbauflächen den bereits hungernden Menschen weggenommen werden, um noch mehr Nahrungsmittel für die reicheren Länder zu produzieren? Und auf immer mehr Flächen werden Pflanzen zur Energiegewinnung angebaut anstelle von Nahrungsmitteln für die Bevölkerung.

mone zur Wachstumsbeschleunigung beigemischt wurden, dann essen wir das nachher auch mit dem Frühstücksei. Eigentlich fressen Hühner in der Natur neben Körnern und Samen auch alles, was auf dem Rasen rumkrabbelt. Auch Insekten, aber wirklich keine Fische. Trotzdem wird noch immer Fischmehl, das aus Fischabfällen hergestellt wird, an Hühner verfüttert, weil das billiger ist als das natürliche Körnerfutter.«

Einige Nutztiere in meiner Umgebung

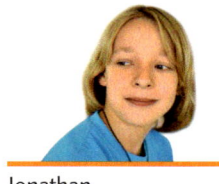

Reporter Jonathan, der sich ebenfalls intensiv mit dem Thema Bauernhof beschäftigt hatte, wurde nun von Oma Rosi aufgefordert, den Kindern etwas über die einzelnen Tiere zu berichten.

Jonathan

»Nutztiere«, begann er, »sind Tiere, die für unser Leben nützlich sind, weil sie etwas liefern, das wir gut gebrauchen können. Meistens werden sie auf Bauernhöfen wie hier gehalten. Das sind zum Beispiel

- **Kühe**: Sie liefern uns Milch, Fleisch und Leder. Denn auch ihre Haut, das Fell, wird verwertet und zu Leder verarbeitet.
- **Schweine**: Sie liefern uns Fleisch und Leder. Außerdem sind sie gute Resteverwerter. Im Mittelalter, als die Straßen noch voller Abfälle lagen, rannten sie durch die Städte, um sich von diesen Abfällen zu ernähren.
- **Federvieh**: Gänse, Enten, Hühner liefern neben den Eiern auch Federn und Fleisch. Eier sind sehr beliebt, weil sie satt machen, wenig kosten und schnell auf vielfältige Weise zuzubereiten sind.«

Wusstet ihr, dass …
sich der Fleischkonsum der Welt bis zum Jahr 2050 verdoppeln könnte, wie die Welternährungsbehörde schätzt?

»Und wenn man kein Fleisch isst? Ist das gefährlich?«, fragte eines der Kinder.

»Das erkläre ich euch gerne, aber ich glaube, Max hat dazu auch etwas herausgefunden. Er kann euch erklären, was es mit der vegetarischen Ernährung auf sich hat«, sagte der Doc.

Was bedeutet das Wort »vegetarisch«?

»Das stimmt«, nickte Max und fuhr dann fort: »Ihr habt sicher schon öfter gehört, dass sich jemand vegetarisch ernährt. In dem Wort steckt Vegetation, das bedeutet Pflanzenwuchs oder Pflanzenwelt. Vegetarier sind also Menschen, die sich von pflanzlicher Kost ernähren und kein Fleisch essen. Die meisten essen von den Tieren nur deren Produkte wie Eier oder Honig, nicht die Tiere selbst. Viele Menschen tun das aus reiner Tierliebe, manche auch aus gesundheitlichen oder religiösen Gründen.«

Wusstet ihr, dass … es für bis zu 10 Milliarden Menschen genügend Lebensmittel geben würde, wenn wir uns fleischlos ernähren würden?

»Vielen Dank, Max«, sagte der Doc und ergänzte dann noch das Folgende: »Die vegetarische Lebensweise wurde bereits im 6. Jahrhundert vor Christus von dem griechischen Philosophen Pythagoras begründet. Schon damals wusste man, dass sie manche Vorteile bietet. Aufgrund des hohen Anteils an Getreide, Obst und Gemüse werden mehr Ballaststoffe, Vitamine und sekundäre Pflanzenstoffe aufgenommen als bei der normalen Nahrung. Durch das Weglassen von Fleisch und Wurst enthält das Essen weniger tierische Fette, Cholesterin und Kalorien. Daher sind Vegetarier häufig schlanker als Nichtvegetarier. Und man kann prima drauf sein, auch ohne Fleisch oder Fisch gegessen zu haben. Wirklich! Passt auf:

Gut drauf – auch ohne Fleisch

Milch von glücklichen Kühen, Eier von freilaufenden Hühnern und Fleisch von zufriedenen Tieren. Eine schöne Vorstellung. Gütesiegel und Kontrollstellen sind dafür geschaffen worden. Viele, darunter immer mehr Jugendliche, bezweifeln aber, dass diese Siegel stimmen, und essen daher lieber gar kein Fleisch. Wenn ihr auch mit dem Gedanken spielt, auf Fleisch zu verzichten, solltet ihr wissen, welche Formen von Vegetariern unterschieden werden: Manche essen Eier und trinken Milch, andere verzichten auf beides.

Der Kleine Medicus: Durch den Verzicht auf Fleisch und Fisch kann es vorkommen, dass die Versorgung mit Eiweiß, Jod, Eisen, Calcium und einigen B-Vitaminen (besonders Vitamin B12) nicht ausreichend ist.

Spekki Bulletti: Die sind doch total bekloppt, diese Vegedingsbums. Die wissen doch gar nicht, was schmeckt! Jeden Tag ein großes Wiener Schnitzel mit viel Mayo und Ketchup am Morgen, zu Mittag und am Abend noch ein Steak. Das wär's jetzt!

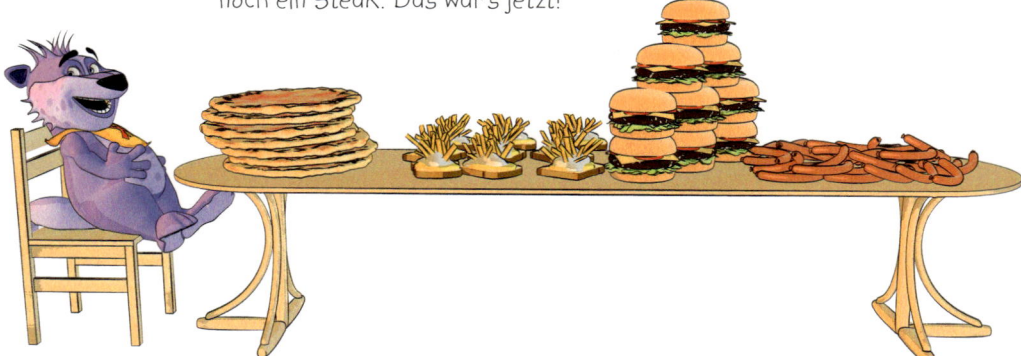

Der Kleine Medicus: Du spinnst total. Willst du denn eigentlich von jemandem gefressen werden?

Spekki Bulletti: Iiiich. Du hast aber ekelige Anwandlungen. Medicus. Nie! Igitt, ich? Ich bin doch ein Dachs.

Der Kleine Medicus: Aha! Und außerdem, sei mal ein bisschen aufgeschlossener! Auch Kinder können Vegetarier werden, wenn sie auf ein paar Dinge achten. Und ich glaube, das könnten auch Dachse, sogar Frechdachse. Deshalb hier ein paar Tipps, wie ihr auch fleischlos genügend von den bereits genannten wichtigen Nährstoffen aufnehmen könnt:

> **Wusstet ihr, dass …**
> Karpfen 30 Prozent ihres Futters in Eiweiß umwandeln? Das Rind dagegen nur 5 Prozent.

Eiweiß

Eiweiß aus der Nahrung benötigt der Körper, um es in körpereigenes Eiweiß umzubauen. Gerade während des Wachstums besteht ein hoher Bedarf daran. Vegetarier, die Milchprodukte und Eier essen, haben da sowieso kein Problem. Aber auch Hülsenfrüchte wie Linsen, Bohnen oder Kichererbsen liefern Eiweiß.

Jod

Deutschland ist in weiten Teilen Jodmangelgebiet. Unsere Lebensmittel enthalten kaum Jod. Daher beim Salzen mineralhaltiges bzw. jodiertes Salz benutzen.

Eisen

Der Körper kann Eisen aus tierischen Lebensmitteln besser aufnehmen als aus pflanzlichen. Daher solltet ihr zwei Dinge berücksichtigen, wenn ihr kein Fleisch mehr essen wollt:

Esst regelmäßig pflanzliche Lebensmittel, die viel Eisen enthalten, z. B. Vollkorngetreideprodukte (besonders Hafer und Hirse), Brokkoli, Endivien- und Feldsalat, Fenchel, Hülsenfrüchte und Nüsse. Und trinkt viel Kakao.

Manche Lebensmittel enthalten Stoffe, die die Aufnahme von Eisen fördern, andere hemmen sie. Gefördert wird die Aufnahme von Eisen vor allem durch Vitamin C, zum Beispiel in Orangen. Einige Inhaltsstoffe in Kaffee, schwarzem Tee oder Milch hemmen die Aufnahme, wenn man gleichzeitig Nahrungsmittel mit bekanntlich viel Eisen wie Rote Bete oder dunkelrotes Beerenobst zu sich nimmt. Spinat enthält allerdings nicht soviel Eisen, wie früher immer behauptet, aber er schmeckt trotzdem gut, vor allem wenn er mit etwas Sahne und Muskat zubereitet wird.

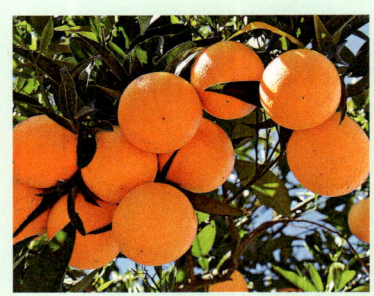

Info

Das goldene Tal der Orangen in Europa war und ist Soller auf Mallorca. Es liegt im Weltnaturerbe des Tramuntana-Gebirges. Dort gibt es auch ungespritzte Orangen. Diese oder Orangen aus anderen Regionen der Welt findet ihr im Biomarkt.

Calcium

Jugendliche benötigen täglich ca. 1200 mg Calcium z. B. aus Milchprodukten. Veganer, die weder Milch, Milchprodukte noch Eier oder Eierspeisen zu sich nehmen, sollten ihre Calciumzufuhr überprüfen. Pflanzliche Lebensmittel enthalten in der Regel weniger Calcium als die meisten tierischen Produkte. Calciumreich sind Hülsenfrüchte, Kohlgemüse, Nüsse und Vollkornprodukte. Eine gute Quelle ist calciumreiches Mineralwasser natürlicher Herkunft.

Vitamin B 12

Vitamin B 12 wird für die Blutbildung benötigt. Pflanzen enthalten kein Vitamin B 12. Außer in Fleisch findet man es nur in Eiern, Milch und Käse. Viele Veganer müssen deshalb Vitamintabletten nehmen oder Lebensmittel essen, bei denen dieses Vitamin künstlich zugesetzt wurde. Vitamin B 12 ist in Sauerkraut enthalten.

»Respekt und Liebe sollten wir allem Leben ent-
gegenbringen. Nicht wahr, Patricia?«, fragte
Oma Rosi. Sie war ganz gerührt von dem Enga-
gement der Schüler und streichelte Kannickel
dabei. Es kam ja auch nicht so häufig vor, dass
eine ganze Klasse sie besuchte und dann auch
noch so interessiert war. »Was?« Patricia war
aufgeregt. »Haben Sie was gesagt?« »Nein, nur
dass du jetzt weiter berichten kannst!« Viele
Schüler nickten ihr allerdings zustimmend oder
nachdenklich zu, schauten dann aber gespannt
zu Patricia.

Respekt vor der Kreatur
Reporterin Patricia

»Auch ihr habt vielleicht ein Tier, das ihr gernhabt. Ich selber halte
Wüstenrennmäuse und glaube sogar, dass auch diese kleinen We-
sen eine Seele haben. Sie sind so putzig. Wenn ihr ein Tier gerne
habt und liebevoll versorgt, seid ihr auch immer gefordert.
Deshalb solltet ihr genau überlegen, welches Tier ihr euch
anschafft. Die Haltung kostet nicht nur Zeit und artgerechte Unterbringung, sondern auch Geld. Meine Wüstenrennmäuse müssen ihren natürlichen Bedürfnissen
entsprechend über ausreichend Bewegungsraum verfügen,

Patricia

weil sie eben gerne rennen. Ich habe den großen Käfig so eingerichtet, dass sie sich bewegen und auch verstecken können. Für
manche Tiere braucht man aber noch mehr Platz und mehr Zeit,
weil sie viele Jahre alt werden können. Ihr seht schon, man muss
sein Leben ganz schön dem der Tiere anpassen. Gar nicht so einfach! Man muss immer Lust haben, sich um das Tier zu kümmern.
Wenn man in die Ferien fahren will, muss man vorher genau überlegen, ob man sein Tier mitnehmen kann oder wer sich sonst gut
darum kümmert.
    Wenn ihr nicht auf Fleisch verzichten könnt oder wollt, dann

bedeutet das nicht, dass ihr Tiere weniger gern habt. Vielleicht habt ihr ein Haustier, um das ihr euch besonders gern kümmert. Vielleicht helft ihr öfter mal im Tierheim aus oder füttert die Vögel im Winter. Ihr müsst nicht Vegetarier werden, um tierlieb zu sein. Wenn ihr aber Fleisch esst, dann denkt doch daran, dass es von Tieren kommt, die einmal ebenso wie ihr gelebt haben.«

»Aber nicht nur die großen Tiere verdienen unseren Respekt. Auch die kleinsten leisten einen wichtigen Beitrag. Kinder, erzählt doch bitte, was ihr sonst noch herausgefunden habt. Jonathan, mach du bitte den Anfang«, Oma Rosi schaute aufmunternd zu Jonathan hinüber, der in der Nähe eines Bienenstocks stand. Er war wie ein Imker gekleidet.

Bienen
Reporter Jonathan

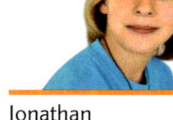

Jonathan

»Die Biene ist kein Hoftier wie das Schwein oder die Kuh. Aber ihr Produkt, der Honig, wird auch wirtschaftlich genutzt. Honigbienen werden von Imkern an etwas abgelegenen Orten betreut. Vor einigen hundert Jahren hießen die Imker noch Bienenväter. Das finde ich cool. Heute gibt es auch Bienenmütter, weil sich Frauen ebenfalls engagiert um Bienen kümmern!

Bienen liefern uns den wertvollen Honig, der ausschließlich aus pflanzlichen Stoffen besteht, und nützen uns deshalb sehr. Indem sie beim Honigeinsammeln den Blütenstaub weitertragen, sorgen sie auch für die Vermehrung der Pflanzen. Deshalb dürfen die Bienen nicht aussterben. Zur Zeit bedroht aber eine blöde kleine Milbe die Bienenvölker und hat einige sogar schon vernichtet. Dadurch wird auch die Vermehrung der Pflanzen gefährdet. Ohne

Pflanzen könnten wir jedoch gar nicht leben und atmen auf unserer Erde! Die Pflanzen nehmen in ihrem Blattgrün (Chlorophyll) das Kohlendioxid, das wir ausatmen und das auch durch die Industrie produziert wird, auf und wandeln es in Sauerstoff um. Diesen benötigen wir Menschen und viele andere Organismen, um zu leben. Wir atmen ihn über die Lunge ein.«

Spekki Bulletti: Ja, stimmt, da fällt mir ein, dass ich Honig eigentlich ganz lecker finde. Habe schon lange keinen Topf mehr bekommen. Ach so, das klebt doch so fürchterlich in meinem Fell.

Der Kleine Medicus: Du sollst den Honig doch genießen. Wie ich dich kenne, hast du dir den ganzen Topf an den Hals gesetzt. Oder? Gib es zu!

Spekki Bulletti: Genau. Woher weißt du das?

Der Kleine Medicus: Ich kenne dich doch. Hör mal: auf die Dosis kommt es an. Genießen. Und den Honig genüsslich schmecken. Dazu brauchst du nur einen oder zwei Teelöffel voll.

Spekki Bulletti: Ach so. Hat mir ja keiner gesagt. Du passt ja nie auf mich auf!

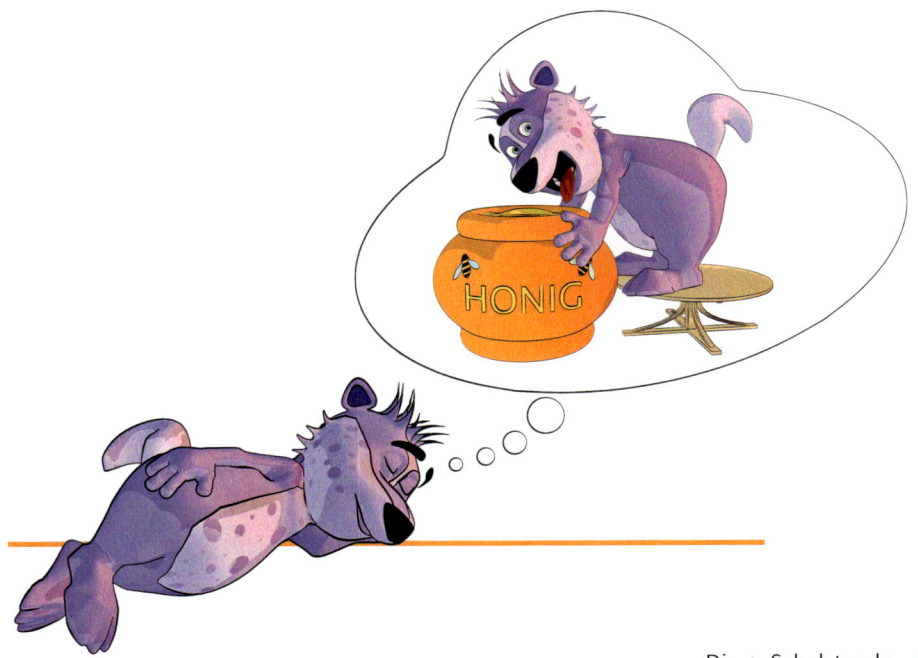

»Die zahlreichen Honigsorten entstehen aus den verschiedenen Blüten der Pflanzen, die die Bienen anfliegen. Waldhonig zum Beispiel oder Raps- oder Kleehonig. Deshalb sieht der Honig auch farblich unterschiedlich aus und duftet auch unterschiedlich. Die Säfte der Blüten werden aufgesaugt und im Bienenstock weiter verarbeitet und aufbewahrt. Honig ist deshalb so gesund, weil er aus ungefähr 200 verschiedenen Inhaltsstoffen besteht, insbesondere aus Vitaminen, Fruchtzucker und Traubenzucker.

> **Wusstet ihr, dass** …
> immer wieder Bienenvölker aussterben, weil die Varroamilbe, ein winziges Ungeziefer, das von einem anderen Land eingeschleppt wurde, die heimischen Bienen infiziert?

In einem Bienenstock findet ihr außerdem Propolis, den Wabenkitt der Bienen. Mit Propolis schützen die Bienen ihren Bau vor Parasiten. Es hilft gegen Viren und Bakterien und hilft dadurch auch uns Menschen, unsere körperliche Widerstandskraft zu erhöhen! Kleine Mengen sind auch im Honig. In der Apotheke könnt ihr Propolis als Salbe, Tropfen oder Kapseln kaufen.

Jetzt aber wird euch mein Co-Reporter Nick gleich noch etwas über die Regenwürmer erzählen.«

Regenwürmer
Reporter Nick

»Also, alle mal hergehört! Das ist ein Regenwurm.« Nick hielt einen Wurm in die Höhe. »Der Körper des Regenwurms besteht aus zylindrischen Gliedern. Das ist für ihn praktisch, weil er sich durch den Boden schlängelt. Für uns ist der Regenwurm sehr nützlich, weil er durch seine Bewegungen den Boden auflockert. Und das einige Jahre lang! Außerdem produziert er den wertvollen Mutterboden durch sein unermüdliches Kauen und Verdauen der Erde.

Er darf sich nur nicht von Maulwürfen, Amseln oder Staren während ihrer Futtersuche fressen lassen. Aber er

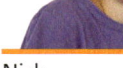

Nick

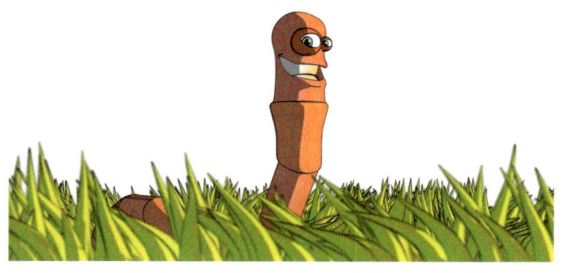

Wusstet ihr, dass ...
Maulwürfe hungrig auf
Regenwürmer sind?
Deshalb sind nach einem
Regenguss manchmal
besonders viele Hügel
vom »Grabowski« auf
euren Wiesen oder Beeten
zu finden.

hat im Lauf der Entwicklung gelernt, sich auch
da zu helfen. Wenn er geschnappt wird und ein
Stück seines Körpers verliert, wächst ein neuer
Teil nach. So kann er noch in der Not überleben.
Wieder so ein Wunder der Natur.

Und was für eine Rolle schließlich die Raupen erfüllen, das weiß
am besten unsere Jungreporterin Judith!«

Raupen
Reporterin Judith

»Hier habe ich euch mal eine kleine grüne Raupe mitgebracht. Ist die nicht niedlich, dieser Nimmersatt? Raupen
sind in ihrem Zwischenstadium Schädlinge. Sie fressen
mit ihren scharfen Mundwerkzeugen die zarten Pflan-

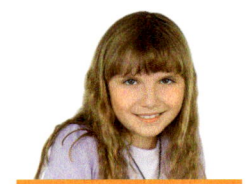

Judith

Wusstet ihr, dass ... in Treibhäusern, die wie Hochbeete im
Garten viele Stockwerke in die Höhe gebaut würden, viele
Anbauflächen auf der ganzen Welt sowie auch Wasser eingespart
werden könnten? Bis zu 90 Prozent durch den gezielten Einsatz
von guten Nährlösungen. Diese gezüchtete Nahrung könnte frei
von Chemikalien und Strahlung sein. Wissenschaftler arbeiten an
dieser Idee. *Hochhaus-Farming (vertical farming)* nennt man
diese Technik: Wasser und Nährstoffe werden den Pflanzen
kontrolliert zugegeben, wiedergewonnen und wiederaufbereitet.

zen an und auf. Darunter leiden unter anderem viele Eichen. Trotz ihrer guten Tarnung stehen diese fetten Brocken deshalb auf dem Speiseplan vieler Vögel. Die Meisen z. B. füttern damit ihre Jungen. Andererseits werden die Raupen später, nach ihrer Metamorphose (Umwandlung), zu farbenprächtigen Schmetterlingen, an denen wir uns erfreuen können. Außerdem tragen sie dann wie die Bienen zur Bestäubung vieler Pflanzen und damit zu deren Vermehrung bei. Es hat immer alles zwei Seiten, auch in der Natur.«

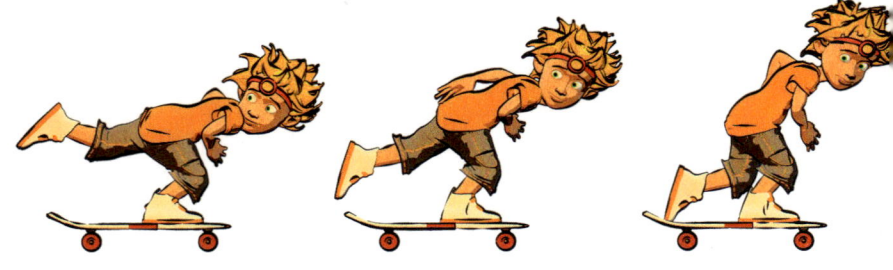

Gentechnik, Bio, Öko – alles klar?

Gemeinsam machten sich die Kinder mit Oma Rosi auf den Weg zu ihrem Gemüsegarten. »Bevor wir uns die unterschiedlichen Gemüsesorten genauer anschauen, will ich euch kurz erklären, warum bei mir die Äpfel unterschiedlich groß und die Möhren nicht alle exakt gleich lang sind. Mein Gemüsegarten wird nach strengen ökologischen Richtlinien bewirtschaftet, d.h. ich verzichte auf Gentechnik, auf künstlichen Dünger, auf ...« Oma Rosi schaute in die fragenden Gesichter der Kinder. »Ihr wisst doch, was ›ökologischer Landbau‹ heißt, oder?« Judith meldete sich als Erste. »Ja, das heißt, dass du so ein grünes Biosiegel auf deine Produkte kleben darfst, oder?«

»Das stimmt«, antwortete Oma Rosi, »aber da müssen wir ganz von vorn anfangen. Kleiner Medicus, ich weiß, dass du schon mal ein Schulreferat über Gentechnik halten musstest. Vielleicht kannst du den anderen kurz etwas darüber erzählen.«

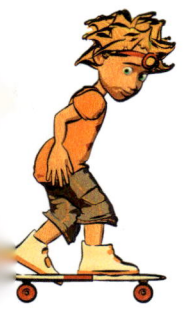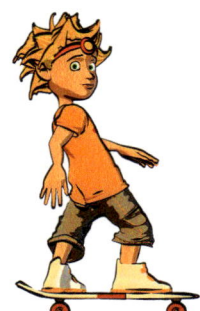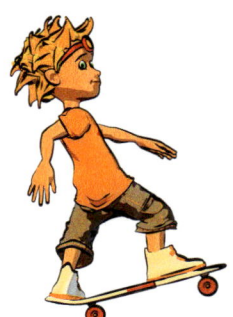

Stolz begann der Kleine Medicus: »Immer häufiger werden Nahrungsmittel gentechnisch verändert. Wenn das so weiter geht, befürchten viele, dass beispielsweise bestimmte Maissorten aussterben könnten, weil vielleicht nur noch eine bestimmte Pflanze gezüchtet wird. Unsere Nahrung könnte sich dadurch so verändern, dass unser Stoffwechsel gentechnisch verändertes Essen nicht als normal erkennen und zunehmend mit Allergien oder Unverträglichkeit reagieren würde.«

»Was heißt denn Gentechnik überhaupt?«, unterbrach ihn Rivka. »Das würde mich auch interessieren.« Das war die Stimme von Max. »Am besten, das erklärt uns der Doc genauer, so sicher bin ich mir da auch nicht«, meinte der Kleine Medicus.

Der Doc erklärt … Gentechnik

Die Zelle ist der kleinste Baustein eines Menschen. Viele Milliarden Zellen bilden zusammen den menschlichen Körper. Im Zellkern liegen die Gene. In diesen Erbanlagen ist festgelegt, wie Mensch, Tier oder Pflanze aussehen, aber auch was für Eigenschaften sie und ihre Organe haben. Diese Information wird an die nächste Generation von Zellen und Lebewesen vererbt. Eine Kuh, die besonders viel Milch gab, konnte man beispielsweise weiterzüchten, dass immer mehr Kühe auf die Welt kamen, die mehr Milch gaben.

Mit Gentechnik sei das nicht mehr nötig, behaupten Wissenschaftler. Es ist ihnen gelungen, Genen bestimmte Strukturen zu entnehmen und in andere Zellkerne einzupflanzen. So lassen sich Eigenschaften von Tieren auch in Pflanzen übertragen. Die können z. B. schneller wachsen, widerstandsfähiger werden oder gar bestimmte Stoffe zur Nahrung oder als Medikament bilden.

Befürworter der Gentechnik sehen eine große Chance für Umwelt und Menschheit. Weniger Schädlingsbekämpfungsmittel, weniger Umweltbelastung, meinen sie. Auch könnten Lebensmittel mit hohem Nährstoffgehalt gezüchtet werden. Das könnte auf lange Sicht den Hunger in der Welt bekämpfen. Genau das wird aber von anderen Wissenschaftlern bezweifelt. Du siehst, es ist sehr schwierig zu sagen, was »richtig« und was »falsch« ist. Dazu muss sich jeder selbst ein Urteil bilden, wenn er die Argumente beider Seiten kennt.

Das war eine ganze Menge Information auf einmal. Inzwischen waren die Kinder mit Oma Rosi fast beim Garten angekommen. Ein Junge meldete sich noch einmal. »Und was hat Gentechnik jetzt mit ›Bio‹ zu tun?«, fragte er. »Oh, das hatte ich ja fast vergessen. Gut, dass du fragst.« Oma Rosi war stehengeblieben. »Mein Obst und Gemüse hat ein Biosiegel, d. h. dass die Produkte gentechnikfrei sein müssen. Aber um das Siegel zu bekommen, muss man viel mehr beachten.

Nach der EG-Öko-Verordnung müssen Bioprodukte folgende Anforderungen erfüllen:

• Die Produkte werden ohne chemische Pflanzenschutzmittel und Kunstdünger erzeugt.
• Pflanzen werden im Wechsel angebaut, damit der Boden nicht so schnell an Nährstoffen verliert.
• Die Tiere werden artgerecht gehalten, das heißt, sie haben genug Auslauf und werden nur mit ökologischem Futter gefüttert, und
• auf Gentechnik muss verzichtet werden.«

Info Ökowissen kompakt: »Bio« und »Öko«

»Bio« oder »Öko« waren früher Begriffe, die bedeuteten, dass ein Produkt natürlich hergestellt wurde. Aber unter den Bauern gab es Uneinigkeiten, der eine nahm »naturnahes« Anbauen sehr streng, und dem waren die anderen zu locker.

Daher hat sich die Europäische Union ein einheitliches Bio-Siegel geschaffen, so dass jeder sofort erkennen kann, ob ein Produkt biologisch angebaut ist oder nicht. Denn wo «bio« mit den festgelegten Gütesiegeln drauf steht, ist meist auch bio drin.

»Das hatte ich ja schon gesagt, das Biosiegel sichert also den Mindeststandard für Bioprodukte. Immer wenn ihr dieses Zeichen seht, könnt ihr sicher sein, dass 95 Prozent aus ökologischem Landbau stammen.«

Spekki Bulletti: Dieser Öko-Quatsch. Wäre doch alles ganz einfach. Wenn alle auf der Welt nur Pommes und Chips essen würden wie ich, brauchte man doch nur noch überall Kartoffeln anzubauen. Dann könnte man sich den ganzen anderen Kladderadatsch sparen.

Der Kleine Medicus: Mensch Bulletti. Jetzt hör mal endlich auf mit diesem absoluten Unsinn. Der Körper braucht nun mal ganz viele verschiedene Nährstoffe, und die sind nicht nur in einem Produkt enthalten.

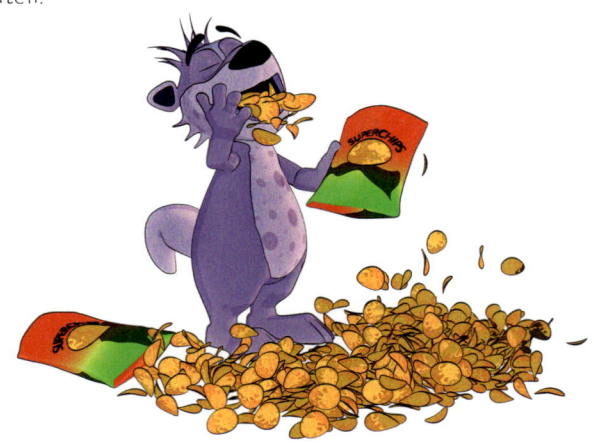

Max hatte noch eine Frage. »Und wie ist das mit dem Biosprit?«, wollte er wissen. »Wie kann denn Benzin biologisch hergestellt werden, das geht doch gar nicht?«

»Biosprit trägt zwar den Namen, hat aber mit biologischer Landwirtschaft nichts zu tun«, antwortete Oma Rosi. »Biosprit wird aus den Lebensmitteln Mais, Soja oder Raps gewonnen. Das scheint umweltschonender, weil dadurch insgesamt weniger Abgase in die Luft geblasen werden.

Max

Die Abgase – besonders das CO_2 – werden durch die Pflanzen wiederverwendet und umgebaut. Tatsächlich ist es aber so, dass viele Menschen in Südamerika hauptsächlich von Mais leben. Die Nachfrage nach Mais steigt jedoch an, wenn daraus Biokraftstoff für Autos hergestellt wird. Ein Liter Biokraftstoff verbraucht so viel Mais, wie ein Erwachsener in einem ganzen Jahr isst. Die Ernten aus den ärmeren Ländern werden an die wohlhabenden verkauft, die daraus Biokraftstoff herstellen, während die Menschen in den Anbauländern deshalb hungern müssen. Viele Menschen reden deshalb von einer Biosprit-Lüge.«

Oma Rosi schaute in die Runde. »Das waren jetzt ganz schön viele Informationen auf einmal, das verstehe ich. Am besten gehen wir jetzt erst einmal in den Garten und schauen uns da um.« Kannickel flippte aus und kugelte sich vergnügt durch das Gras. Nur Spekki schlurfte missmutig hinterher.

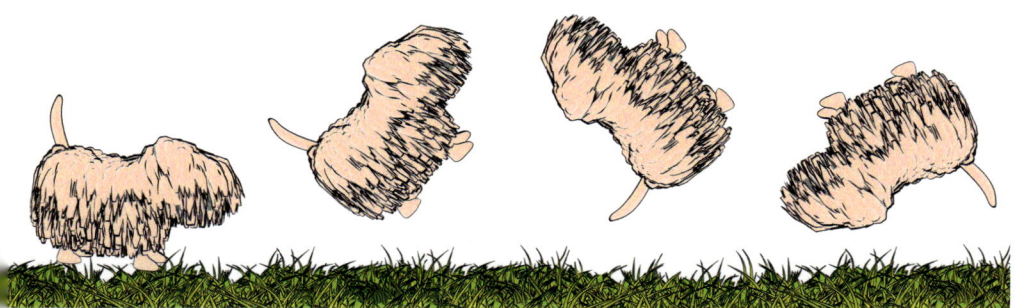

Was kann ich selbst pflanzen?

Oma Rosi führte die Kinder nun in ihren Gemüsegarten, wo es viele sorgfältig angelegte Beete gab. Umringt von den Minireportern, sagte sie: »Ich will euch einmal zeigen, wie man sich frisches Gemüse selber zieht. Denn nicht alles muss man kaufen. Vieles kann man auch selber anbauen und dabei so einiges über die Natur lernen. Max, fang doch einfach mal an! Du hast mir doch schon gerade so viel erzählt, das interessiert bestimmt alle.«

Max

Selbst angebaut – schmeckt deutlich besser
Reporter Max berichtet

»Der Trend geht eindeutig dahin, dass Vieles selber angepflanzt wird. Die Menschen wissen dann, dass das Produkt absolut frisch ist und nicht mit irgendwelchen Zusatzstoffen haltbar gemacht wurde. An dieser Stelle muss ich immer an meine Großmutter denken, die früher keine Ahnung von Gemüsesorten hatte. Aber in den letzten Jahren hatte sie sich so über Qualität und Preise geärgert, dass sie tatsächlich heute in ihrem Garten neben Kräutern auch Stangenbohnen, Tomaten, Pflücksalat und Zucchini züchtet. Ich glaube, dass bei uns immer mehr Menschen, die nicht das Glück haben, einen eigenen Garten zu besitzen, in guten Supermärkten, in Bioläden oder auf Wochenmärkten einkaufen, weil sie sich hier Frische und einen guten Preis vom Erzeuger versprechen. Dort erfährt man auch ganz genau, woher das Obst, das Gemüse und die Eier stammen. Ein weiterer interessanter Aspekt ist

Wusstet ihr, dass …
in vielen Städten sogenannte Volksgärten entstehen, in denen ihr selbst etwas anbauen könnt, wenn ihr keine Möglichkeit zu Hause habt?

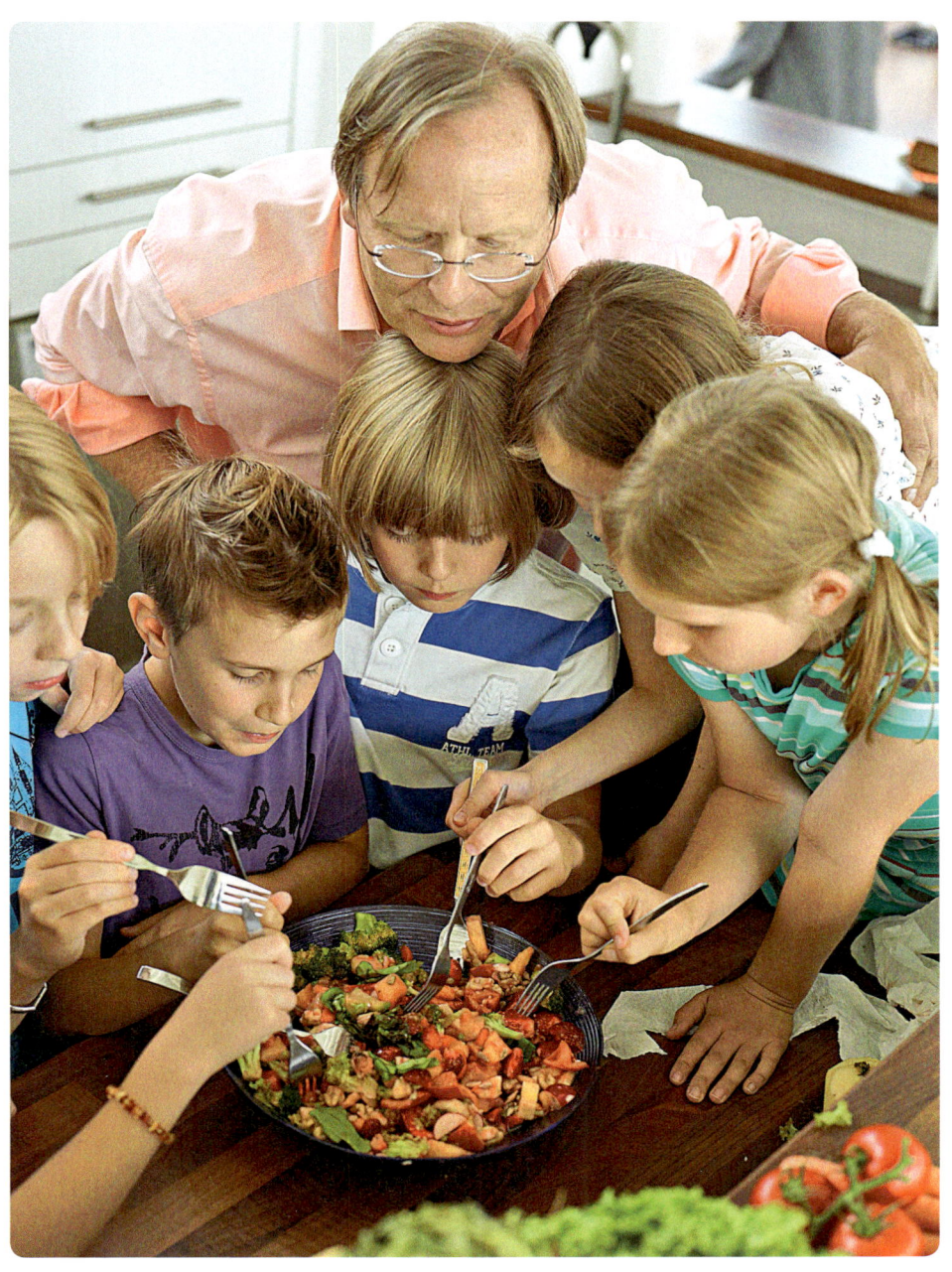

nämlich das Herkunftsland. Ihr könnt euch ja vorstellen, dass Äpfel aus Australien viel länger unterwegs sind als die, die auf dem Apfelbaum im Nachbarort wachsen. Außerdem bin ich gar nicht scharf auf Erdbeeren im Winter. Wo mögen die herkommen? Und so ohne Aroma und ohne Saft, nein danke! Da esse ich mich lieber in der Erdbeerzeit im Sommer satt, wenn sie bei uns reif sind. Und pflücken macht echt Spaß. Es lohnt sich also schon, wenn man sich beim Einkauf etwas über die Obst- und Gemüsesorten der Saison informiert. Bei uns in Deutschland sind Anbaumethoden oder Sorten eben anders als z. B. in Südamerika oder Spanien.

Stangenbohnen vorziehen

Das klappt ähnlich wie bei den Möhren. Meine Tante macht das. Da gibt sie sich sehr viel Mühe, denn sie liebt Stangenbohnen. Davon macht sie mit Zwiebeln, Tomaten und kleinen Speckwürfeln einen leckeren Salat. Stangenbohnen kann man nicht vorgezogen kaufen. Man legt die Samenkörner in ein größeres Pflanzgefäß und wartet ab. Leichtes Gießen und Sonne helfen beim Wachsen. Wenn sich die Keimlinge zeigen, kommen sie in die Erde rund um die Stangen, die vorher gesetzt wurden. Aber Achtung: Schnecken lieben die frischen Keimlinge auch!

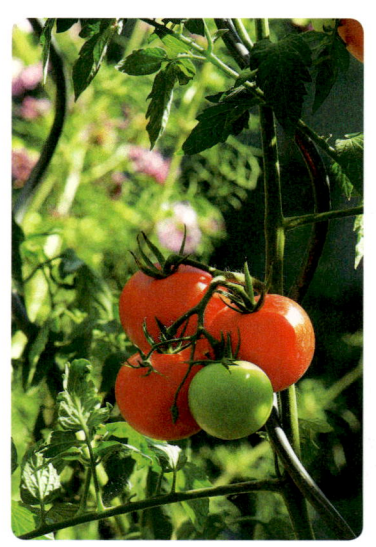

Tomaten pflanzen

Ich pflanze gerne Tomaten und ziehe diese aus Samen in kleinen Töpfen. Manchmal züchte ich Buschtomaten, manchmal Fleischtomaten. Ich liebe die knallrote Farbe und den süßen Geschmack. Die Tomaten brauchen viel Sonne!

Salat

Hier ein Tipp: Kauft einfach vorgezogene, kleine Pflücksalatpflanzen und setzt die in Balkonkästen oder ein Hochbeet im Garten. Dann können sie nicht so leicht von den Schnecken gefressen werden. Der Salat wächst sehr schnell und schmeckt prima. Besonders interessant ist der Pflücksalat, weil man die Blätter von unten her immer abpflücken kann, oben wächst er weiter. Man hat also stets frischen Salat! Und Jonathan hat hier noch einen besonderen Tipp.«

Wusstet ihr, dass …

in manchen Regionen der Welt wieder Obst, Gemüse und Kräuter zu Hause auf dem Balkon, auf Dächern, im Garten, aber auch am Straßenrand angebaut werden? Jede freie Fläche wird genutzt – selbst alte Reifen, Kanister oder aufgeschnittene Plastikflaschen dienen als Beete.

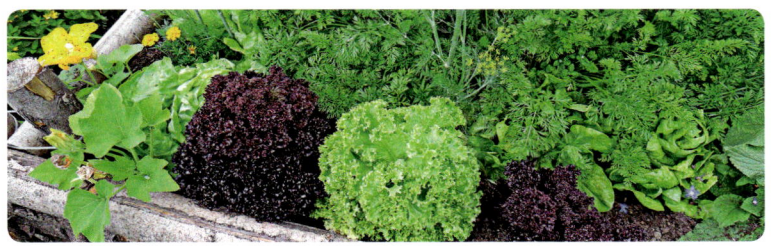

Info Ökowissen kompakt: **Nachhaltigkeit**

Ursprünglich kommt der Begriff »Nachhaltigkeit« aus der Forstwirtschaft. Nachhaltig forsten heißt, dass nicht mehr Bäume gefällt als neue gepflanzt werden. Nachhaltigkeit heißt auch, dass wir Menschen, die wir heute auf der Erde leben, nicht so tun können, als gäbe es kein Morgen. Unsere Kinder, deren und deren Kinder müssen ebenso auf dieser Erde leben und atmen können. Und das geht unter anderem nur dann, wenn Pflanzen aus Kohlendioxid und Wasser Sauerstoff bilden und an die Umwelt abgeben. Vielleicht noch mehrere Milliarden Jahre lang. Damit auch morgen die Luft sauber und das Wasser trinkbar ist, Tiere (über)leben und Pflanzen Kohlendioxid binden und Sauerstoff spenden können, müssen wir achtsam sein und behutsam mit der Erde umgehen. Selbst Wüsten zu beleben und Bodenschätze für kommende Generationen zu bewahren wird eure und unser aller Aufgabe sein.

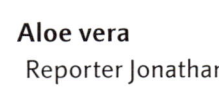

Jonathan

Aloe vera
Reporter Jonathan

»Wusstet ihr, dass König Alexander der Große (356–323 v. Chr.) auf seinen Feldzügen immer Aloe-vera-Pflanzen in Kübeln mit sich geführt hat, um mit dem heilenden Saft die Wunden seiner Krieger zu versorgen? Das finde ich total cool. Das sagt mir, dass es schon über 1000 Jahre, bevor die Nonne Hildegard von Bingen (um 1098–1179) das erste Buch über die Naturheilkunde schrieb, gute Ideen und Überlegungen zum Einsatz von Naturmedizin gab. Das musste ja auch so sein, weil es immer wieder in den Schlachten verletzte Krieger gab.

Aloe vera sind dickblättrige Pflanzen, die man z. B. häufig in Spanien findet. Diese kann man auch auf dem Balkon oder im Garten anpflanzen. Sie brauchen viel Sonne und wenig Wasser, ein bisschen wie bei Kakteen. Dafür hat man dann immer eine eigene kleine Heilpflanze vor der Tür, sehr praktisch! Wenn ihr euch geschnitten habt, bei einem Sonnenbrand oder einer Schürfwunde, selbst bei Fußpilz könnt ihr frische Aloe vera abschneiden, die Blätter häuten und den Glibber auf die Wunde streichen.«

> **Wusstet ihr, dass …** Gentechnik nicht gleich Gentechnik ist? Es gibt gentechnische Methoden, die einfach die Züchtung von Pflanzen beschleunigen. Eine Technik, die seit altersher genutzt wird. Eine ganz andere Form der heutigen Gentechnik ist die gezielte Veränderung bestimmter Erbanlagen durch eingeschleuste Gene zur Kreuzung zweier Pflanzen.

»Vielen Dank, Jonathan! Judith, du wolltest uns doch noch erzählen, was du zusammen mit deinem Großvater im Garten anbaust. Na los, das tut doch nicht weh«, bat Oma Rosi schelmisch. Judith lächelte etwas verlegen.

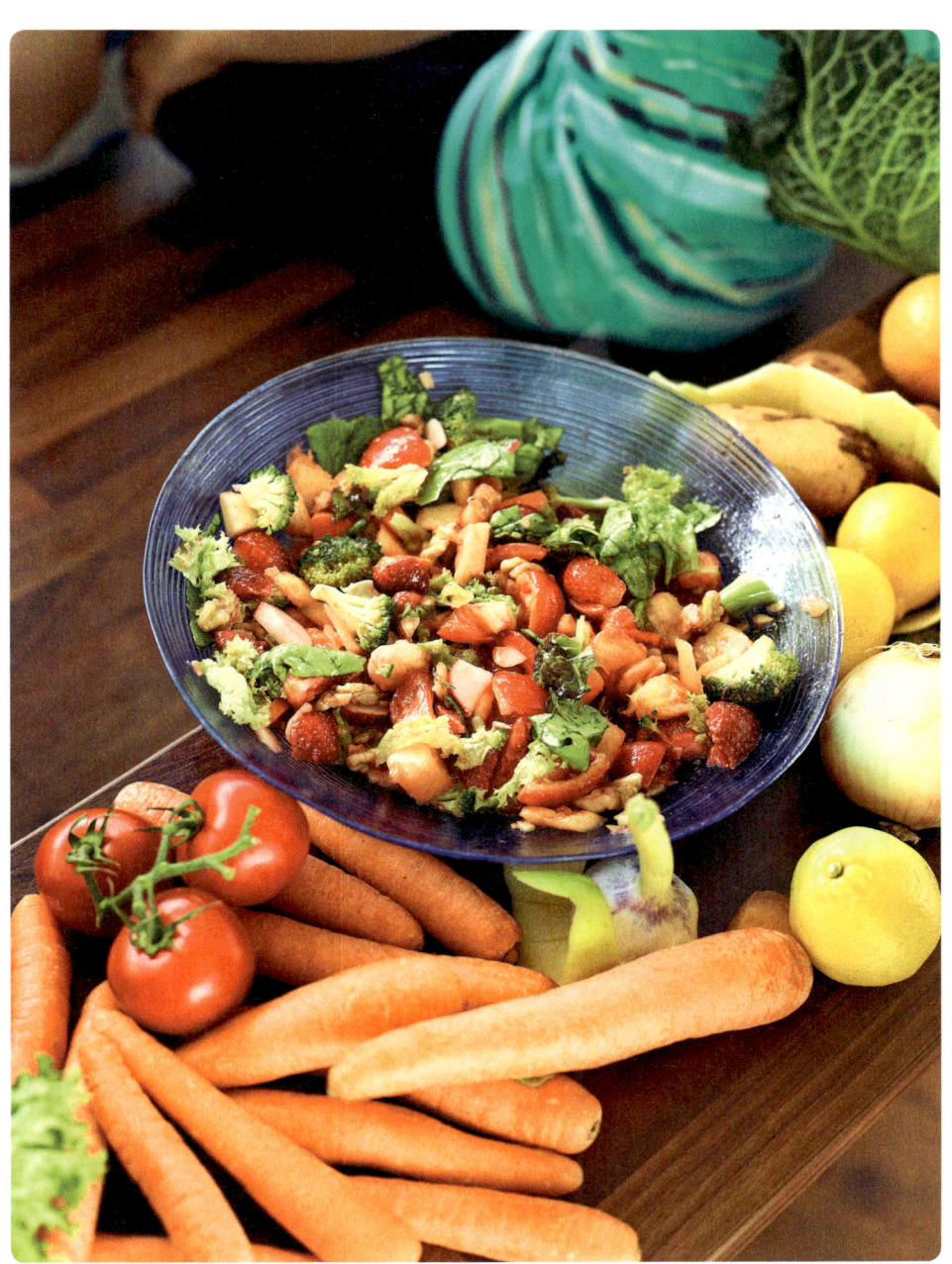

Wie ich mit meinem Opa Möhren anbaue
Reporterin Judith

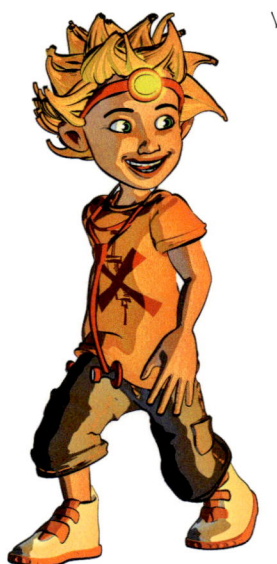

Judith

»Mit dem Rad fahre ich mit meinem Opa in ein Pflanzencenter, um Möhrensamen zu kaufen. Wir haben uns für eine frühe Sorte entschieden, die wir Anfang März einsäen. Vorher haben wir das Beet mit Komposterde vorbereitet. Alle 3 cm wird ein einzelnes Samenkorn eingesetzt. Nicht zu häufig gießen! Jeden Tag schauen wir nach, ob Keime aus der Erde sprießen. Das ist spannend. Wir können dann ab Mitte Mai ernten.«

Spekki Bulletti: Warum sollte ich mir beim Ausbuddeln die Pfote dreckig machen? Außerdem muss man dann ja auch abbeißen und kauen. So ein Quatsch. Schrecklich, das kann ja nicht gesund sein für die Zähne.

Der Kleine Medicus: Die würden dir sowieso ausfallen, weil du die Zähne kaum gebrauchst.

Spekki Bulletti:
Ich schone sie halt.
Vorsorge nennt
man das!

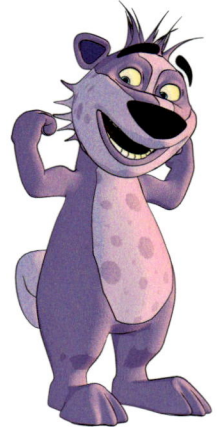

Was kaufe ich denn bloß ein?

Zum Ende ihres Ausflugs begleiteten die Kinder Oma Rosi noch in ihren kleinen Hofladen. »OMA ROSIS BIOLADEN« stand in großen regenbogenfarbenen Buchstaben über der Tür. Drinnen roch es herrlich nach Kräutern. In großen Regalen standen schöne Porzellantöpfe. Die Behälter waren mit geschwungenen, altertümlichen Buchstaben beschriftet, die von den Schätzen kündeten, die darin schlummerten. Judith stellte sich neben das Regal und begann zu berichten:

Wie die Menschen früher einkauften
Reporterin Judith

»Wie die Menschen Waren gehandelt und sich beschafft haben, das ist eine lange und sehr interessante Geschichte. Wir haben ja schon oft darüber gesprochen, auf welch abenteuerlichen, schwierigen und gefährlichen Wegen begehrte Waren wie Gewürze und Seide vor vielen tausend Jahren aus China über die unwegsamen Handelsrouten des Himalaya bis in den Mittelmeerraum transportiert und dann weiter verschifft wurden. Die alten Handelswege im Himalaya werden zum Teil heute noch genutzt.

Judith

Entweder bauten die Menschen bei uns in Europa selbst an, was sie zum Leben benötigten (deshalb waren auch so viele Menschen Bauern), oder sie tauschten Waren auf den Wochenmärkten, wie wir das insbesondere vom Mittelalter her kennen. Das Wort ›Markt‹ ist abgeleitet von dem lateinischen ›mercatus‹, das Handel bedeutet. Die Märkte waren immer ganz wichtige, zentrale Orte, an denen nicht nur Waren getauscht wurden, auch Klatsch und Nachrichten wurden über den Marktplatz verbreitet. Auf den Marktplatz kamen alle Menschen, die neben dem Einkaufen das öffentliche Leben verfolgen wollten, weil es noch kein Telefon, keine Computer, kein Fernsehen oder Tageszeitungen gab.

Wenn ich mit meinen Eltern Richtung Ammergebirge in den Urlaub fahre, komme ich immer an der Stadt Marktoberdorf vorbei. Marktoberdorf und viele andere Städte, die den Zusatz Markt vor ihrem Namen führen, erinnern heute noch an die mittelalterliche Tradition der Märkte als Handelsplätze. Ich habe recherchiert und erfahren, dass Marktoberdorf zum Beispiel 1453 das Marktrecht erhalten hat. Aber die Stadt Trier noch viel früher, nämlich schon 958. Das hätte ich mir auch denken können, denn in Trier haben sich ja schon die Römer früher niedergelassen (ab 30 v. Chr.) und Handel getrieben.

Wie kaufen die Menschen heute ein?

Bis heute haben sich die Märkte erhalten, obwohl es eine Vielzahl von Kaufhäusern, Supermärkten und Fachgeschäften gibt, in denen immer mehr Menschen einkaufen gehen. Aber viele Menschen glauben und wissen zum Glück noch, dass sie auf den Märkten die Waren besonders frisch bekommen können. Ich jedenfalls gehe in den Ferien oder samstags gerne zusammen mit meiner Mutter auf den Markt, und irgendwie erinnert es mich ein bisschen an das mittelalterliche Treiben, so wie es in Büchern beschrieben ist.«

Wusstet ihr, dass ... man in Hochhäusern, wie man es versuchsweise in Japan probiert, Nahrungspflanzen anbauen kann? Mit einem 30-stöckigen Hoch-Treibhaus könnten in Zukunft 50 000 Menschen jahrein jahraus mit bestimmten Gemüse- und Obstsorten versorgt werden. Ein Beispiel, wie sich Wissenschaftler neue Wege ausdenken, um die Weltbevölkerung künftig zu ernähren.

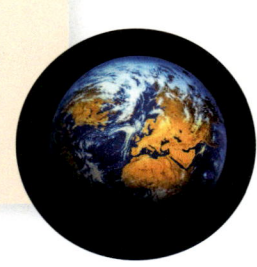

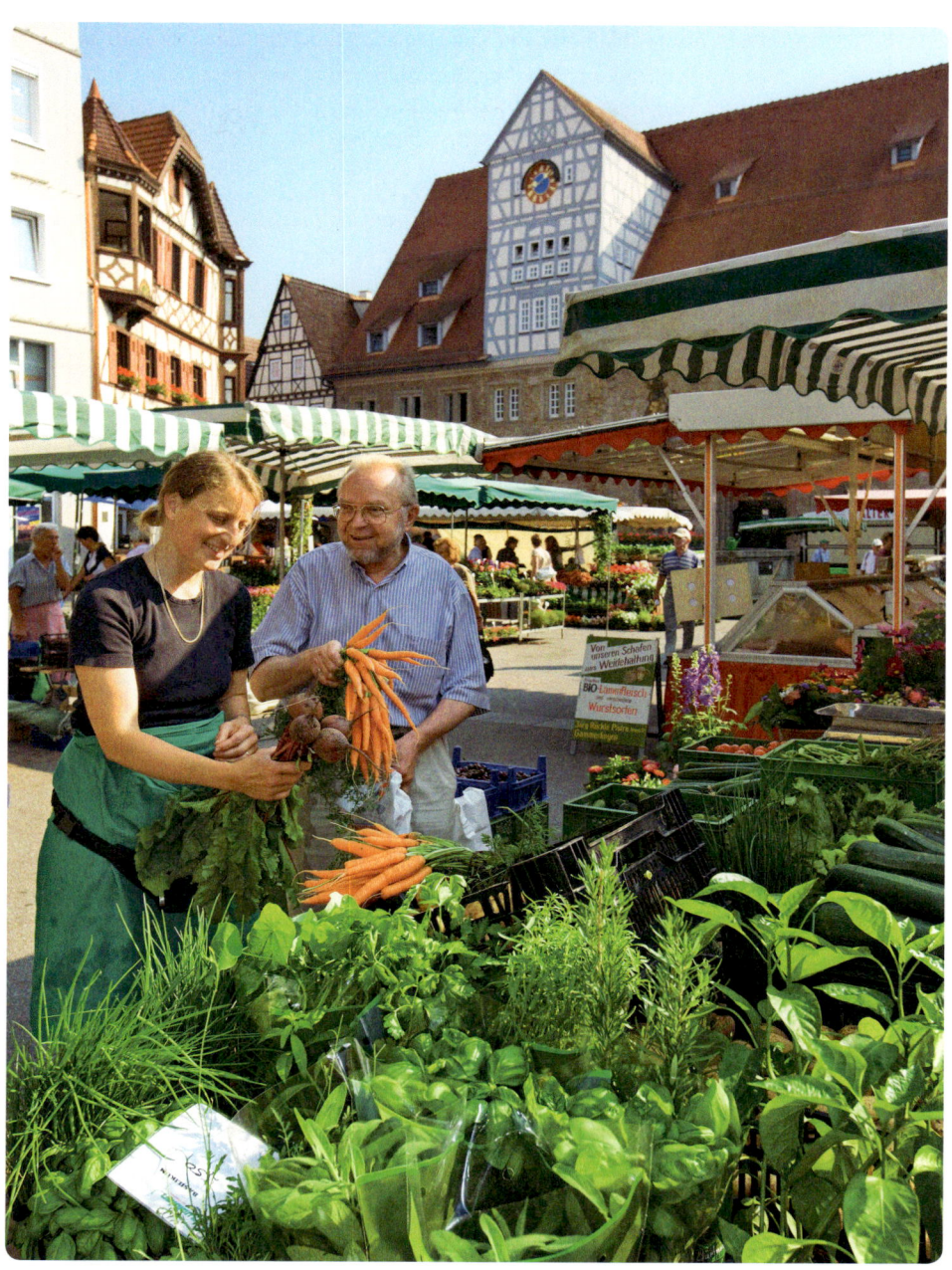

Wie wurden Lebensmittel früher gelagert?

»Wir wissen, dass es schon ganz früher, vor weit mehr als tausend
Jahren bei den alten Griechen und den Römern Eiskeller gab«,
übernahm jetzt Oma Rosi wieder die Erklärungen. »Das waren
Keller, in denen man Eisbrocken zur Kühlung bestimmter Waren
lagerte. Diese Eisbrocken wurden in dicke Tücher verpackt aus den
Gebirgen herangekarrt oder in strengen Wintern auf Teichen und
Flüssen eingesammelt. Eine gute Idee!

Heute kann jeder vielerlei Waren einfrieren, um sie bei Bedarf
wieder aufzutauen. Das ist natürlich praktisch, verführt aber auch
zur schnellen ungesunden Mahlzeit. Tief-
kühlkost kann allerdings total frisch sein,
je nachdem, was und wann eingefroren
wurde. Super wäre, wenn täglich mit frischen
Zutaten – auch tiefgefrorenen – gekocht
würde.«

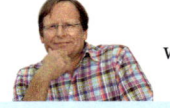

Der Doc erklärt ... Eiskeller
Überbleibsel alter Eiskeller oder
-hütten findet man heute noch in
Deutschland, aber auch in den
Wäldern auf Mallorca. Dort
wurde gerade die Tramuntana-
Bergregion mit ihrer uralten
Anbaukultur und den arabischen
Terrassenbauten und Wasser-
wegen zum Unesco-Weltnatur-
erbe ernannt.

Der Kleine Medicus: Tiefgekühlt kann
sehr gesund sein.
Spekki Bulletti: Iihhh. Das ist mir viel
zu kalt. Außerdem beiß ich mir da nur die
Zähne aus.

Tipps zu guten und schlechten Einkäufen

Schlechte Einkäufe	Gute Einkäufe	Selber anfertigen
Tiefkühlpizzen mit Konservierungsstoffen, Kunstkäse und viel Salami	Mehl, Hefe, Tomaten, Käse, Oregano und alles, was ihr zum Belegen braucht	Pizza selber machen und mit Gemüse belegen *Rezepte siehe S. 253*
Fertiger Pudding	Fruchtsaft und Speisestärke und eventuell Schokoladenraspeln (über 75 % Kakao)	Fruchtgrütze selbst kochen und mit Schokoladenraspeln garnieren
Pommes	Kartoffeln, Öl	aus Kartoffeln selber machen
Käfigeier	Freilandeier kaufen – noch besser Bioeier, die sind nämlich von Hühnern, die ohne Zusätze gefüttert wurden (Kennzeichnung 0)	
Fertige Schnitzel, Burger, Buletten, Chicken Nuggets	Biofleisch vom Metzger – Fragt bitte nach, wo es herkommt.	
Chips oder anderes fetthaltiges Knabberzeug	Salzstangen (die sind fettärmer) oder Nüsse, Laugenbrezel	Schnipsel von Karotten oder Gurken mit Quarkdip
Cola, Limonade, Milch oder Tee mit Aroma	Wasser, Schorle ohne Zuckerzusätze	Smoothie selbst machen *Rezept siehe S. 105*
Fertige Tomatensaucen	Frische Tomaten oder im Winter Tomaten aus der Dose, Gewürze, Rosmarin und Pfeffer	Alle Saucen selber machen, auf Kalorien achten *Rezept siehe S. 99*
Fertige Nudelsuppen	Suppengrün, Nudeln, Pfeffer, Brühe, Sellerie, Möhren	Suppen ohne Geschmacksverstärker selbst machen
Fertigkartoffelbrei	Kartoffeln, Milch, Muskat und ein bisschen Butter	Selber Kartoffeln kochen, stampfen und Milch und Butter zufügen *Rezept siehe S. 252*
Fertigkuchen	Mehl, Eier, Backpulver, Zucker, Öl, Sprudelwasser	Selber backen *Rezept siehe S. 254*

»Das sind einige Hinweise, die euch helfen können. Viel Spaß beim Einkaufen, Kochen oder Selbermachen! Und Naschen nicht vergessen. ›Kleine Sünden‹ gehören dazu. Ein Leben ohne Naschen? Da fehlt euch dann doch etwas Wichtiges, um glücklich zu sein.«

Und ... entschiedenes NEIN zum Wegwerfen von essbaren Nahrungsmitteln!

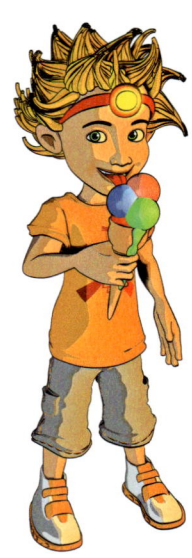

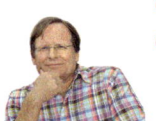

Der Doc erklärt ... Mindesthaltbarkeitsdatum?

Was wird nicht alles weggeworfen. Im Schnitt wirft jeder Bürger in Europa und USA ca. 100 kg Lebensmittel pro Jahr weg. 20 Millionen Tonnen noch essbare Lebensmittel landen in Deutschland auf dem Müll. Davon sind ca. 30 Prozent noch nicht einmal ausgepackt.

»Nichts wie weg« scheint die Devise zu sein, obwohl mehr als ein Siebtel der Menschheit hungert, mehr als eine Milliarde Menschen!

Dass wir so viel wegwerfen, liegt aber nicht selten daran, dass das auf den Verpackungen angezeigte _Mindesthaltbarkeitsdatum_ (MHD) vielen Menschen große Angst macht. Sie glauben, die Nahrung sei danach nicht mehr genießbar. Das MHD ist ein Gütesiegel, das garantieren soll, dass bis zum angegebenen Datum die Ware genauso schmeckt und aussieht, wie vom Hersteller gewollt. Besser wäre es, den Begriff »schmeckt am besten bis« einzuführen. Oder? Dann würden nicht Tag für Tag Tonnen von essbaren Lebensmitteln vernichtet. Denn viele Nahrungsmittel, deren Haltbarkeit abgelaufen ist, können noch einige Tage gegessen werden.

Achtung: Davon zu unterscheiden ist das sogenannte _Verbrauchsdatum_, das unbedingt eingehalten werden muss. Bis zu diesem Zeitpunkt müssen schnell verderbliche Waren wie Fleisch und Fisch verzehrt sein.

Turne bis zu Urne!

Die zweite große Hofpause

Rechtzeitig zur zweiten großen Pause waren die Kinder zurück. Der Kleine Medicus zog einen Bollerwagen über den Schulhof, auf dem sich eine große Truhe befand. Obendrauf thronte träge Spekki Bulletti.

Nick eilte herbei. »Hast du alles dabei?«, fragte er.

Spekki schaute auf ihn hinab.

»Ja, wir können starten«, antwortete der Kleine Medicus, »runter, du fauler Kerl!«

Spekki Bulletti purzelte erschrocken von der Kiste und trollte sich grummelnd in den Hintergrund.

Nick und der Kleine Medicus öffneten die Schatztruhe, und lauter bunte Sportgeräte kamen zum Vorschein. Lärmend strömte die ganze Schule zusammen. Staunend lasen die Kinder, was auf der Truhe stand: »Turne bis zur Urne!« Und dann waren da noch lauter kleine Symbole der verschiedenen Sportarten.

Spekki schaute neugierig in die Truhe, holte einen Ball heraus und setze sich drauf. »Hey, bewegen, du Dickwanst!«, rief da ein kleines Mädchen mit lustig flatternden Zöpfen. Doch Spekki ließ sich nicht stören. Er war die Ruhe selbst. »Turne bis zur Urne, das mach ich doch schon, du

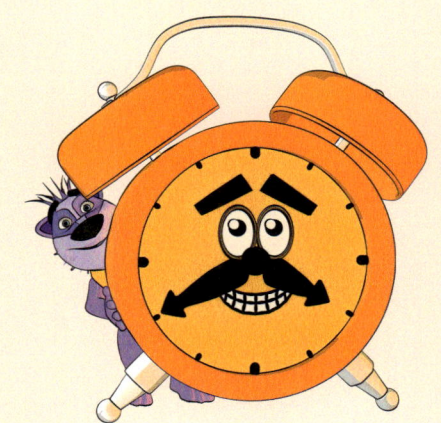

Schlaumeierin. Sitzball heißt die neue Sportart«, rief er nun seinerseits dem Mädchen hinterher.

»Also Spekki, sei mal ein bisschen höflicher zu den Damen. Gerade du solltest jetzt aufpassen, wenn Nick etwas erklärt«, versuchte der Kleine Medicus den neckischen Streit zu schlichten.

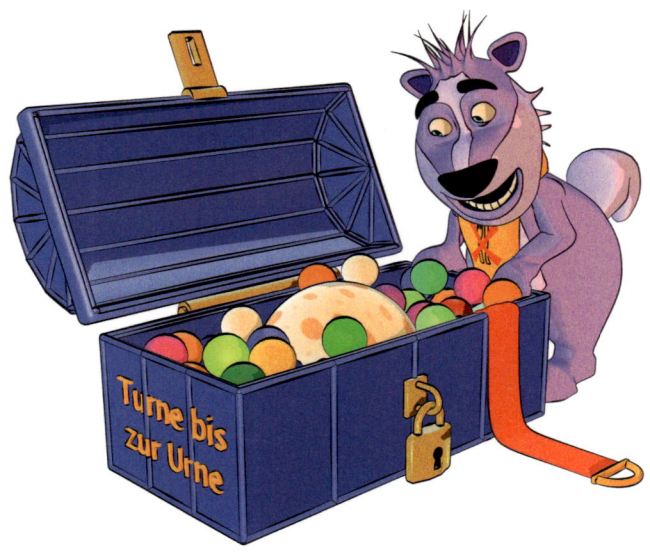

Bewegen, bewegen, bewegen

Reporter Nick erklärt

Aus dem Kindergarten und auch aus der Schule kenn ich bereits Kinder, die viel zu dick sind.« Nick schaute zur Seite, wo er Spekki vermutete, doch der hatte sich mit den Worten »Sport ist Mord« verkrümelt. »Sie werden von ihren Eltern überallhin gefahren, morgens direkt bis vor die Schule, wo sie dann am Nachmittag wieder abgeholt werden. Gewiss, viele Eltern sorgen sich einfach um die Sicherheit ihrer Kinder. Aber ist das Sich-fahren-lassen wirklich der beste Weg? Ich denke, das kann man auch anders regeln. Mehrere Schüler können sich zu einer Gruppe zusammenschließen und gemeinsam zur Schule gehen.

Bei mir in der Klasse ist Bewegung an der Tagesordnung. Schon morgens kommen wir z. B. mit dem Waveboard, dem Einrad, dem Rad – nach der Fahrradprüfung – und dem Seil zur Schule. Vor dem Unterricht bewegen wir uns mit unseren Sportgeräten 15 Minuten auf dem Schulhof. Wenn wir erst um 9 Uhr Schule haben, dann dürfen wir uns schon ab 8 Uhr mit unseren Geräten auf dem Hof bewegen. Auch während des Tages dürfen wir den Schulhof bei trockenem Wetter dazu oft nutzen. Aber auch im Klassenraum bleiben wir nicht stundenlang sitzen. Wir bewegen uns auch schon mal während des Unterrichts, z. B. beim Gedichte Aufsagen oder wenn wir anderen Schülern bei Aufgaben helfen. Dazu muss man ja aufstehen. Wir suchen auch mal einen anderen Ort auf, den Flur oder bei Sonnenschein den Schulhof. Aber aufstehen müssen wir auch, um am PC in unserer Klasse zu arbeiten.

Mitunter nutzen wir stabile Tische und Stühle als Turngeräte. Das sieht manchmal ganz lustig aus, wenn alle auf dem Tisch die gleiche Übung machen. Nachmittags spiele ich häufig mit meinem Freund Jonathan Fußball auf dem Fußballplatz. Bei schönem Wetter gehe ich auch immer mal mit meinen Brüdern und mit Freunden in den Wald. Wir klettern auf Bäume und bauen Buden aus Naturmaterialien.«

Tipps für mehr Bewegung Lasst euch nicht überall hin fahren! Geht zu Fuß oder nehmt das Fahrrad. Damit bewegt ihr euch. Meine Lehrerin hat einen neuen Trick, um sich selbst zu überlisten. Bei Einkäufen parkt sie immer ziemlich weit weg, damit sie noch ein Stück zu Fuß gehen muss.

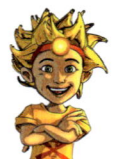

Bewegung und Sport steigern die Reparaturfähigkeit des Gehirns. Auch die Gedächtnisfunktion und die Koordination der Körperfunktionen werden durch Bewegung stark verbessert und neu aktiviert. Am besten natürlich in frischer Luft, weil das Gehirn Sauerstoff braucht. Es ist wissenschaftlich erwiesen, dass das Gehirn abbaut, wenn nicht trainiert wird, dass es aber auch ein Leben lang formbar ist.

Also, turne bis zur Urne!

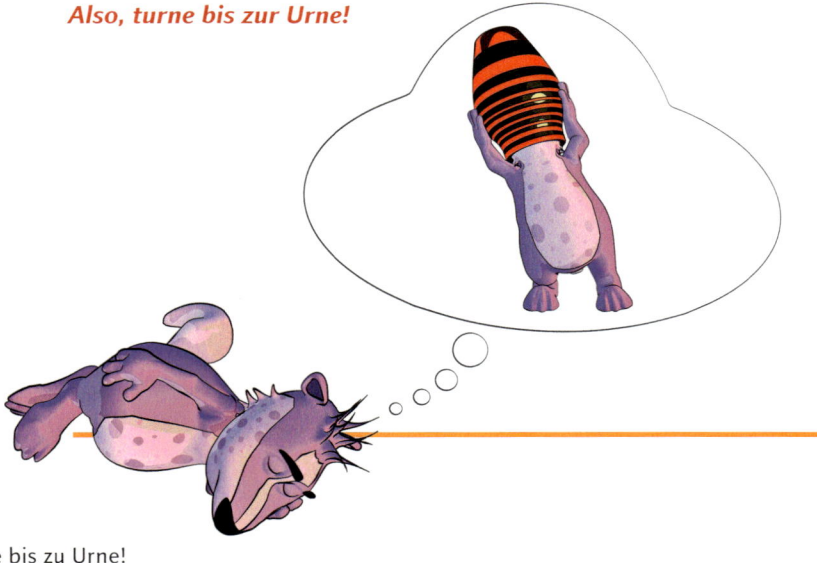

Spekki Bulletti: Ja ja, mache ich schon. Schaut mal meinen Handstand an. Außerdem passe ich sowieso in keine Urne! Nie!

Der Kleine Medicus: Da hast du recht, so dick wie du bist.

Spekki Bulletti: Das dauert eben alles ein bisschen. Sei doch nicht so streng, lieber spät als nie. Und, und. Ich will noch nicht in die Urne. Außerdem esse ich schon einen Apfel nach dem anderen. Bin schon fast zu Apfelmus geworden.

Der Kleine Medicus: Woher der plötzliche Sinneswandel? Langsam wird dir die explosive Gewichtszunahme selbst unheimlich, was? Kannst ja jetzt mal zeigen, was du kannst bei den Bewegungsübungen. Los! Komm.

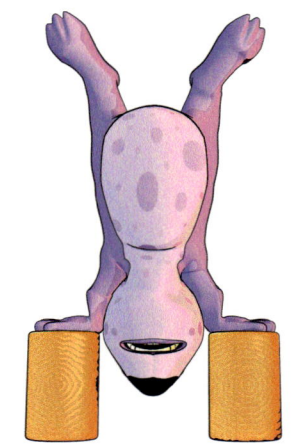

Die Schule kommt in Bewegung mit dem Kleinen Medicus
»Stunde um Stunde im Klassenraum hocken, in den Pausen nur mal zur Toilette und wieder zurück zum Platz – so sollte Schule nicht aussehen. Denn Bewegung ist wichtig. Bewegung macht Spaß. Und Bewegung steigert die Leistung in der Schule«, erklärte der Doc.

»Tatsächlich hat sich gezeigt, dass Schüler mehr Spaß und Freude am Lernen haben, wenn sie sich zwischendurch mit dem Lehrer oder der Lehrerin bewegen. Zum Beispiel Gedichte aufsagen im Gehen, Mathe-Aufgaben im Kopf lösen und sich bei bestimmten Zahlen drehen, hüpfen oder aufstehen. Rückwärts laufen und Vokabeln übersetzen oder oder oder. Die Schüler sind konzentrierter, wenn sie mit solchen Elementen gefordert werden, sie streiten weniger, und wenn sie zwischendurch Übungen für den Gleichgewichtssinn – wie Kniebeugen auf einem Bein – machen, werden ihre schulischen Leistungen deutlich besser. Das ist wissenschaftlich erwiesen, also fangt am besten gleich morgen in der Schule damit an und zeigt als **Medicus-Gesundheitsbotschafter** anderen Schülern die folgenden Übungen.«

Aufwärmen

Durch die Aufwärmübung regt ihr nicht nur den gesamten Stoffwechsel an, sondern bereitet durch den Spannungsaufbau insbesondere die Muskulatur für eine stabile Körperhaltung sowie die Arm- und Beinmuskeln auf die Kräftigungsübungen vor. Daneben stimmen diese Übungen die Gelenke, vor allem die Schultergelenke, und die Wirbelsäule auf das Training ein.

Übungen, bei denen Schulter-, Oberkörper- und Beinmuskulatur bewegt werden, sind besonders gut, weil sie die Koordinationsfähigkeit von Armen und Beinen fördern.

Armkreisen mit Kniebeugen

Empfehlenswert ist das Armkreisen mit Kniebeugen:

Stellt euch aufrecht hin und streckt beide Arme nach oben. Die Handinnenflächen zeigen nach vorn. Die Arme bleiben während der Übung im Ellbogen gestreckt, der Oberkörper bleibt aufrecht. Zu Beginn sollten die Übungen langsam und kontrolliert durchgeführt werden, um Überlastungen zu vermeiden.

Den linken Arm gestreckt nach vorn unten schwingen, den rechten nach hinten unten. Dabei wird der Oberkörper durch eine leichte Drehung nach rechts bewegt; gleichzeitig erfolgt eine leichte Drehung des Unterkörpers nach links. Geht ebenso gleichzeitig in die Knie; jetzt den linken Arm nach hinten und den rechten Arm nach vorne strecken, daraufhin wieder die Beine strecken bei gleichzeitigem ruhigen Atmen. Die Übung sollte zu Beginn etwa 3 × pro Minute ganz ruhig und gleichmäßig durchgeführt werden. Wenn die Arme nach unten schwingen, sollten die Knie gebeugt werden, beim Strecken aus der Beuge sollten auch die Arme nach oben zeigen. Der Oberkörper bleibt während der ganzen Übung aufrecht, um damit auch den sogenannten Rundrücken und das Hohlkreuz zu vermeiden.

Das Tempo kann langsam gesteigert und der Oberkörper geringfügig mitgedreht werden.

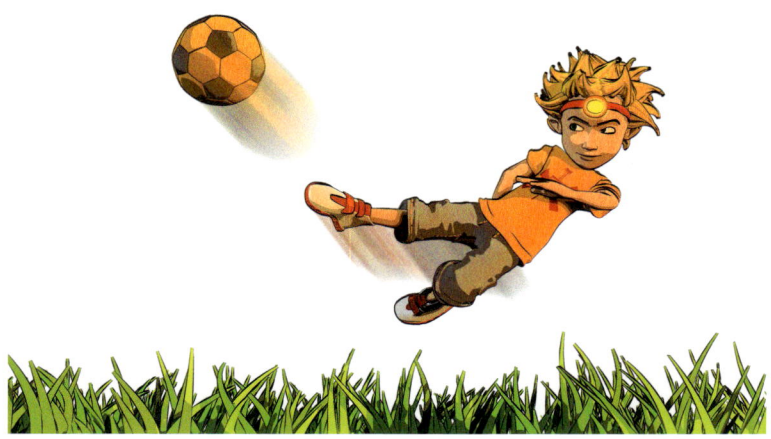

Ziel dieser Übung ist die Verbesserung der Koordination zwischen der Brustwirbelsäulenmuskulatur und der Schulter-Arm-Muskulatur. Zur Abwechslung können die Arme auch mal in entgegengesetzter Richtung gekreist werden, ein Arm nach vorn und einer nach hinten.

Dehnung und Krafttraining

Ziel der Übungen ist die Kräftigung der gesamten Muskulatur von Beinen, Armen und Oberkörper. Gleichzeitig wird hiermit eine gute »gesunde« Körperhaltung unterstützt.

Der Schwerpunkt der Kräftigungsübungen liegt auf der Aufrichtung sowie der Drehfähigkeit des gesamten Oberkörpers. Diese Hauptbewegungsrichtungen sind immer wieder auch im Alltag gefragt.

Das sogenannte Zirkeltraining unterstützt das Herz-Kreislauf-System und die Skelettmuskulatur. Durch langsame Bewegungen werden während der Mobilisationsübung die dazu notwendigen Rückenmuskeln gedehnt und gleichzeitig die Bauchmuskeln aktiviert. Hier hilft auch das Theraband sehr gut.

Dehnübung

Eine ganz einfache Dehnübung ist es zum Beispiel, eine Münze vor euch auf den Boden zu legen. Nun stellt ihr euch mit dem Rücken an die Wand. Die Füße sind geschlossen, die Knie durchgestreckt. Könnt ihr die Münze aufheben? Wenn ihr das nicht schafft, dann versucht es nicht mit Gewalt und bei Schmerzen, sondern übt das jeden Tag ein paar Minuten. Ihr werdet sehen, bald klappt es.

Ausdauertraining

Eine gute Ausdauersportart ist beispielsweise das Joggen. Wenn ihr das noch nie gemacht habt und eure Kondition als eher schlecht bezeichnen würdet, solltet ihr langsam anfangen und dann die Dauer und das Tempo allmählich steigern. Gebt eurem Körper die Möglichkeit, sich an die Belastung zu gewöhnen. Am Anfang beispielsweise 30 Minuten am Tag spazieren gehen, eine Woche später schon schneller werden und walken, mit oder ohne Stöcke. Und nach weiteren zwei bis drei Wochen langsam laufen. Zwei- bis dreimal die Woche für eine halbe Stunde – bald werdet ihr topfit sein!

Bewegungseinheiten vor oder während der Unterrichtsstunde

Die »Ich bin topfit!-Übung«:

Bei »ich« zeigt ihr mit den Fingern auf euch, bei »bin« klopft ihr euch auf die Oberschenkel, bei »top« berühren die Fingerspitzen den Boden und bei »fit« streckt ihr euch zur Decke!

Spekki Bulletti: Ich war schon immer topfit!

Wenn ihr es lieber etwas ruhiger angehen lassen möchtet, könnte sich auch eure Lehrerin mit euch während des Unterrichts gerade hinstellen, die Augen schließen und mit der linken Hand den Hinterkopf halten, während die Fingerspitzen der rechten Hand die Stirn berühren. Dabei atmet tief ein und aus. Ihr werdet merken, wie gut diese kurze Übung helfen kann, sich anschließend wieder besser zu konzentrieren. Auch der Einbeinstand mit Kniebeugen, zehnmal rechts und zehnmal links, tut gut, wenn ihr gerade einen Durchhänger habt.

Für die kleine Pause

Es klingt zwar komisch, aber man kann sich fit »gähnen«! Dazu gähnt ihr nach Herzenslust und streckt euch. Wenn ihr noch oder bereits wieder im Klassenzimmer seid, könnt ihr auch mit eurem Stuhl (der muss stabil sein!) so weit wie möglich vom Tisch weg rutschen und dann beide Beine ausstrecken. Zusätzlich könnt ihr die Hände im Nacken falten und dann ein paar Mal so richtig gähnen. Dadurch nehmen die Lungen mehr Sauerstoff auf. Ihr werdet wieder fit und munter, könnt euch in der nächsten Schulstunde besser konzentrieren. Auch Übungen mit dem Theraband sind toll. Legt das Band um die Stuhllehne und zieht es 10 × im Stand kräftig an eure Brust, erst rechts dann links, dann beidseitig. Macht eine Pause von 30 Sekunden und dann das Ganze noch einmal von vorn. Dieselbe Übung könnt ihr auch abwechselnd mit dem rechten und linken Bein machen, wenn ihr das Band verknotet und um das Stuhlbein schlingt. Dann das rechte Bein schnell nach hinten führen und danach das linke. Mit beiden Beinen gleichzeitig wäre es wohl kaum möglich. Alle Übungen machen noch mehr Spaß, wenn sie von vielen gleichzeitig durchgeführt werden und mit Musik.

Für die große Pause

Wenn ihr in der großen Pause etwas mehr Zeit habt, dann stellt euch mit leicht gespreizten Beinen hin und beugt euch ganz entspannt mit dem Oberkörper nach vorne. Die Knie sollten dabei durchgestreckt sein. Während ihr tief ein- und ausatmet, lasst ihr die Arme vor dem Körper hin- und herpendeln. Zählt langsam bis zehn und richtet euch dann wieder auf. Wenn ihr mögt, könnt ihr diese Übung zwei- bis dreimal wiederholen. Wichtig ist, dass ihr euch auf die Atmung konzentriert und bewusst tief ein- und ausatmet. Oder ihr füllt eine kleine oder große Plastikflasche mit Wasser und benutzt sie als Hantel: zehnmal nach oben, nach vorne, nach unten und nach hinten bewegen. Es muss nicht viel sein, ist aber wirksam. Ihr könnt die Übungen auch im Sitzen machen. Versucht es mal.

Mini-Phantasiereise

Zur Entspannung bewährt hat sich auch die so genannte Mini-Phantasiereise. Bevor ihr mit dieser Übung beginnt, überlegt, welcher Ort, den ihr bisher besucht habt, euch besonders gut gefallen hat. Atmet dann dreimal tief ein und aus. Stellt euch nun vor, dass ihr euch an eurem Lieblingsplatz befindet. Wie sieht es dort aus? Was könnt ihr da sehen und hören? Was fühlt ihr? Was könnt ihr riechen? Genießt die Vorstellung, euch an einem Lieblingsort aufzuhalten, und atmet ruhig und gleichmäßig weiter. Zählt jetzt rückwärts von zehn bis eins und öffnet dann wieder die Augen. Streckt und reckt euch wie nach einem erholsamen Schlaf. Diese Übung könnt ihr übrigens im Liegen auf einer Matte, im Sitzen oder Stehen durchführen, ganz wie es euch gefällt und wie ihr euch am besten entspannen könnt. Aber aufpassen, dass ihr im Liegen nicht einschlaft, das wäre dann zu viel Entspannung auf einmal.

Tipp Frischer Salat oder Obst vor dem Schlafengehen liegt vielen Menschen schwer im Magen und kann zu Einschlaf- und Verdauungsschwierigkeiten führen. Und das Vitamin C in Obst oder Vitaminsäften könnte euch abends aufputschen.

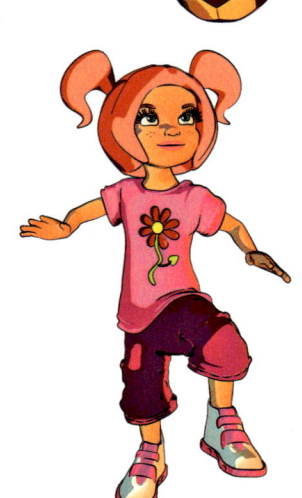

Mit Energie in das letzte Drittel

Die 5. Schulstunde

N ach der Pause kamen sie alle wieder ins Klassenzimmer zurück. Auch Spekki trudelte langsam hinterher. In der Hand hatte er eine Schnur, an der er ein Jo-Jo auf und ab tanzen ließ. »Endlich habe ich meine Sportart gefunden!«, rief er. »Und alles locker, flockig aus dem Handgelenk.«

»Du hast tatsächlich motorisches Talent«, staunte der Doc, »vielleicht ist noch nicht alles verloren. Und wenn dir etwas gefällt, hast du anscheinend auch genug Energie und bleibst am Ball. Apropos Energie. Unsere Energie kommt aus den Lebensmitteln, und dazu möchte ich euch in der nächsten Unterrichtsstunde einige spannende und wichtige Informationen mitgeben.«

»Au!«, rief Spekki. Er hatte sich das Jo-Jo direkt gegen die Nase geschleudert, als das Wort »Unterricht« fiel.

»Aber zuerst kommt noch unsere letzte Korponautin Judith, die uns direkt aus dem schlagenden Herz berichtet«, ergänzte der Doc, ohne den jammernden Fressdachs weiter zu beachten. Die Sonne schien jetzt zur Mittagszeit direkt in den Klassenraum. Aber Judith hatte es schon bemerkt und flitzte zum Fenster und zog die Vorhänge zu. Schließlich sollten die anderen ihre abenteuerliche Reise zum Herzen gut erkennen können. Sie schaffte es gerade, sich wieder auf ihren Platz zu setzen, als sie auch schon auf der Bildfläche erschien.

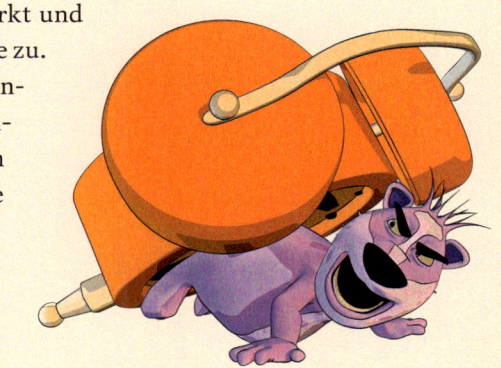

Ein Herz und eine Seele

J udith winkte in die Kamera. »Ich schwimme mit dem Blutfluss durch den Körper, als wäre ich auf dem Mississippi. Das Blut ist allerdings rot durch den Farbstoff Hämoglobin. Die Blutzellen und das Blutplasma werden in den Nieren gefiltert. Dort muss ich aufpassen, dass ich nicht in dem feinen Filtersystem hängen bleibe. Wenn ich hier einen ganzen Tag lang mitreise, dann muss ich ungefähr 400 Mal aufpassen. So oft kommt das Blut nämlich ›in die Reinigung‹.

Jetzt bin ich im Herzen angekommen – hier rumpelt es gewaltig, wie bei einem Oldtimer. Das Herz liegt ziemlich zentral, weil ja von hier aus das Blut bis ins Gehirn und hin zum kleinen Zeh gepumpt werden muss. Das Herz besteht aus vier Kammern, wobei die oberen Kammern als Vorhöfe und die unteren als Herzkammern bezeichnet werden. Das Herz ist ein Hohlmuskel, der sich regelmäßig zusammenzieht.

Überall sehe ich Zuleitungen und Abgänge in sämtliche Richtungen. Wie in großen Fabriken arbeiten auch Motoren und Pumpen, damit alles in Bewegung bleibt. Experten sorgen dafür, dass die Motoren nicht ausfallen. Beeindruckend. Du bist zunächst mal dein eigener Experte. Es ist wichtig, dass du deinen Motor gut pflegst, damit er nicht unerwartet aussetzt. Ich meine damit: jeder muss selbst auf seinen Körper und sein Herz aufpassen.«

Jetzt vertiefte der Kleine Medicus: »Das Herz ist etwa faustgroß, wiegt ca. 300 g und schlägt normalerweise 60- bis 80-mal pro Minute. Bei Anstrengungen kann es bis zu 200-mal in einer Minute schlagen. Es schlägt ca. 100 000-mal am Tag, bis zu 3,5 Milliarden mal in einem 80jährigen Leben. Das Herz muss also eine beeindruckende Pumpleistung erbringen: bei jedem Herzschlag eines gesunden Herzens wird ein Glas Blut in den Kreislauf gepumpt. In einer Minute schafft es das Herz, die gesamte Blutmenge im Körper einmal durch den Kreislauf zu pumpen, das sind bei einem Erwachsenen etwa 5 Liter. Dies entspricht einer stündlichen Pumpmenge von 240 Litern Blut – ca. eine Badewannen-Füllung – oder ca. 7000 Litern täglich. Bei starker Beanspruchung können es auch schon mal 10 000 Liter pro Tag sein.

Spekki Bulletti: *Boa, ein kleiner Teich voll? Ich kann aber gar nicht schwimmen. Außerdem verfärbt sich sonst mein schönes Fell.*

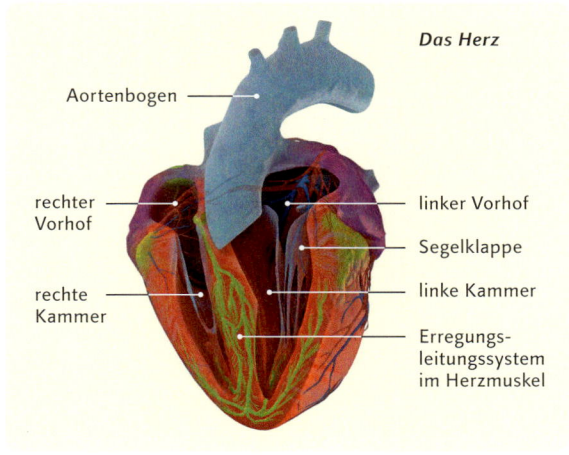

Das Herz

Aortenbogen

rechter Vorhof

rechte Kammer

linker Vorhof

Segelklappe

linke Kammer

Erregungsleitungssystem im Herzmuskel

Am Handgelenk kann man den Puls fühlen. Das sauerstoffarme Blut kommt zum Herzen und wird von dort zur Lunge transportiert. In der Lunge wird das Blut erneuert durch den Sauertoff, der eingeatmet wird. Das Kohlendioxid wird ausgeatmet. Das sauerstoffreiche Blut gelangt in die linke Herzhälfte. Von da aus wird es in den Körper transportiert. Wir brauchen es zum Denken und Fühlen und zum Zellwachstum, damit Herz, Lunge, Darm und die anderen Organe arbeiten und die Zellen ihre Energie aus Fett und Zucker im wahrsten Sinne des Wortes verbrennen können.«

Der Doc erklärt ... Das Herz fühlt

Nach einem längeren, schnellen Lauf spürt man das Herz durch seinen schnelleren Herzschlag wie ein Klopfen im Körper. Im Ruhezustand spürt man das Herz in der Regel nicht. Wenn man aufgeregt ist, sich sehr ärgert oder verliebt ist, schlägt das Herz schneller. Das Herz nimmt direkt an Gefühlen bzw. Gefühlsänderungen teil.

Die Muskulatur des Herzens wird durch bestimmte Nerven elektrisch gesteuert, die durch den Willen grundsätzlich nicht direkt beeinflusst werden können. D. h. man kann zwar willentlich einen Muskel im Arm steuern, wenn man etwas aufheben will. Man kann aber dem Herzen nicht einfach sagen, dass es aufhören soll zu schlagen. Das wäre auch absurd, denn wenn das Herz aufhört zu schlagen, ist man tot.

Das Herz schlägt normalerweise ununterbrochen bis zum Lebensende. Allerdings kann sich die Herzfrequenz bei Freude, Trauer, Angst und anderen intensiven Erlebnissen erheblich verändern, auch bei Herzkrankheiten. Ihr kennt sicher das heftige Herzklopfen, wenn man sich verliebt oder ganz aufgeregt ist. Dann schlägt das Herz viel schneller, als wenn man entspannt in der Hängematte liegt. Dafür sorgen die kleinen, mehrere zehntausend Kilometer langen feinen Nervenbahnen, die direkt vom Gefühlszentrum im Gehirn zu allen Regionen im Körper gelangen, auch zum Herzen. Das Herz fühlt, aber umgekehrt fühlt das Gefühlszentrum im Gehirn auch das Herz.

Zur Messung der elektrischen Ströme im Herzen wird eine Untersuchung mittels eines Messgerätes durchgeführt, das als Elektrokardiograph bezeichnet wird. Dabei werden kleine Saugnäpfe mit Elektroden auf den Brustkorb geklebt. Das tut überhaupt nicht weh. Das Elektrokardiogramm (EKG) ist die aufgezeichnete Stromkurve des Herzens. Aus dem Muster dieser Kurve können die Ärzte ablesen, ob ihr gesund seid. Auch bestimmte Herzerkrankungen werden so sicher erkannt.

Spekki Bulletti: Ach, der liebe Doc! Erzählen kann der. Meine Güte. Gähn ... Musste echt 'ne ganze Flasche Cola trinken, damit ich nicht einschlafe.

Was soll ich denn eigentlich essen? –
Geballte Ess-Information leicht gemacht

W usstet ihr, dass die häufigsten Gesundheitsstörungen weltweit auf Fehlernährung zurückzuführen sind? Dazu zählt
nicht nur die Überernährung wie in vielen Ländern der Welt. Fast
noch schlimmere Auswirkungen hat das Gegenteil, die Unterer-
nährung. Sie ist in vielen armen Ländern Afrikas und Südameri-
kas zusammen mit Durchfall-Erkrankungen die häufigste Todes-
ursache im Kindesalter. Millionen von Kindern hungern täglich.
Über 2,3 Millionen haben keine Toiletten und 1 Milliarde Menschen
haben keinen Zugang zu sauberem Trinkwasser.«

Spekki Bulletti: Das ist ja schrecklich. Ich dachte, ich kann
überall auf der Welt Burger und Cola bekommen!

Der Kleine Medicus: Nein, nicht überall auf der
Welt gibt es im Überfluss zu essen. Oft
gibt es noch nicht mal sauberes Trinkwasser, was vor allem für Babys und
Kinder dramatische Folgen hat.

Spekki Bulletti: Das kann ich mir beim
besten Willen nicht vorstellen.

Der Kleine Medicus: Du isst ja auch wie
ein Scheunendrescher und wirst immer
dicker. Manche Menschen tun das auch,
wenn sie Kummer haben. Ey Spekki, hast
du etwa Kummer?

Spekki Bulletti: Ich, Kummer? Nie!
Es sei denn, der Kühlschrank
ist leer. Eine schreckliche
Vorstellung – na, herz-

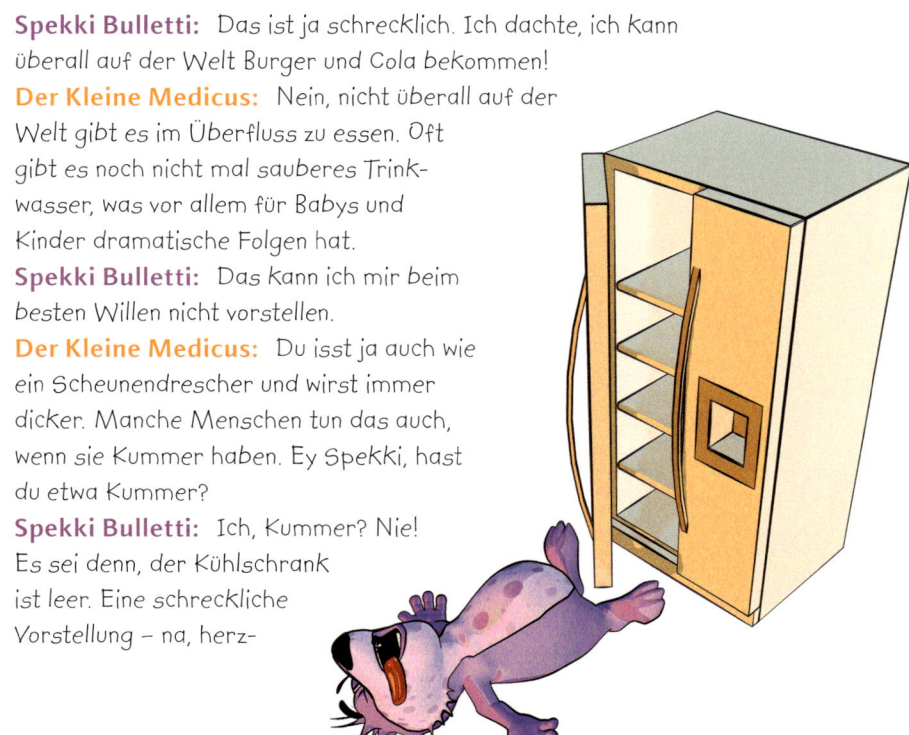

lichen Dank, Herr Besser-Wisser, jetzt bin ich echt traurig! Aber mit einer Kummer-ex-Pizza geht es mir gleich wieder besser.

»Hört bitte wieder zu«, sagte der Doc: »Im Alter zwischen 10 und 18 Jahren erfolgt bei den Menschen ein großer Wachstumsschub. Mädchen und Jungen benötigen in dieser Zeit ausreichend Energie und Nährstoffe, um fit zu werden.

Außerdem ist eine ausreichende Menge an Flüssigkeit lebensnotwendig. Der menschliche Körper besteht zu ca. 70 % aus Wasser. Durch Schwitzen und Urin werden täglich bis zu 3 Liter Flüssigkeit ausgeschieden. Wasser wirkt als Transportmittel beispielsweise im Blut oder als Lösemittel, um z. B. Vitamin C aus dem Obst herauszuspülen.

Ebenso wichtig ist, dass ihr viele ballaststoffreiche Lebensmittel, also Vollkorn, Obst und Gemüse esst, weil diese eher satt machen und ein verfrühtes Hungergefühl unterdrücken. Umgekehrt führen ballaststoffarme und kohlenhydratreiche Nahrungsmittel wie Kuchen, Pizza und Cola zu ständig neuem Heißhunger auf Kohlenhydrate. Ein gefährlicher Teufelskreis, bei dem der Körper aufgrund der unnötigen Kalorien Energiereserven in Form von Fett bildet. Ihr werdet dicker und dicker. Also: deutlich weniger Kohlenhydrate, mehr Eiweiß aus Hülsenfrüchten wie Linsen oder Fisch und viel mehr pflanzliche Fette wie aus Oliven, Traubenkernen oder Walnüssen essen!«

»Außerdem«, warf der Kleine Medicus ein, »solltet ihr darauf achten, welche Kohlenhydrate ihr esst! Es gibt nämlich Nahrungsmittel

Wusstet ihr, dass ... zur industriellen Herstellung von 1 Liter Orangensaft 22 Liter Wasser verbraucht werden? Presst den Saft besser selbst aus, das schützt die Umwelt! Und wusstet ihr, dass der Zucker der Orange nicht so schnell ins Blut wandern würde, wenn ihr das Fruchtfleisch mit trinken oder essen würdet? Das gilt beispielsweise auch für Apfelsaft.

wie frische Äpfel oder ein Vollkornbrot, deren gespeicherter Zucker langsam ins Blut geht, während das bei Traubenzucker oder einem weißen Brötchen ganz schnell geschieht. Der schnelle Anstieg erhöht sofort das Insulin. Das habe ich aus neuesten australischen Studien erfahren, die sich z. B. mit Orangensaft befasst haben. Es gibt einen Wert, der der Zuckeranstieg im Blut misst, das ist der *glykämische Index.*«

»Das ist richtig, danke für den Hinweis, Kleiner Medicus.«

»Und macht Heißhunger«, fuhr der Kleine Medicus fort. »Man kann aber herausfinden, welche Zucker langsam ins Blut übergehen.«

»Ja, und was sagt der glykämische Index aus, was bedeutet das?« riefen einige Kinder.

»Ein niedriger Index ist hilfreich, den Blutzuckerspiegel ziemlich konstant und das Insulin niedrig zu halten.«

»Oh, wie schade, dass es nicht so einen Zucker gibt«, sagte Judith kess. Die anderen lachten zustimmend, »dann wäre Zucker ja viel gesünder.« Der Kleine Medicus lächelte in sich hinein.

Fett macht nicht fett!
Es kommt auf die Fettsorte an …

Spekki Bulletti: Ich werde nicht dicker! Fast hast du mir Angst gemacht, Doc. Ich wiege vielleicht so zwischen 10 und 15 Kilo als Dachs.

Der Kleine Medicus: Dass ich nicht lache. Dein Bauch wächst doch unentwegt. Wenn wir das nicht stoppen, wirst du noch platzen!

Spekki Bulletti: Wer ist eigentlich auf die blöde Idee gekommen, diesen schönen Tag in ein Buch zu packen, das mir das Essen verleidet. Das ist alles deine Schuld, Doc! Buuu-uh.

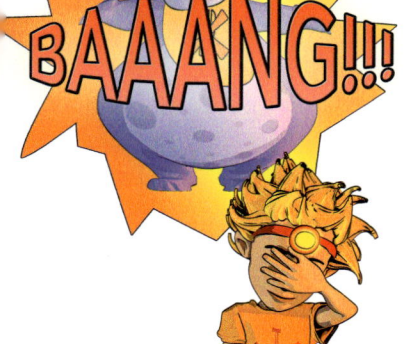

Alle Lebewesen brauchen Energie

A lle Lebewesen benötigen zum Leben Nahrung!«, erklärte der Doc weiter: »Diese wird über den Mund zugeführt, im Körper in Energie umgewandelt und in anderer Form wieder ausgeschieden. Dieser ganze Prozess, die Aufnahme, Umwandlung und Abgabe von Stoffen, wird Stoffwechsel genannt.

Eine wichtige Funktion des Stoffwechsels ist es, Energie zur Verfügung zu stellen und die Körpertempertur auf 37 °C zu halten. Bei dieser Temperatur kann der Körper am besten seine Muskeln bewegen, den Herzschlag und die Funktion aller Organe aufrechthalten. Die Energie, die er dafür benötigt, ist in den Lebensmitteln gespeichert. Energie ist nicht sichtbar und kann dennoch Dinge und besonders Lebewesen bewegen und erwärmen.«

Spekki Bulletti: Deshalb ist mir auch immer so heiß, wenn ich mich bewege. Also bleibe ich einfach sitzen. So!

Info Energieeinheiten

Energie wird physikalisch in Joule (J) oder Kilokalorie (kcal) ausgedrückt. Um z. B. einen Liter Wasser um ein Grad zu erwärmen, sind ungefähr 4000 Joule notwendig. Das entspricht etwa 1 kcal.

Wie viel Energie ihr verbraucht, hängt vom Alter ab und davon, was ihr gerade tut. Sitzt ihr ruhig am Schreibtisch und macht Hausaufgaben, verbraucht ihr ca. 96 kcal/Stunde. Lauft ihr umher, ist es ca. viermal so viel.

»Energie existiert zum Beispiel als Bewegungsenergie, Lichtenergie, Wärmeenergie oder elektrische Energie. Die für alle Lebewesen entscheidende Energieform, die chemische Energie, ist in der Nahrung gespeichert.

Energie kann nicht neu produziert oder zerstört werden. Energie kann nur umgewandelt werden, von einer Energieform zur anderen. Wenn ihr euch bewegt, wird chemische Energie in Bewegungs- und Wärmeenergie umgewandelt. Wenn ihr esst, wird die in der Nahrung gespeicherte Energie dem Körper für seinen Stoffwechsel zur Verfügung gestellt. Solltet ihr dieselben Lebensmittel außerhalb des Körpers verbrennen, entstünde Energie als Hitze, mit der ihr eure Wohnung heizen könntet.«

Spekki Bulletti: Genau, deshalb sag ich ja: bloß nicht bewegen, das ist schädlich in meinem Alter.

»Wie viel ihr am Tag zu euch nehmen könnt, hängt davon ab, ob ihr euch viel bewegt und dadurch viel Energie verbraucht oder viel sitzt und dadurch weniger verbraucht. Wer zu Fuß geht oder mit dem Fahrrad zur Schule fährt, kann mehr essen als jemand, der mit dem Auto oder dem Bus kommt. Trotzdem gibt es einen durchschnittlichen Energiebedarf, der in der Jugend ansteigt, je älter man wird. Ab etwa 30 Jahren benötigt man dann aber wieder weniger.«

Lexikon für Besser-Esser – Teil 2

S chon vor dem Besuch der Klasse bei Oma Rosi hatte der Kleine Medicus den Kindern das Lexikon für Besser-Esser vorgestellt. Nun verteilte er erst einmal den zweiten Teil dieses praktischen Nachschlagwerkes. »Als Gesundheitsbotschafter«, erklärte er, »könnt ihr das dann selbst auch gut an andere Schüler weitergeben. Lasst uns einmal zusammen darin blättern.«

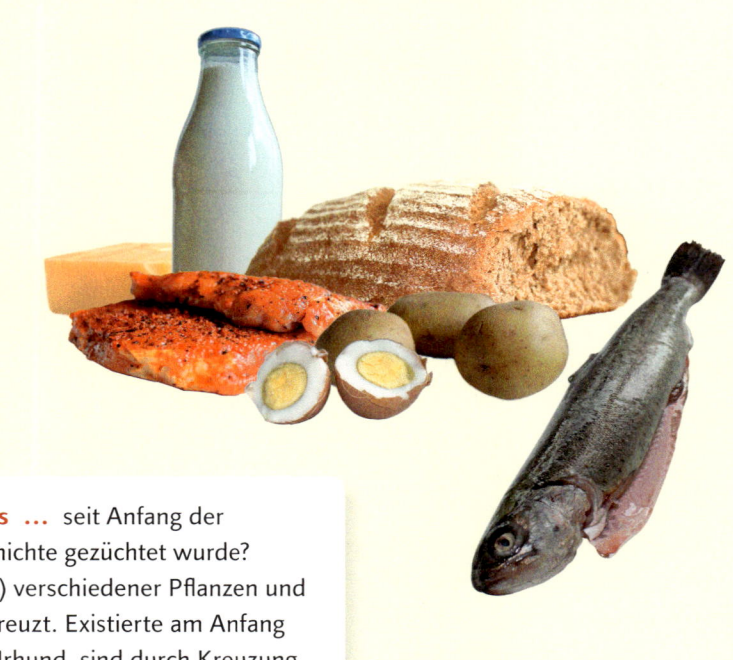

Wusstet ihr, dass … seit Anfang der Menschheitsgeschichte gezüchtet wurde? Erbanlagen (Gene) verschiedener Pflanzen und Tiere wurden gekreuzt. Existierte am Anfang nur der Wolf als Urhund, sind durch Kreuzung mit Füchsen unzählige neue Rassen entstanden. Auch beim Getreide wurde gezüchtet.

Die wichtigsten Grundnahrungsmittel

Milch und Milchprodukte

Milch und Milchprodukte liefern wichtiges Eiweiß, Calcium und Vitamin B12. Milch ist kein Getränk, sondern ein Lebensmittel, da sie viele Nährstoffe enthält und Energie liefert. Ungefähr zwei Gläser Milch decken den Tagesbedarf. Statt der Milch kann man auch Joghurt oder Dickmilch trinken. Auch Milchprodukte wie Quark und Käse sind wichtig.

Brot und Getreide

Mindestens die Hälfte der Getreideprodukte, die wir essen, sollte aus Vollkorn bestehen. Dabei muss ein Vollkornbrot nicht automatisch viele sichtbare Körner enthalten. Vollkorn heißt nämlich nur, dass das Mehl aus dem »vollen Korn« gemahlen wird, also auch die Randschichten des Getreidekorns mit verarbeitet werden, in denen die Vitamine, Mineralstoffe und Ballaststoffe stecken.

Öle, Margarine und Butter

Fette und Öle liefern neben viel Energie auch wichtige Fettsäuren und Vitamine. Es sollten aber bevorzugt pflanzliche Fette wie Rapsöl und Olivenöl verwendet werden und weniger tierische Fette wie Butter oder Schmalz.

Rapsöl und Olivenöl enthalten besonders viele einfach ungesättigte Fettsäuren. Beim Rapsöl und Leinöl kommen noch die gesundheitsfördernden Omega-3-Fettsäuren hinzu. Margarine hat den Vorteil, dass sie anders als Butter mehr ungesättigte Fettsäuren, aber kein Cholesterin enthält. Allerdings sollte die Margarine keinesfalls Transfette enthalten. Ungesättigte Fettsäuren binden die schlechten tierischen Fette und fettlösliche Giftstoffe, die in Nahrung oder auch in Medikamenten enthalten sind. Sie helfen, diese unschädlich zu machen und auszuscheiden.

Eier

Eier sind reich an hochwertigem Eiweiß, Vitaminen (besonders Vitamin E!) und Mineralstoffen. Eiweiße aus tierischen Lebensmitteln wie Eiern oder Milch sind dem menschlichen Eiweiß ähnlicher als Eiweiße aus pflanzlichen Nahrungsmitteln. Besonders gut wird Eiweiß verwertet, wenn tierisches und pflanzliches Eiweiß kombiniert werden, indem man beispielsweise Kartoffeln mit Kräuterquark oder Vollkornbrot mit Ei isst.

Wusstet ihr, dass …
es Anfang des letzten Jahrhunderts noch 50 000 unterschiedliche Reissorten auf der Welt gab? Heute nutzt die Menschheit weniger als 50 Sorten.

Kartoffeln, Nudeln und Reis

Kartoffeln, Nudeln und Reis bilden zusammen mit Gemüse den Hauptbestandteil einer warmen Mahlzeit. Reis und Nudeln sind, wenn sie aus Vollkorn hergestellt sind, am wertvollsten. Kartoffeln enthalten viele komplexe Kohlenhydrate (= Mehrfachzucker wie Stärke) und liefern Vitamin C.

Fleisch und Wurst

Fleisch und Wurst liefern neben hochwertigem Eiweiß schnell verfügbares Eisen, das für die Blutbildung wichtig ist. Zudem sind Zink und B-Vitamine enthalten. In einigen Fleisch- und Wurstwaren befinden sich aber auch viele versteckte Fette, z. B. in Salami, Fleischwurst und Leberwurst, besonders im Schweinefleisch. Fettarme Fleisch- und Wurstwaren wie Putenbrust, Bratenaufschnitt, Lachsschinken oder gekochter Schinken sind daher viel gesünder. Fleisch zur Hauptspeise reicht zweimal pro Woche.

Wusstet ihr, dass …
die Weltmeere überfischt sind? 80 Millionen Tonnen Fisch werden jährlich verkauft. Ein wahrlich »schweres« Geschäft.

Fisch

Seefisch, z. B. Hering, Seelachs, Kabeljau und Scholle, ist eine wichtige Jodquelle. Außerdem liefern fettreiche Fische wie Lachs, Makrele und Hering gesundheitsfördernde Omega-3-Fettsäuren. Daher sollte man möglichst 1 x pro Woche ein Fischgericht essen.

Die Medicus-Ernährung

R ivka, konntest du herausfinden, wie viel Nahrung wir täglich benötigen?«, fragte der Doc und freute sich, was alles die wissbegierigen Minireporter in der kurzen Zeit der Zusammenarbeit mit dem Kleinen Medicus herausgefunden und gelernt hatten. Rivka begann, und Max brannte schon darauf, zu erzählen, was er so gern mag und wie gesund das Essen sein kann.

Was braucht ein Mensch am Tag?
Reporterin Rivka

Rivka

»Am besten teilt man das Essen in 5 Portionen am Tag auf. Die Lebensmittel, die für uns wichtig oder weniger gut sind, kann man sich einfach nach dem ›Ampelprinzip‹ merken:

	Gelb		
	Käse	**Grün**	Hülsenfrüchte
	Fisch	Reis	Vollkorngetreide
Rot	Milchprodukte	Obst	Nüsse
Fett (tierische Fette)	Eier	Salat	Gewürzpflanzen
Süßigkeiten	Fleisch	Gemüse	Kartoffeln

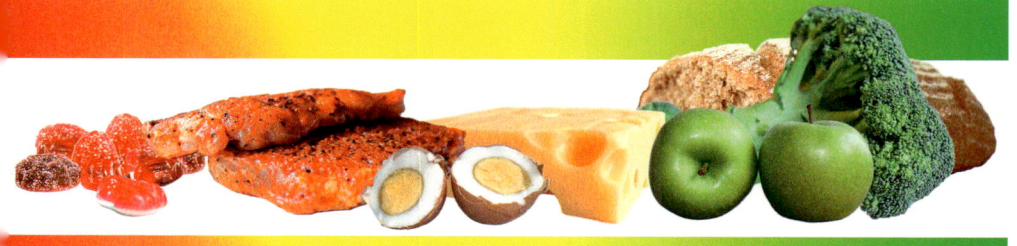

Der grüne Bereich

Die Lebensmittel im grünen Bereich sind die wichtigsten für unseren Körper. Sie liefern vor allem wertvolle Kohlenhydrate, pflanzliches Eiweiß, Vitamine, Mineralstoffe, Spurenelemente und Ballaststoffe. Sie haben wenig Fett. Das ist gut für den Stoffwechsel.

Der gelbe Bereich

Diese Lebensmittel liefern wichtige Nährstoffe: vor allem hochwertiges tierisches Eiweiß, Vitamine, Mineralstoffe und Spurenelemente.

Der rote Bereich

Diese Lebensmittel sind nicht ungefährlich, aber lebensnotwendig. Sie liefern vor allem essentielle Fettsäuren und fettlösliche Vitamine. Pflanzliche Öle und Fette bestehen überwiegend aus viel Fett, deshalb sollten sie nur in geringen Mengen gegessen werden. Aber manchmal schmeckt das eben total gut!«

Spekki Bulletti: Danke, dass du endlich darauf hinweist. Und wo hast du mein Mayobrot versteckt, Unverschämtheit!

Echt lecker: Obst und Gemüse
Reporter Max

Max

»Wenn ich zusammen mit meiner Mutter einkaufe, dann suchen wir gezielt nach frischem Obst und Gemüse. Alles andere kommt gar nicht in Frage. Das nehmen wir gar nicht mit nach Hause.

Ihr müsst euch das Obst und Gemüse schon genau ansehen. Also ich kann es gar nicht leiden, wenn beim Einkaufen Obst und Gemüse von den Leuten angefasst und betatscht wird. Wenn etwas ›gut‹ aussieht, soll man es nehmen – auch wenn mal ein brauner Fleck dran ist. Oder es ist ungenießbar, und man legt es ganz weg, damit es gar nicht gekauft wird.

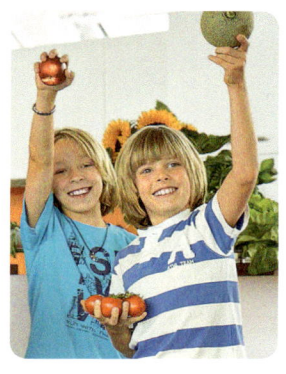

Wenn z. B. Kopfsalat labberig herunter hängt und welk aussieht, ist das für mich ein Zeichen, dass er schon länger liegt. Und wenn der Chicorée an den Rändern braun wird, kann man auch nicht mehr von Frische sprechen. Meine Mutter hatte auch schon mal Chicorée mitgebracht, der von außen ganz okay schien. Als sie aber ein paar Blätter entfernte, zeigte sich eine braune schleimige

Flüssigkeit. Igitt! Eben Pech gehabt. Beim Frischekauf müsst ihr wirklich fast alle Sinne einsetzen. Wenn ihr z. B. auf eine Melone klopft, soll sie hohl klingen. Auf keinen Fall darf sie so weich sein, dass sie sich mit den Fingern eindrücken lässt.

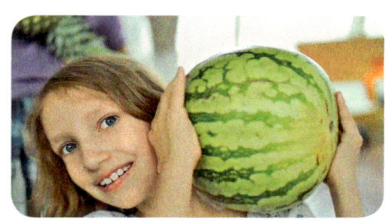

Spekki Bulletti: Also, da lass ich doch gleich die Finger davon. Am Ende bleiben sie noch in der Melone stecken.

Der Kleine Medicus: Da müsste ich ja auch Angst haben, deinen Bauch zu berühren.

Spekki Bulletti: O. k., o. k. Vielleicht sollte ich doch mehr Sport treiben. Wo ist bloß dieses verdammte Jo-Jo?

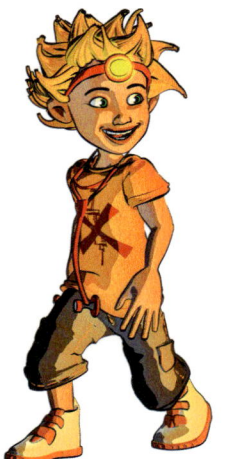

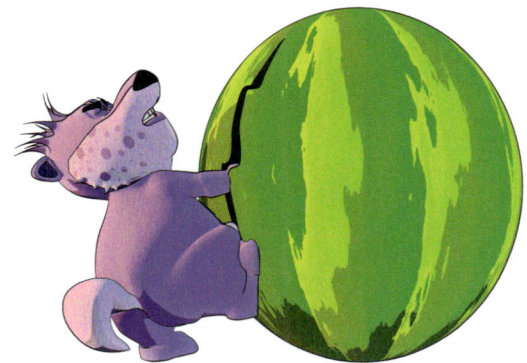

Info Allergien

Ein Drittel aller Erwachsenen in Deutschland leidet an einer Allergie – beispielsweise gegen Pollen, Hausstaub, Tierhaare oder Nahrungsbestandteile. Meist gegen Kuhmilch, Weizen oder Soja. Eine Allergie ist im Blut messbar, eine Unverträglichkeit nicht. Deshalb spricht man hierbei auch von einer Pseudo-Allergie. An einer Nahrungsmittelunverträglichkeit leiden ca. 4 Prozent der Bevölkerung. Wer davon betroffen ist, sollte beim Einkauf genau auf das Zutatenverzeichnis der Lebensmittel schauen, ob womöglich der Stoff, den er nicht verträgt, enthalten ist.

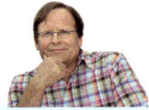

Der Doc erklärt ... Nahrungsmittelunverträglichkeit

Die meisten glauben, Nahrungsmittelallergie und -unverträglichkeit seien dasselbe. Das stimmt nur teilweise.

Bei einer Allergie reagiert das Immunsystem des Körpers schon auf kleinste Mengen unverträglicher Bestandteile, die zum Beispiel in Nüssen oder Obst vorkommen können. Das ist von Mensch zu Mensch verschieden. Was dem einen gar nichts ausmacht, kann bei einem anderen verschiedenste Abwehrreaktionen auslösen. Häufig beginnt die Haut oder die Schleimhaut im Mund zu jucken, manche bekommen kleine Bläschen, sogenannte »Nesseln« und haben schlimmstenfalls Schluckstörungen oder Erstickungsgefühle. Dann muss auf jeden Fall sofort der Arzt aufgesucht werden!

Bei Nahrungsmittelunverträglichkeiten hingegen kommt es auf die Menge der zugeführten Bestandteile an. Manche Menschen reagieren mit einer Milchunverträglichkeit bereits nach einem halben Glas Milch, andere erst nach dem dritten. Ursachen sind beispielsweise Enzymdefekte wie bei einer Laktoseintoleranz, eine Unverträglichkeit gegenüber Milchzucker oder anderen Bestandteilen. Es gibt auch eine Unverträglichkeit gegen Gluten, das sind bestimmte Bestandteile des Mehls.

Wichtig ist, dass die genauen Ursachen vom Arzt herausgefunden werden. Manchmal hilft dann die Einnahme bestimmter Mittel wie zum Beispiel Laktase bei Milchunverträglichkeit – das ist ein Enzym, das die Milchverdauung fördert.

Wenn ihr nach dem Essen Blähungen oder sogar Durchfall bekommt, kann das an einer Unverträglichkeit von Milchzucker (Laktose), Fruchtzucker (Fruktose) oder einem Getreidebestandteil (Gluten) liegen. Sucht bitte unbedingt den Arzt eures Vertrauens auf. Er wird eine Ernährungsberatung vornehmen oder empfehlen.

Falls ihr an einer Laktose- oder Fruktoseunverträglichkeit leidet, könnt ihr trotzdem vergorene und viele von Bakterien zersetzte Milchprodukte wie Dickmilch, Joghurt, Harzer- oder Bergkäse essen. Darin ist kein Milchzucker mehr enthalten. Der Arzt wird herausfinden, wieviel ihr an Milch, Obst, Backwaren und deren Produkten essen dürft. Jeder Mensch verträgt eine andere Menge. Ihr müsst also nicht total darauf verzichten oder überteuerte Spezialprodukte kaufen.«

Obst und Gemüse lebt und gibt dir Leben

Das ist alles gar nicht so leicht zu verstehen. Die Kinder mussten sehr aufpassen. Deshalb übernahm der Doc vorübergehend die weitere Erklärung:

»Gemüse und Obst enthalten viele Vitamine, Mineralstoffe und sekundäre Inhaltsstoffe. Pflanzen produzieren kleinste Mengen sekundärer Inhaltsstoffe zur Abwehr- oder als Schutz gegen Feinde, sie dienen auch zur Wachstumsregulation. Sie wirken aber auch bei euch. Sie stärken die Abwehrkräfte auf ganz natürliche Art, sind entzündungshemmend wie das Beta-Carotin, das ist der Farbstoff, der den Karotten die orange Farbe gibt.

Sekundäre Pflanzenstoffe und Vitamine haben noch andere gesundheitsfördernde Eigenschaften. Die darin enthaltenen Antioxidantien schützen die Zellen vor Schäden wie Entzündungen oder Krebs durch freie Radikale.«

Spekki Bulletti: Mit Radikalen habe ich nichts zu tun. Ich bin ganz friedlich.

Der Kleine Medicus: Das wüsste ich aber.

Spekki Bulletti: Doch ehrlich, Sport sorgt für Gelassenheit und macht glücklich.

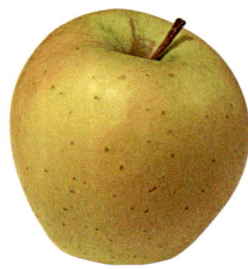

Der Doc wollte sich von diesem Gerede nicht weiter stören lassen und fuhr fort: »Freie Radikale sind hochaggressive Stoffe, die den Körper schädigen können. Wer genügend Obst isst, kann diese ›Radikale‹ in Schach halten. Beispielsweise durch das darin enthaltene Vitamin C, A oder E.«

Spekki Bulletti: Ich nie. Bin doch keine Fruchtfliege. Fürchterlich, so 'ne Orange oder Tomate. Das matscht doch bloß. Kein Bedarf.

Der Kleine Medicus: Ich dachte gerade, du würdest langsam etwas klüger.

»Durch Obst und Gemüse nehmt ihr nicht zu und werdet dennoch gut satt. Sogar Übergewicht lässt sich damit bekämpfen. Fünf Mal am Tag eine Portion Obst und Gemüse empfiehlt die Deutsche Gesellschaft für Ernährung (DGE). Eine Portion, wie viel das ist? Ganz einfach, so viel wie ihr in eine Hand nehmen könnt, also 1 Orange, 1 Apfel, 1 Tomate, 1 große Karotte, 1 kleine Gurke, ein Salat, Erdbeeren, Kirschen oder 1 Banane.«

Der Kleine Medicus: Wenn mal kein frisches Obst oder Gemüse da ist, kann ein Smoothie (200–250 ml) ca. 2 Portionen Obst oder Gemüse am Tag ersetzen. Smoothies sind so genannte Ganzfruchtgetränke auf der Basis von Fruchtmark oder Fruchtpüree, die je nach Rezeptur mit Saft gemischt werden. Sie sind sämig (engl.: smooth) und gleichzeitig trinkbar. Smoothies kann man frisch zubereitet an Obstständen und »Saftbars« kaufen. Auch in den Kühlregalen der Supermärkte sind sie zu finden.

Spekki Bulletti: Hab ich noch nie gesehen. Ist auch besser so, sind ja grässliche Vitamine drin. Übrigens auch schädlich für mein Fell. Das Vitamin A der Karotten färbt es nämlich orange. Sieht man doch bei den Babys, die mit Möhren gefüttert werden. Nee, da mach ich nicht mit!

Der Kleine Medicus: Ich finde, das stände dir sehr gut. Aber du hast recht, es gibt tatsächlich »gute« und »schlechte« Smoothies. Allerdings hat das nichts mit der Farbe zu tun. Gute Smoothies verzichten auf zugesetzten Zucker und Zusatzstoffe. Zur Hälfte enthalten sie Saft und Fruchtmark. Außerdem kann man sich auch selbst einen Smoothie zubereiten, ganz einfach: Obst waschen, Apfel- und Orangensaft dazugeben und im Mixer zerkleinern.

Spekki Bulletti: Nie im Leben, diese Arbeit. Da platze ich lieber – oder doch nicht?

> **Tipp** Es ist egal, wann und in welchem Abstand ihr fünf Handvoll (Portionen) Obst und Gemüse am Tag esst, so wie es von Ärzten empfohlen wird, nur vielleicht nicht abends. Denn Äpfel beispielsweise enthalten Fruchtsäuren und können zu Sodbrennen führen oder zu Bauchschmerzen und Übelkeit.

Trinken nicht vergessen

»Ja, da hat der Kleine Medicus recht«, ergriff wieder der Doc das Wort: »Überhaupt solltet ihr das Trinken nie vergessen. Denn euer Körper besteht immerhin zu etwa 70 Prozent aus Wasser. Mindestens 55 Prozent beträgt der Anteil des Wassers im Blut, 75 in den Muskeln und etwa 25 in den Knochen und im Fett. Der Körper braucht also dringend Flüssigkeit, um am Leben bleiben zu können. Trinken ist im wahrsten Sinn des Wortes lebensnotwendig, auch um den Blutdruck sowie die Durchblutung der Organe und besonders des Gehirns aufrechtzuerhalten. Wasser regelt die Körpertemperatur, löst viele Nährstoffe für den Stoffwechsel und ist Grundbaustoff aller Zellen. Ein Erwachsener benötigt ca. 1,5 bis 2 Liter Flüssigkeit am Tag, bei extremem Sport und wenn man viel schwitzt bis zu viermal so viel.«

Wassertrinken nicht vergessen!!!!

Spekki Bulletti: Wasser benutze ich noch nicht mal zum Baden. Das Öl von den Pommes ist mir Wasser genug.

Der Kleine Medicus: Achte doch bloß mal darauf, dass du kalorienarme oder besser noch kalorienfreie Getränke trinkst, damit deine zu viel eingenommenen Öle sich verdünnen. Versuch doch mal ein stilles Mineralwasser mit oder ohne Fruchtzusatz wie eine Fruchtsaftschorle (2 Teile Wasser, 1 Teil Saft). Oder trink Pfefferminztee. Das machen die Menschen in der Wüste. Hilft gut bei Hitze, desinfiziert und beruhigt den Darm. Einen Stängel frische Minze in ein Glas heißes Wasser tauchen und ziehen lassen. Schlürfen und danach wieder aufgießen. Kannst du ganz lange immer wieder so machen. Schmeckt gut. Geht auch mit Salbei oder Melisse.

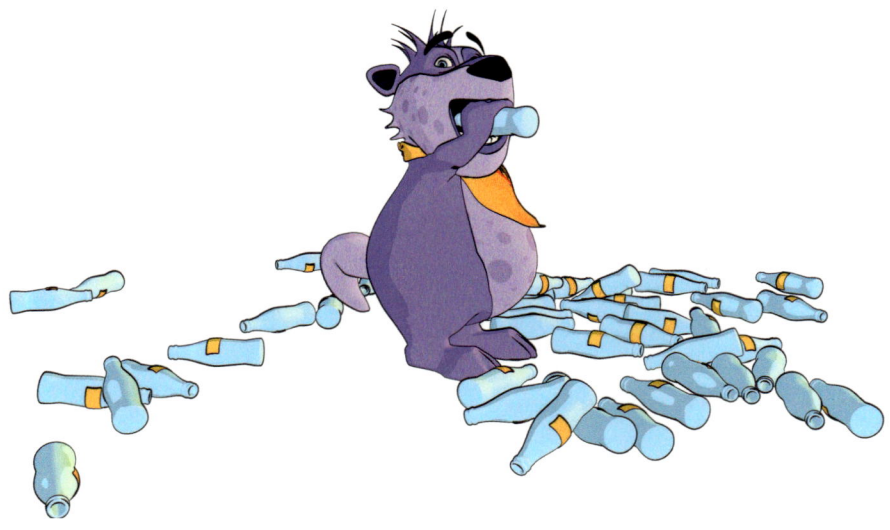

Spekki Bulletti: Brrrrrrrrrrrh. Da trink ich doch lieber noch Light-Getränke. Die schmecken schön süß, und ich nehme keinen Zucker zu mir. Na, ist das 'ne Idee? Muss ich dann nicht platzen?

»Vorsicht!« warnte da der Doc wieder: »Light-Erfrischungsgetränke werden mit Süßungsmitteln angereichert. Sie enthalten zwar wenig Kalorien, verführen aber oft dazu, die doppelte Menge zu trinken. Durch ›Light‹ werdet ihr einfach oft nur angeregt, immer mehr Süßes zu trinken und zu naschen, mehr Schokolade, mehr Kekse, mehr Gummibärchen. Und wenn ihr euch erst einmal an süße Getränke gewöhnt habt, greift ihr bald auch zu zuckerhaltigen Limos und Colas. Sie können regelrechte Knochenbrecher sein. In Mengen zu sich genommen, zerstören sie die harten Knochen, die stabilen Calcium-Phosphat-Verbindungen des Skeletts. Medizinisch wird dann von einer ›Osteoporose‹ gesprochen.

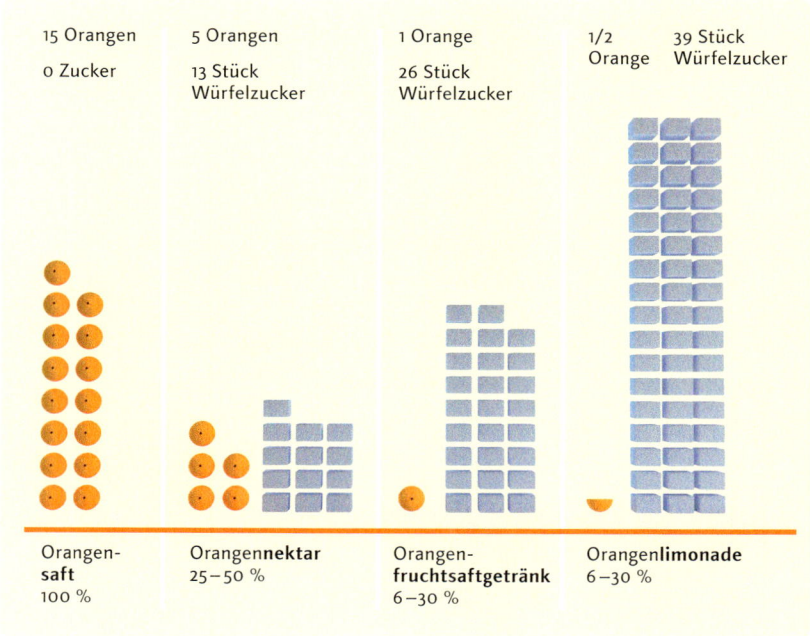

| 15 Orangen | 5 Orangen | 1 Orange | 1/2 Orange | 39 Stück Würfelzucker |
| 0 Zucker | 13 Stück Würfelzucker | 26 Stück Würfelzucker | | |

Orangen**saft** 100 %

Orangen**nektar** 25–50 %

Orangen**fruchtsaftgetränk** 6–30 %

Orangen**limonade** 6–30 %

Zuckerzusatz in verschiedenen Getränken pro Liter

Eigentlich eine Krankheit des Alters, aber immer mehr jüngere Menschen sind betroffen. Rivka, kannst du uns vielleicht erklären, wie viel man trinken sollte und was besser als Limos sein könnte?«

Spekki Bulletti: Mir musst du nichts erzählen.
Ich bin ja ein Fressdachs.

Der Kleine Medicus: Du hättest es besonders nötig bei deinen unzähligen Litern Cola und Limonade am Tag. Wann bewegst du dich mal, um das alles abzutrainieren? Du bist ja mehr ein Faultier als sonst was.

Spekki Bulletti: Sport ist Mord, hat schon ein berühmter englischer Politiker gesagt (Churchill). Mein Vorbild hatte eine wirklich stattliche Figur. An den halte ich mich. Der ist auch nicht geplatzt.

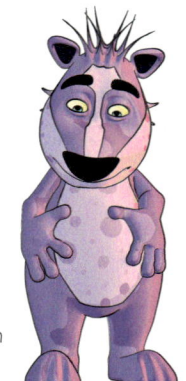

Wieviel soll ich trinken?
Reporterin Rivka

»Am besten nach den Limos viel Wasser trinken. Das verdünnt die Schadstoffe und aktiviert die Ausscheidung. Allgemein ist eine große Trinkmenge am Tag wichtig. Wer nur den Durst stillt, trinkt meist zu wenig, wie ich bei mir selbst festgestellt habe.

Tipp Wenn ihr nach zu süßen Getränken oder süßem Essen Bauchdruck, Schmerzen oder gar Durchfall bekommt, kann das an der Fruktose oder am Sorbit liegen, mit denen industriell nachgezuckert wurde. Der Arzt wird euch helfen, dies herauszufinden. Also: wenn »zuckerfrei« auf Produkten steht, ist das nicht selten reine Werbung und führt bei immer mehr Menschen zu Unverträglichkeiten.

Achtet ihr nicht auf genügend Flüssigkeitszufuhr, wird die nötige Trinkmenge automatisch kleiner. Ihr habt immer weniger Durst.

Aber welche Trinkmenge ist richtig?

Das ist unterschiedlich und ändert sich mit dem Alter sowie mit der körperlichen Tätigkeit oder der sportlichen Bewegung. Allgemein gilt etwa pro Tag:

Kleinkinder: knapp 1 l
Schulkinder: 1 bis 1,5 l
Erwachsene: 1,5 bis 3 l

Rivka

Da bei älteren Menschen das Durstgefühl nachlässt, sollten sie sich immer ein volles Glas Wasser oder Tee hinstellen, damit sie ans Trinken erinnert werden!

Wer durch den Sport viel Flüssigkeit verliert, muss den Wasserhaushalt durch Trinken wieder regulieren. Ihr könnt euch vorstellen, dass ein Marathonläufer sehr viel mehr trinken muss. Deshalb gibt es bei solchen Wettkämpfen immer Wassertheken.

Bei manchen Krankheiten kann eine sehr hohe Trinkmenge wichtig sein. Bei einer Blasenentzündung zum Beispiel muss man viel trinken, damit die Bakterien ausgeschwemmt werden.

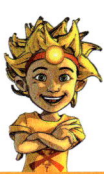

Der Kleine Medicus: Warum überhaupt Wasser in Flaschen kaufen? Einfach unnötig und viel zu teuer! Ihr habt alles zu Hause verfügbar. Denn das am besten untersuchte Lebensmittel ist unser Trinkwasser aus dem Wasserhahn. Mikrobiologische und chemische Qualitätsanforderungen werden zu fast 100 Prozent erfüllt, wie es die Trinkwasserverordnung verbindlich vorgibt. Rückstände wie Bakterien oder Schadstoffe wie Nitrat werden sicher herausgefiltert. Aber vorher 10 Sekunden das Wasser laufen lassen.

Wenn ihr eine richtige Grippe habt und dazu das Gefühl, alles sollte aus dem Körper ausgespült werden, dann müsst ihr auch entsprechend viel trinken: am besten ungesüßten Holunderblütentee, der besonders viel Vitamin C enthält und euch bald wieder auf die Beine bringt.

Außerdem braucht ihr natürlich besonders viel Flüssigkeit in heißen Sommern! Bei Außentemperaturen über 30 °C könnt ihr nämlich bis zu fünf Liter Flüssigkeit am Tag durch das Schwitzen verlieren. Die Schweißabsonderung dient übrigens der Kühlung. Sie sorgt dafür, dass unsere Körpertemperatur konstant bei 37 °C bleibt. Und was man rausschwitzt, muss man auch wieder zuführen, damit die Kühlung in Gang bleibt. Also das Trinken nie vergessen!

Süßen ohne Reue, das ist es, wovon viele Menschen, vor allem viele Millionen Diabetiker und Übergewichtige träumen. Ja, ganz wird das wohl nie gelingen. Aber etwas lässt sich doch tun, wenn man statt des Industriezuckers reine Naturprodukte zum Süßen verwendet, also Honig, Obst oder Sirup von Bäumen wie dem Ahorn und den Agaven. Und dann gibt es auch noch Stevia. Aber darüber muss euch der Doc mehr verraten.« Der Doc nickte zustimmend.

»Zu gesunder Ernährung muss aber auch noch die Bewegung kommen. Deshalb solltet ihr nach den Mahlzeiten – aber nicht direkt nach dem Essen – fünf bis zehn Minuten vor die Haustür gehen, Luft schnappen, ein bisschen mit dem Ball gegen die Wand kicken oder ein wenig laufen. Das aktiviert den Stoffwechsel und entspannt gleichzeitig«, übernahm nun der Kleine Medicus die Erklärungen. »Und wenn ihr euch voll fühlt, dann am besten eine halbe Stunde spazieren gehen und etwas kleingeschnittenes Obst essen«, ergänzte Patricia. »Genau«, nickte der Kleine Medicus, »und was man sonst noch wissen muss, haben wir im dritten Teil unseres kleinen Lexikons für Besser-Esser zusammengestellt.«

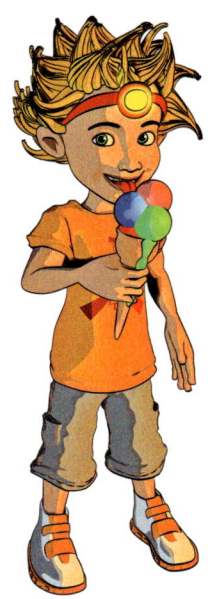

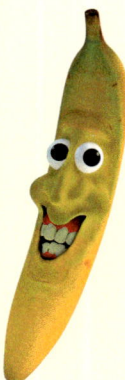

Lexikon für Besser-Esser – Teil 3

Gesunde Lebensmittel – wichtige Beispiele

Apfel

Es gibt 10 000 verschiedene Sorten Äpfel, alle mit etwas unterschiedlichen leckeren Geschmackseigenschaften. Neben Datteln und Feigen sind Äpfel die älteste Frucht der Welt. Ein Apfel enthält viel Vitamin C, viele Mineralien und Pektin. Diesen Quellstoff kennen eure Mütter aus der Küche. Mit Pektin wird die Suppe angedickt. Also quillt das Pektin auch im Magen und stillt so das Hungergefühl. Übrigens enthalten auch Bananen Pektin. Ausgiebiges Apfelkauen wirkt außerdem ein bisschen wie Zähneputzen. Apfelkauen reinigt und wirkt antibiotisch gegen viele Keime, die das Zahnfleisch angreifen könnten.

Ananas

Die Indianer nannten sie Naná, die köstliche Frucht. Sie wurde als Heilfrucht gegen Fieber, Wunden, Verstopfung, Blähungen, Krampfadern und Erkältung eingesetzt. Auch zur Vorbeugung ist sie gut geeignet. Extrakte der Frucht (Bromelain-Präparate) werden heute in der Naturheilkunde zur Entzündungshemmung zum Beispiel bei Gelenkschmerzen eingesetzt. Außerdem hilft Ananas, Eiweiße zu spalten, und kann fehlende Magensäure ersetzen.

Brokkoli

Ist einfach das beste Gemüse, das es gibt! Sehr kalorienarm und mit ganz viel Spurenelementen, Vitaminen C und B und von sekundären Pflanzenstoffen durchdrungen. Viele Ballaststoffe und ganz wenig Kohlenhydrate machen Brokkoli zum perfekten Gemüse für Diabetiker. Sehr gut geeignet ist es zur Vorsorge gegen Gefäßschäden, Schlaganfall und Herzinfarkt. Gut für Haut, Nägel, Darmzellen und Blutbildung durch die Folsäure.

Brombeere
Sie zeichnet sich durch ganz viel Beta-Carotin und Vitamin E aus sowie durch Magnesium und Eisen und wird schon seit Jahrtausenden in der Naturheilkunde zur Vorsorge genutzt. Ihre Wirkung ist abwehrsteigernd, blutdrucksenkend und gefäßschützend. Sie schmeckt lecker zu Quark oder als selbstgemachtes Eis.

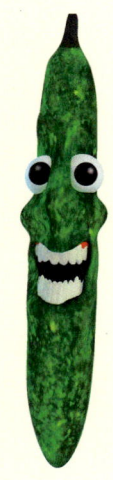

Eier
In den Eiern sind alle wichtigen Nährstoffe enthalten. Aus ihnen entstehen ja normalerweise Küken und für die ist alles vorbereitet: beispielsweise Aminosäuren als kleinste Bausteine von Eiweißen, wie dem Cholin zur Stärkung von Gedächtnisleistung und Gehirnfunktion, Vitamin B, D und Biotin, viel Eisen zur Blutbildung, Selen zur Abwehrsteigerung und Calcium zum Knochenaufbau. Lasst euch nicht abschrecken von der Meinung, Eier seien Cholesterin- bzw. Fettbomben. Das Cholesterin, das in den Eiern steckt, wird durch das Lecithin, das ebenfalls enthalten ist, praktisch »unschädlich« gemacht.

Hafer
Hafer ist reich an Vitamin B und Folsäure und hilft euch, eure Leistung zu steigern. Deshalb unbedingt ein Porridge mit Hafer (warmer Haferbrei; geht aber auch kalt: Haferflocken in kalter Milch anrühren) morgens essen, wie es die Engländer seit Jahrhunderten tun. Mit einer Banane oder Honig zusammen schmeckt das supergut und bindet außerdem noch schlechtes Cholesterin. Über die Hälfte des Tagesbedarfs an Magnesium, Zink und Eisen kann durch Hafer aufgenommen werden, dazu ganz viel Ballaststoffe.

Karotten

So viel Beta-Carotin gibt es kaum in einem anderen Gemüse. Selbst Grünkohl, Paprika oder Spinat kommen da nicht ran. Möhren sind gut fürs Sehen, da Beta-Crotin dem Aufbau der Netzhaut im Auge dient. Außerdem sind sie gut für sonnenempfindliche Haut, für die Schleimhäute und die Regeneration der Nerven, besonders des Gehirns. Eine Möhre am Tag hält das Gedächtnis fit und beschleunigt das Denken.

Knoblauch

Oh je, das stinkt so!? Aber nicht, wenn man Petersilie untermischt, Milch dazu trinkt oder den Knoblauch mitkocht. Der starke Geruch entsteht durch die Knoblauch-Öle, die aber gleichzeitig im Darm viele böse Keime abtöten. Außerdem schützt Knoblauch vor aggressiven Radikalen und vor Krebs und wirkt blutdrucksenkend. Und der Geruch stört auch niemanden mehr, wenn alle zusammen Knoblauch essen, dann riecht man ihn hinterher nicht. Wenn drei, vier oder mehr mitmachen, dann wird es bald ganz normal sein. In Zeiten, wo immer mehr Durchfälle und Magen-Darm-Störungen auftreten, wirkt das Nahrungsmittel heilend.

Linsen

Die sind schon seit 10 000 Jahren bekannt und eins der wichtigsten Nahrungsmittel, auch wenn wir sie fast vergessen haben. Sehr wenig Fett, aber 20 Prozent Eiweiß enthalten sie und 55 Prozent Kohlenhydrate, meist als Ballaststoffe, und ganz viel Vitamin B, E und Beta-Carotin, Zink, Calcium und Magnesium. Die perfekte und preiswerte Eiweißquelle, besonders für Vegetarier. Da die Stärke der Linsen vom Körper nicht verdaut werden kann, helfen sie auch beim Abnehmen. Linsen wirken schnell sättigend und sind daher ideal für Diabetiker und Menschen, die abnehmen wollen.

Info Zuckergehalt

10 Gummibärchen (10 g)
= 3 Würfel Zucker

1 Fruchtjoghurt (150 g)
= 7 Würfel Zucker

1 Tafel Schokolade (100 g)
= 17 Würfel Zucker

1 Glas Coca Cola (0,33 l)
= 12 Würfel Zucker

1 Pizza (200 g) entspricht
etwa 32 Würfeln Zucker,
da das Mehl überwiegend
Kohlenhydrate enthält

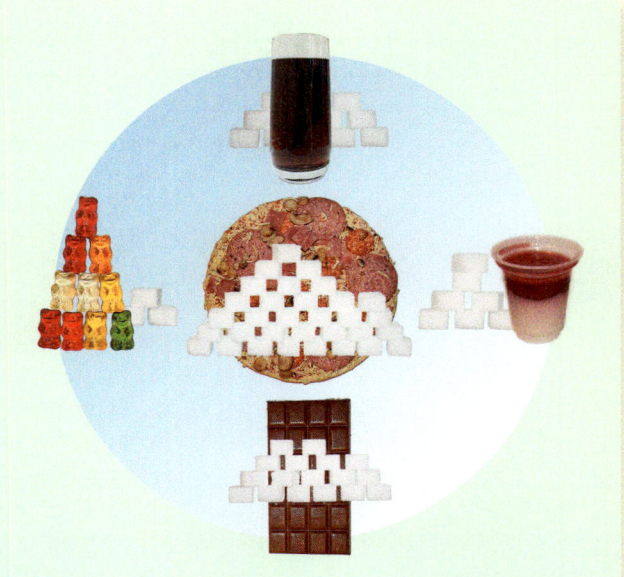

Tomaten

Sie bestehen zu 95 Prozent aus Wasser und aus viel Vitamin C, Biotin und Folsäure. Sie sollen gut zur Vorbeugung gegen Krebs
sein. Wirksam ist dabei der sekundäre Pflanzenstoff
Lykopin, der der Tomate die rote Farbe gibt. Lykopin
senkt gleichzeitig die Werte des schädlichen LDL-
Cholesterins.

Walnüsse

Walnüsse sollen laut Studien den Blutdruck senken
und sind gut für die Nerven und das Gehirn. Sie bestehen zum überwiegenden Teil aus ungesättigten Fettsäuren. Ein Viertel des täglichen Eisen- und Kalium- sowie ca.
vierzig Prozent des Magnesiumbedarfs können durch 100 Gramm
Walnüsse täglich gedeckt werden. Walnüsse gelten als das »vegetarische Fleisch«.

10 Regeln für eine gesunde Ernährung

1. Esst vielseitig, bereitet euch mit abwechslungsreicher Nahrung selbst eine Freude.

2. Eiweiß, Getreideprodukte und Kartoffeln. Vollkornbrot, ungeschälter Bioreis, Vollkornnudeln, Haferflocken, Müsli und Kartoffeln sowie pflanzliche Fette bilden die Grundlage einer vollwertigen Ernährung.

3. Nehmt mindestens fünfmal am Tag Obst und Gemüse zu euch, egal was, am besten aus der Region und je nachdem, was die Jahreszeit bietet. Das entspricht ungefähr 800 g.

4. Nehmt täglich Milch und Milchprodukte – auch Eier – zu euch. Nicht-Vegetarier sollten zusätzlich ein- bis zweimal in der Woche Fleisch, Geflügel und Wild essen sowie mehr Fisch.

5. Öle mit ungesättigten Fettsäuren mehr und häufiger verwenden, fettarme Produkte bevorzugen, statt Vollmilch mit 3,5 % Fett die Milch mit 1,5 % Fett trinken. Pellkartoffeln statt Pommes essen, wobei eine Portion Pommes zwischendurch auch nicht schädlich ist, wenn das die Ausnahme bleibt. Das gilt ebenso für anderes »Fastfood« wie Pizza, Burger oder Döner.

6. Zucker und Salz in Maßen verwenden. Denn Zucker erhöht das Übergewicht, Salz bindet Wasser. Naschen ist erlaubt. Wer nascht, sollte aber wissen, was er nascht, und dann später durch mehr Bewegung für einen höheren Kalorienverbrauch sorgen.

7. Trinkt ausreichend: Kinder ab 4 Jahren 1–2 l; Schulkinder 1–1,5 l; Erwachsene 1,5–3 l (35 ml/kg Körpergewicht); Senioren 2 l.

8. Achtet auf eine schmackhafte und schonende Zubereitung der Speisen. Am besten bei niedrigen Temperaturen garen und wenig Fett verwenden.

9. Nehmt euch Zeit und genießt das Essen, möglichst mit anderen zusammen. Als »Schnell-Esser«, also als Verbraucher von »Fastfood« spürt ihr gar nicht das Sättigungsgefühl, weil dies erst nach 15 bis 20 Minuten eintritt. Also Ruhe bewahren, auch beim Essen – langsam essen mit Spaß und Genuss. – Das wäre Slow-Food!

10. Achtet auf euer Gewicht und bleibt in Bewegung. 30 Minuten Sport täglich sind zu empfehlen – und wenn der Sportunterricht ausfällt, am besten noch mehr. Wichtig ist die regelmäßige, nicht die extrem anstrengende Bewegung.

Die Nahrungsmittel sind das eine, das andere ist die Art, wie wir essen. Auch darüber haben sich die Minireporter Gedanken gemacht und 10 Regeln der Ernährung zusammengestellt (Seite 208).

Der Doc klatschte Beifall und sagte dann noch einmal eindringlich: »Mein Motto ist: Turne bis zur Urne! Das heißt: Sport treiben in jedem Alter. In Windeln zum Babyschwimmen, im Kindergarten zum Kinderturnen, später dann in den Vereinen Ballspielen, Schwimmen oder Gymnastik machen und mit Kniebeugen, Wandern und anderen sportlichen Tätigkeiten aktiv bleiben bis ins höchste Alter. Vor allem aber eine Stunde Sport an jedem Tag in jeder Schule. Das fordere ich schon seit langer Zeit.« »Juhu!«, »Super«, »Spitze« – die Schüler gerieten aus dem Häuschen. »Darauf haben wir schon so lange sehnsüchtig gewartet«, rief ein Junge, »aber erst seit einigen Monaten ist es jetzt endlich möglich. Fußball, Basketball, Schwimmen und so. Echt ein Traum!«

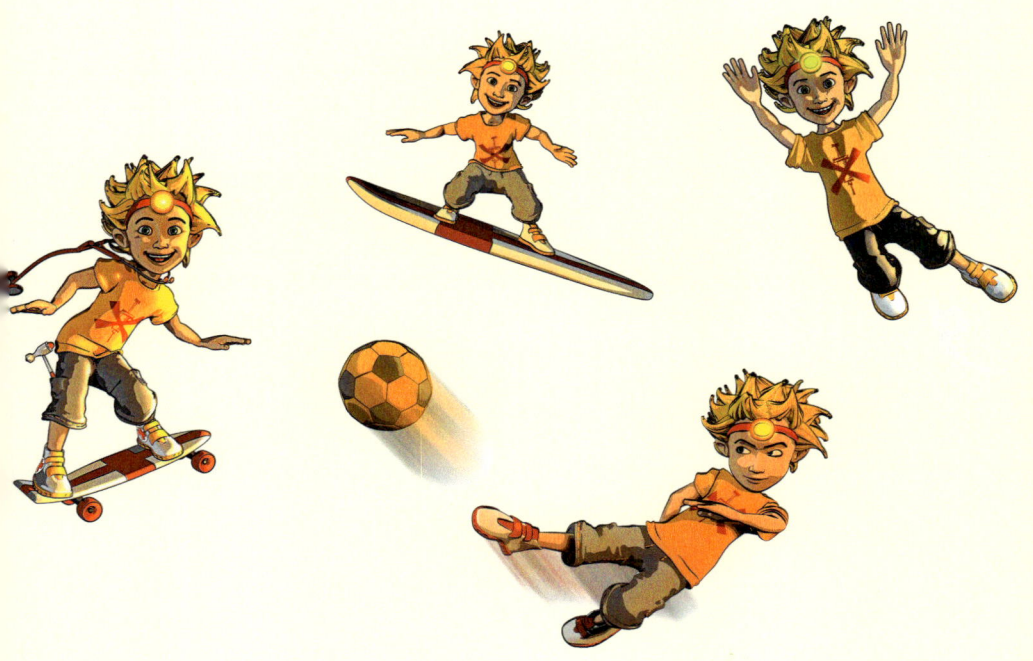

Im Alter is(s)t man anders …

Ernährung im Alter

Habt ihr das nicht schon mal bei euren Großeltern bemerkt, dass nicht nur ihre Muskeln schwächer werden, sondern dass sie auch den Geruch und den Geschmack der Speisen immer schlechter wahrnehmen?«, fragte der Doc nun die Kinder und erklärte dann gleich weiter: »Auch der Geschmack kann sich im Laufe des Lebens verändern, weil die Zunge unempfindlicher wird. Dann kann es schon mal vorkommen, dass der Opa ordentlich mit Salz nachwürzt, weil ihm alles so fade vorkommt, obwohl das Essen doch gut gewürzt ist. Wenn dann auch noch der Geruchssinn abnimmt und die Speicheldrüsen nicht mehr so gut funktionieren, lässt der Appetit immer mehr nach.« Die Kinder staunten. »Ach so«, sagte ein Mädchen, »und ich habe mich immer gewundert, warum meine Oma so lange kaut und weniger isst.« Das längere Kauen, fuhr der Doc fort, sei notwendig, um mehr Speichel zu aktivieren: »Deshalb sollte man bei der Zubereitung der Speisen für ältere Menschen auch auf eine besonders gute Würzung achten und nicht zuletzt auf einen schön gedeckten Tisch. Denn das Auge isst immer mit, in jedem Alter. Wir haben schon einmal darüber gesprochen. Ihr erinnert euch sicher.«

Spekki Bulletti: Hey, Medicus,
du siehst heute ja ganz schön alt aus.
Der Kleine Medicus: Werd bloß nicht frech,
alter Fressdachs. Ich hab einfach nicht so gut geschlafen.
Spekki Bulletti: Sag ich doch.
Ich schlafe dafür den ganzen Tag.

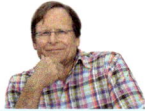

Der Doc erklärt ... Mit jedem Tag älter – von Geburt an

Unser Alter ist einerseits eine Zahl, die vom Tag der Geburt an ständig größer wird. Andererseits hat Alter etwas mit der Persönlichkeit eines jeden Menschen zu tun, mit Geist, Gefühl und Seele. Nicht umsonst gibt es die Redensart: Man ist so alt, wie man sich fühlt. Denn jeder Mensch lebt in einer unterschiedlichen Lebens- und Gesundheitssituation. Manche wirken schon in jungen Jahren alt, andere sind noch im hohen Alter fit. Neulich erst hat ein Hundertjähriger am New-York-Marathon teilgenommen. Entscheidend ist also nicht einfach die Zahl der Jahre, sondern die Einstellung zum Leben, die Neugierde und Lebensbejahung. Den Begriff Alter verwendet man im üblichen Sprachgebrauch für Menschen zwischen 65 bis 74 Jahren – heute werden diese auch »Senioren« oder »Generation 60+« genannt. Als hochbetagt bezeichnet man Menschen vom 75. bis zum 89. Lebensjahr. Wer noch älter ist, zählt zu den Höchstbetagten. Diese Gruppe bezeichnet man auch als die Langlebigen. Tatsächlich erreichen heute immer mehr Menschen sogar das 100. Lebensjahr.

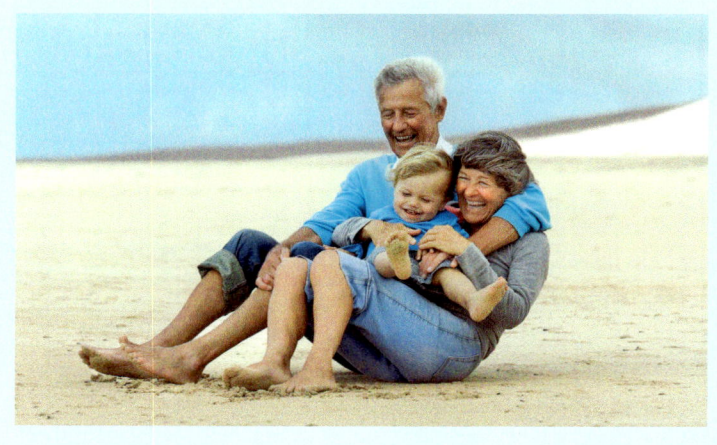

Info Bedarfs- und bedürfnisgerechte Ernährung

Jede Altersklasse muss ihren speziellen Bedarf an Nährstoffen und Energie decken. Der tägliche Energiebedarf eines erwachsenen Mannes zwischen 25 und 51 Jahren beträgt 2900 Kalorien, bei Frauen etwa 2300 Kalorien. Danach: Männer von 51–65 Jahren: 2500 Kalorien; Frauen von 51–65 Jahren: 2000 Kalorien, bei ausgesprochen großer körperlicher Anstrengung. Der Energiebedarf ohne Körperarbeit ist niedriger.

Ein Weizenbrötchen enthält etwa 1 g Fett, 25 g Kohlenhydrate und 4 g Eiweiß. Das entspricht ca. 125 kcal.

Nährstoffbedarf von Kindern

Art und Menge	4 bis 6 Jahre	7 bis 9 Jahre
Gemüse (g/Tag)	200	220
Obst (g/Tag)	200	220
Brot und Getreide (-flocken) (g/Tag)	170	200
Kartoffeln, Nudeln, Reis (g/Tag)	180	225
Getränke (ml/Tag)	800	900
Milch und Milchprodukte (g/Tag)	350	400
Fleisch/Wurst (g/Tag)	40	50
Eier (Stück/Woche)	2	2
Fisch (g/Woche)	100	150
Öl, Margarine, Butter (g/Woche)	25	30
Süßwaren/Knabberartikel (max. kcal/Tag)	150	180
Energiebedarf (kcal/Tag)	Mädchen 1400 Jungen 1500	Mädchen 1700 Jungen 1900

Doch nicht jeder Mensch achtet so genau darauf, alles wie ein Uhrwerk präzise zu steuern und zu essen. Der eine trinkt lieber Tee, die andere lieber Kakao, der eine isst lieber Äpfel, die andere Orangen. Auch werden die Mahlzeiten unterschiedlich eingenommen usw. Wir sprechen dann von der bedürfnisgerechten Ernährung des Einzelnen.

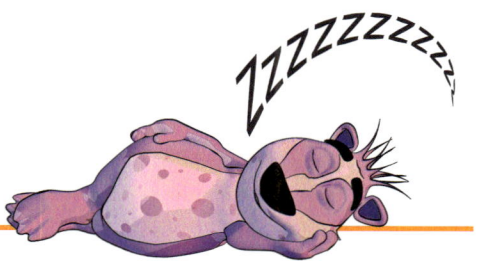

Der Kleine Medicus: Klar. Wenn man so dick ist wie du, kommt man ja auch nicht mehr in Bewegung. Und zu viel Rumhängen macht eben auch dick. Weißt du eigentlich, dass du, wenn du dich nicht bewegst und älter wirst, immer mehr an Muskelmasse abnimmst und dein Körperfettanteil ansteigt? Und wenn ich dich so ansehe, bist du schon ganz schön alt geworden, ziemlich schwach, keine Muskelmasse mehr.

Spekki Bulletti: Pah, du hast ja keine Ahnung, wie kräftig ich bin. Schau mal hier, siehst du meinen dicken Bauchmuskel?

»Im Alter hat der Muskelabbau starken Einfluss auf den Appetit, aber auch auf die Belastbarkeit und die körperliche Beweglichkeit sowie den Energiebedarf des Menschen«, setzte der Kleine Medicus die Erklärungen fort. »Deshalb solltet ihre eure Eltern und Großeltern motivieren, sich viel zu bewegen, denn Bewegung steigert den Appetit, baut Muskeln auf und verhindert das Erweichen der Knochen. Am besten ihr geht mit gutem Beispiel voran – oder noch viel besser: ihr treibt alle zusammen Sport, indem ihr etwa gemeinsam wandert. Das macht echt viel Spaß, und ihr werdet gewiss viel zusammen lachen. Da bin ich mir sicher! Nehmt doch einfach noch ein paar Freunde mit.«

»Und wie ist das mit dem Trinken bei älteren Menschen?«, wollte Nick wissen, »meine Oma trinkt viel zu wenig. Und ich habe immer das Gefühl, dass sie dabei noch vergesslicher ist.«

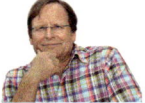

Der Doc erklärt … Durstgefühl im Alter

Je älter man wird, umso weniger Durst hat man. Außerdem müssen ältere Menschen häufiger auf die Toilette. Deswegen schränken sie ihre Trinkmenge automatisch ein. Ermuntert sie deshalb, wieder öfter zu trinken. Denn durch eine zu geringe Flüssigkeitsaufnahme können ältere Menschen verwirrt werden oder sogar Kreislaufprobleme bekommen.

Trink-Tipp: Stellt einfach vier Flaschen mit je einem halben Liter Wasser auf. Die müssen dann im Laufe des Tages ausgetrunken werden. Außerdem sollten viele Suppen auf dem Speiseplan stehen. Werdet doch einfach zum Suppenkoch für euch und einen Menschen, den ihr liebhabt.

Jetzt kommt's dick

Die 6. Schulstunde

Die letzte Schulstunde begann. Fast alle – außer Spekki – waren enttäuscht, dass der Schultag zu Ende ging. »Liebe Kinder, ich hoffe, ihr hattet alle so viel Spaß wie ich. Ihr wisst jetzt mehr über gesunde Ernährung und Verdauungsabläufe als die meisten anderen. Es würde mich freuen, wenn ihr euer Wissen als Gesundheitsbotschafter an eure Freunde, die Familie und andere Kinder weitergebt«, sagte der Doc. »Ja, ja, Doc. Schöne Worte, aber irgendwann muss Schluss sein, oder wie ich gern sage: Ende gut alles gut – ich will jetzt nach Hause«, unterbrach Spekki. »Vorher aber solltest du besser noch einmal gut zuhören«, antwortete der Doc und kündigte damit das Thema der letzten Stunde an: »Das Übergewicht«. Spekki zog daraufhin schnell den Bauch ein, zeigte seine Armmuskeln und posaunte lauthals: »Ich sag immer: Lieber dick und aktiv als dünn und schlaff!« Dem kleinen Medicus platzte der Kragen: »Das sagst gerade du? Das stimmt ja auch, wenn man sportlich aktiv ist. Du bewegst dich aber keinen Zentimeter zu viel. Sogar das Jo-Jo-Spielen hast du wieder aufgegeben, weil es dir zu anstrengend war! Du bist doch beides: dick und schlaff zugleich. Hast du denn den ganzen Tag über gar nichts kapiert? Patricia, was meinst du zum Fett im Allgemeinen und zum versteckten Fett im Besonderen? Kannst du versuchen, das Spekki noch beizubringen?«

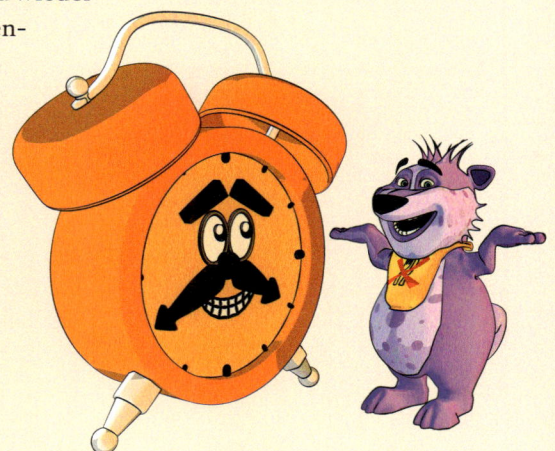

Ich bin zu dick

An sich machen Fette«, so begann Patricia ihren für viele Kinder überraschenden Vortrag, »nicht fett. Jedenfalls tun sie das nicht von vornherein. In erster Linie stellen sie nämlich Energie und Baustoffe für Körperzellen zur Verfügung, die der Körper ja braucht. Schädlich wird die Sache erst, wenn wir zu viel Fett aufnehmen. Und das geschieht meist durch den Genuss der tierischen Fette, die sich in Sahne und Butter, im Fleisch oder im Käse verstecken. Weil man sie nicht sofort erkennt, werden sie auch als ›versteckte‹ Fette bezeichnet. Im Übermaß genossen, sind sie echte Krankmacher. Eine Ausnahme ist das Fett, das im Fisch, besonders im Seefisch steckt. Es ist sehr gesund, so dass man davon ruhig mehr essen darf.

Patricia

Ihr habt sicher schon gehört, dass die Völker, die rund um das Mittelmehr wohnen, viel gesünder essen als wir und auch älter werden. Sie essen sehr viel Fisch, Obst und Gemüse und benutzen hauptsächlich Olivenöl. Und das ist einfach viel gesünder. Kein Wunder, dass Wissenschaftler herausgefunden haben, dass Menschen am Meer länger leben und gesünder alt werden als Menschen, die in industriellen Ballungsräumen oder Metropolen leben. Denn die Gesundheit der Organe und die gesamte körperliche Fitness hängen sehr davon ab, welche Arten von Fett wir zu uns nehmen. Die Küche des Mittelmeeres wird auch als ›mediterrane Küche‹ bezeichnet.«

Spekki Bulletti: Deshalb werde ich ja auch uralt.
Der Kleine Medicus: So siehst du jetzt schon aus!
Spekki Bulletti: Weil ich nur von Fett lebe. Hurra! Im Gegensatz zu dir, du Schlaffi.

»Also das Ganze noch einmal speziell für dich, Spekki: Fett an sich macht noch nicht fett. Fett liefert vielmehr Energie und Baustoffe zum Leben. Wenn du aber mehr Energie aufnimmst als du verbrauchst, wirst du dick und dicker. Eine Tüte Chips, die nur ein paar hundert Gramm hat, liefert dir genauso viel Energie wie 4 kg Möhren. Und 4 kg Möhren, das ist so viel wie vier große Brote, das schafft niemand auf einmal. Um eine Tüte Chips abzutrainieren, müsstest du ohne Pause anderthalb Stunden joggen. Knabberst du stattdessen nur ein paar Möhrchen, kannst du beruhigt sitzen bleiben, denn davon wirst du garantiert nicht dicker. Also du selbst hast alles in der Hand.«

Der Kleine Medicus: Allerdings habe ich zwischendurch immer mal wieder Heißhunger auf Pommes oder auf ein Eis mit Schokoladensauce. Spekki, ich finde, das darf schon sein.
Spekki Bulletti: Jetzt wird er endlich vernünftig.
Der Kleine Medicus: Wenn es nicht tagtäglich auf dem Speiseplan steht, wollte ich sagen. Man muss eben nur Maß halten können!

»Heute bekommen wir überall Essen im Überfluss geboten, immer häufiger leider auch Fastfood, so dass immer weniger zu Hause gekocht wird. Doc, kannst du gleich mal erklären, was das ist, Fastfood?« Bevor der Doc antworten konnte, fiel Spekki ins Wort: »Essen aus dem Schnellbeschiss.« »Schnellimbiss wolltest du wohl sagen«, korrigierte der Kleine Medicus. »Ja, sach ich doch. Schnellbeschiss. Die Qualität der Pommes und Burger hat echt nachgelassen in letzter Zeit.« »Du schon wieder. Leider sitzen wir auch immer mehr, im Auto, im Bus, in der Schule oder zu Hause. Sportlich aktiv sind immer weniger Menschen. Unbewegliche und bequeme Freizeit-Aktivitäten wie Fernsehen, Computerspielen oder Telefonieren, Mailen und Chatten machen einfach zu viel Spaß.«

Spekki Bulletti: Oh, daran habe ich
ja noch gar nicht gedacht. Kaufst du
mir einen Fernseher, Onkel Medicus?
So 'nen gaaanz großen? Dann sitze ich
nicht mehr so viel rum, und mir ist dann
auch nicht mehr sooo langweilig. Echt. Du
musst jetzt endlich mal was für deinen
kleinen Fressdachs Spekki tun.

Der Kleine Medicus: Nichts da. Fang
endlich an zu trainieren. Dreimal in der
Woche 30 Minuten Sport, so dass du
ins Schwitzen kommst, 2,5 Liter Wasser
und für dich als Dachs nur noch 500 kcal
pro Tag und ganz viel Obst und Gemüse.

Dann könntest du in einigen Monaten von deinem Gewicht runter-
kommen. Und hör jetzt endlich mal auf die Kinder. Die sind echt
schlauer als du. Keine Widerworte mehr. Verstanden!

Spekki Bulletti: Aye, aye, Sir.

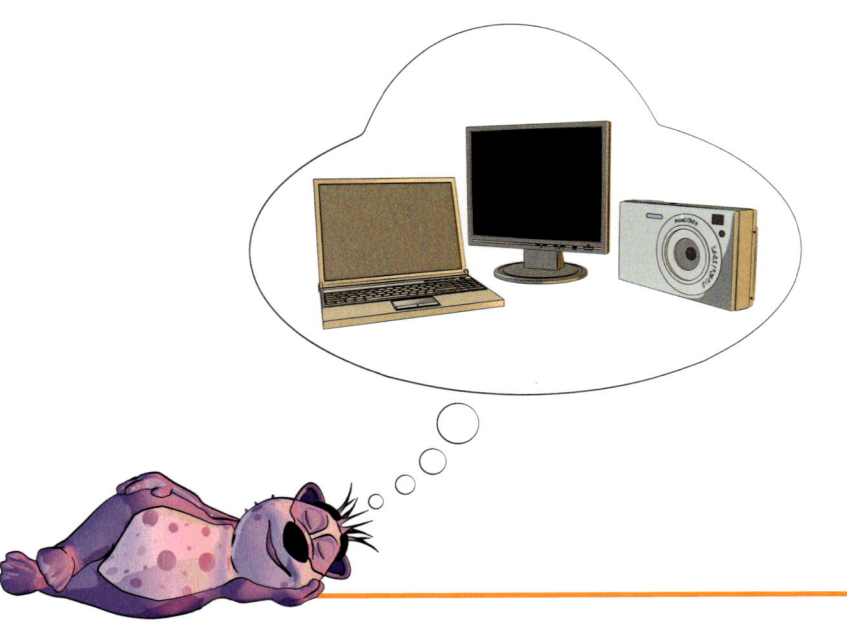

Der Doc erklärt … Fastfood-Kalorien im Vergleich zu Obst

Ein Chicken-Hamburger wiegt im Durchschnitt 177 g und enthält 420 kcal. Für dieselbe Energiemenge kann man zum Beispiel 1,1 kg Wassermelone oder 2,5 kg Tomaten essen. Diese Mengen kann ein Magen nicht fassen, er leiert aus. Der Magen würde also schon bei einer kleineren Kalorienmenge rufen: »Stop! Ich bin satt, ich will nicht mehr«.

Deshalb lieber zuvor ein Glas Wasser trinken, dann ist der Magen schon gut gefüllt und ruft eher »stop«! Wer sich regelmäßig von Fastfood ernährt, geht das Risiko ein, dick zu werden und dabei zu wenig Nährstoffe aufzunehmen.

Adipositas

Der Kleine Medicus:
Na, Spekki, weißt du, was Adipositas ist und wie sie entsteht?
Spekki Bulletti:
Was weiß ich? Kann doch kein Ausländisch. Frag doch mal meinen Friseur.

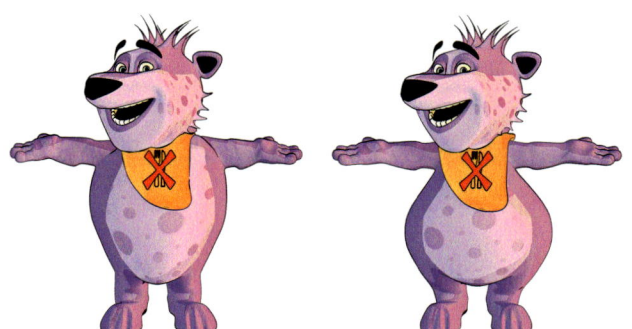

»Du bist wirklich unmöglich. Aber vielleicht kannst du uns das kurz erklären, Doc?« »Ja klar. Also, unter Adipositas wird die Krankheit ›Fettsucht‹ verstanden. Bei dieser Krankheit werden die Fettzellen

Wusstet ihr, dass … die »Gewichtsklasse« als Body-Mass-Index (BMI) gemessen wird: BMI (kg/m²) = Körpergewicht in Kilogramm geteilt durch Körpergröße im Quadrat. Gilt aber nur für Erwachsene. Bei Kindern gilt die Perzentilen-Regelung, die in den gelben Vorsorgeheften zu finden sind. Fragt eure Mutter oder euren Vater danach. Bei einer Zahl über 90 spricht man von Übergewicht und über 97 von Fettsucht (Adipositas).

immer größer, sowohl unter der Haut als auch im Bauchraum und um die Organe. Und wer große Fettzellen im Körper hat, der ist auch schwerer und sieht dicker aus. Er hat Übergewicht und einen dicken Körper oder anders gesagt einen ›fetten Leib‹. Daher der Begriff ›Fettleibigkeit‹. Ursache ist ganz selten mal eine Stoffwechselstörung, meist liegt eine Fehlernährung zu Grunde. Leider werden weltweit immer mehr Kinder fettleibig. Und die Betroffenen haben dann nicht bloß etwas zu viel Hüftspeck oder sind ein bisschen pummelig, nein, sie sind richtig dick. Besonders gefährlich wird dies, wenn sich das Fett an den inneren Organen anlagert. Das sieht man, wenn der Bauch extrem dick ist.

Viele dicke Kinder sind schon als Babys und Kleinkinder moppelig. Da wird oft behauptet, das seien die Gene. Bei ›Brustkindern‹, also bei denen, die lange von der Mutter gestillt wurden, an ihrer Brust getrunken haben, ist das häufig ganz normal, und das Pummelige verliert sich später wieder. Es gibt aber auch andere Fälle und unterschiedliche Veranlagungen. Fast jeder kennt eine ›dünne Bohnenstange‹, die fast alles essen kann und trotzdem nicht zunimmt, während andere nie richtig schlank werden, obwohl sie nur Knäckebrot mit Magerquark essen.«

Die schlimmsten Dickmacher

»Ist ja auch alles in Ordnung«, fuhr der Kleine Medicus fort, »aber wenn man bloß rumsitzt und ständig futtert, wird es nichts mit dem richtigen Gewicht und dem guten Körpergefühl. Zwischendurch mit Freunden mal Sport machen, das wollen doch eigentlich alle. Oder?« Die Schüler nickten, und ein Finger ging hoch. »Ist aber häufig verdammt schwierig, weil es macht doch so viel Spass, das Rumdaddeln mit den Computern«, warf ein Junge ein und bekam einen roten Kopf. Vermutlich weil er sich geoutet hatte. »Ach Quatsch, einfach vorher die Zeit festlegen und das Treffen mit Freunden oder zum Sport fest einplanen, und schon funktioniert es«, antwortete der Kleine Medicus vergnügt, »mach ich doch auch immer, und ich bin selbst nicht viel älter als ihr.« Die Jungs und Mädels schauten skeptisch. »Na ja, ich will nicht angeben, aber manchmal vergesse ich die Planung auch. O. k., 1 : 0 für euch«, er lachte.

»Wisst ihr eigentlich, was die schlimmsten Dickmacher sind?« fragte der Kleine Medicus in die Runde. »Nur so ungefähr«, antwortete Max, »aber Nick weiß ganz viel übers Abnehmen.« »Super«, freute sich der Kleine Medicus, »dann bin ich gespannt auf den Bericht.« Reporter Nick zählte die Dickmacher auf und hatte zu jedem noch kurz etwas zu sagen:

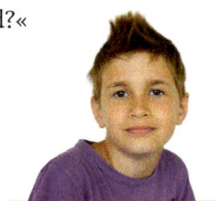

Nick

Anti-Dickmacher-Wissen

Toastbrot seltener essen als Vollkornbrot.
Salatsaucen lieber selbst anfertigen mit einem Esslöffel Öl pro Person.
Käse besonders Brie und Camembert enthalten über 50 % Fett.
Avocado besteht aus 25 % Fett.
Schokolade lieber Zartbitter als Vollmilch.
Kartoffelchips sind mit Abstand die größten Dickmacher.
Limonaden und Cola enthalten viel zu viel Zucker.
Fleisch in Maßen o. k.
Fette Wurst besser ersetzen durch mageren Schinken oder Geflügelaufschnitt.
Fertiggerichte haben viele versteckte Fette, ein Blick auf die Verpackung gibt Klarheit.
Süße Gebäckteile hier lauern die richtigen Kalorien-Bomben, Hefe- und Mürbeteig sind deutlich kalorienärmer als beispielsweise Blätterteig wie ein Croissant.
Softdrinks erzeugen Heißhunger, daher trinkt man immer mehr und nascht auch zusätzlich gerne Schokolade oder Pommes oder so. Wasser trinken spart bis zu 1000 Kalorien pro Tag.

Spekki Bulletti: Wasser? Da ist doch nichts drin. So ein Blödsinn!

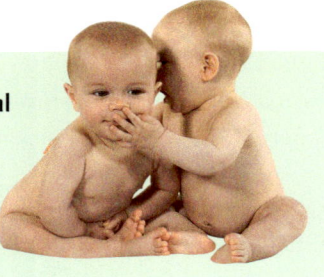
Nick ließ sich von Spekki nicht weiter stören. Nachdem er die
wichtigsten Dickmacher aufgezählt hatte, wollte er noch berichten, was man tun kann, um sein Gewicht natürlich zu reduzieren,
falls man ein paar Kilos zu viel auf die Waage bringt. Er hatte dafür
einige praktische Tipps zusammengestellt. Stolz wie ein geschulter
Ernährungsberater begann er:

- Esst kleine Portionen und hört auf, wenn ein Sättigungsgefühl
  einsetzt.
- Esst wenig tierische Fette.
- Esst wenig Zucker, der gleich ins Blut schießt. Ihr braucht zwar
  Zucker als Energielieferant, aber wenn ihr komplexe Kohlen-

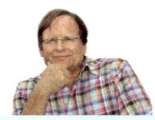

hydrate zu euch nehmt, muss der Körper diese erst in kleinste Zucker-einzelbausteine aufspalten. Deshalb gehen die Zuckerbausteine z. B. aus Kartoffeln, Getreide, Nudeln oder Hülsenfrüchten langsamer ins Blut über.

- Trinkt viel Tee, verdünnte Obstsäfte oder selbst hergestellte Limos oder Wasser.
- Nehmt viel Vitamin C zu euch. Zitronen, Orangen, Paprika, Kiwi, Apfel und Brokkoli liefern nicht nur viel Vitamin C, sondern helfen auch den Stoffwechsel anzukurbeln und die Nahrung besser zu verbrennen.

Vom vielen Fernsehen wird man dick!

»Und wenn ihr folgende Tipps beherzigt, werdet ihr auf keinen Fall zur ›Couchpotatoe‹, auf Deutsch gesagt zur Sofakartoffel«, ergänzte der Kleine Medicus. »Denn die meisten naschen vor dem Fernseher oder Computer und merken gar nicht, wie sie dabei zunehmen und wie gleichzeitig die gesamte Muskulatur schlaff und schlaffer wird. Wusstet ihr, dass die Kinder in Deutschland im Durchschnitt 4 bis 5 Stunden täglich vor dem Fernseher oder Computer oder am Handy sitzen? Macht wenigstens danach etwas Sport, damit ihr wieder munter werdet. Das ist das beste Gegenmittel gegen Müdigkeit und Abgeschlafftsein. Außerdem baut es Kalorien ab. Und wenn ihr dann noch wisst, wie viel man essen sollte, wird alles gut.«

10 Tipps zum Einsparen von Zucker und Fett

1. Statt Süßigkeiten lieber frische Früchte, Obst, Salat, Naturjoghurt essen.
2. Statt Limonade oder Cola lieber verdünnte trübe Obstsäfte oder Tee trinken.
3. Statt Butter kann Tomatenmark oder fettarmer Frischkäse aufs Brot geschmiert werden.
4. Statt Rührkuchen lieber einen Obstkuchen mit Hefeteig backen.
5. Statt Sahne Milch (1,5 %) verwenden.
6. Statt frittierter Pommes leckere Backofenpommes ohne Öl zubereiten.
7. Statt gekauften Fruchtjoghurt zu essen, lieber selbst Naturjoghurt mit frischem Obst mischen.
8. Statt fettiger Kartoffelchips lieber Apfelchips knabbern.
9. Statt Salzgebäck lieber Knabberstangen in Kräuterquark eintunken.
10. Fett von Suppen abschöpfen.

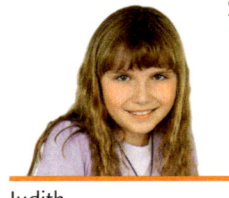

Judith

Soviel solltet ihr essen

Auch Judith, die die ganze Zeit ruhig zugehört hatte, meldete sich jetzt noch einmal zu Wort. Als neu ernannte Gesundheitsbotschafterin wusste sie genau, wie viel man essen darf.

Auch süßer Joghurt kann eine Zuckerfalle sein!

»Legt euch nicht zu viel auf den Teller. Wichtig ist ein gesundes Frühstück. In der Schule Obst, Gemüse und Vollkornbrot. Als Belag keine Schokocremes, sondern Käse oder magere Wurst. Nach der Schule ein gesundes Mittagessen, also nicht nur Pommes. Nachmittags eine Kleinigkeit, z. B. einen Apfel. Der löscht auch den Durst und hat viele Vitamine.

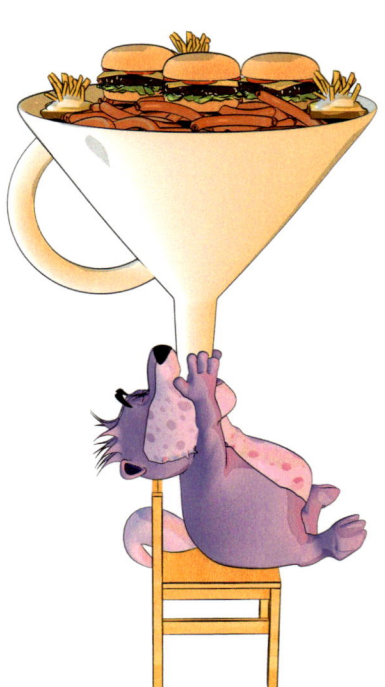

Abends ein leichtes Abendessen nicht zu spät, am besten nicht mehr nach 18 Uhr. Esst langsam und kaut gründlich, jeden Bissen fünfmal oder mehr. Dann denkt der Magen, er hat schon viel zu sich genommen, und das Hungergefühl lässt nach. Das ist ein nützlicher Trick. Außerdem sieht es nicht gut aus, wenn ihr ein Brot fast ganz in den Mund stopft und das dann unzerkaut hinunterschlingt.«

Spekki Bulletti: Nee, überhaupt nicht! Wirklich nicht. Hat aber immer so großen Spaß gemacht. Aber ich tue jetzt mal ganz brav. Mal sehen, was passiert. Hauptsache, ich falle nicht aus dem Hemd. Nicht dass mein Freund Bodo Bockwurst sich noch totlacht.

Ernährungsalternativen

Anstelle von	wähle lieber
Limonade, gesüßter Tee	Wasser, ungesüßte Tees
Fruchtsaft	Fruchtsaftschorle
Croissants	Vollkornbrötchen
Streichfette wie Butter oder Margarine	Frischkäse unter 20 % Fettgehalt, Tomatenmark
Gesüßte Cornflakes, Schokopops	Ungesüßtes Müsli, Cornflakes
Milch, Joghurt 3,5 % Fett	Milch, Joghurt 1,5 % Fett
Fertiger Fruchtjoghurt	Selbstgemachter Fruchtjoghurt mit wenig Zucker und viel Obst
Sahnequark 40 % Fett	Speisequark 20 % Fett oder Magerquark
Frischkäse Doppelrahmstufe	Frischkäse unter 20 % Fett
Salami, Mettwurst, Leberwurst, Fleischwurst	Puten- oder Hähnchenbrust, Schinken ohne Fettrand, Kassler
Schokocreme	Fruchtaufstrich mit wenig Zucker (3 : 1, drei Teile Frucht, ein Teil Zucker)
Pralinen	Schokolade mit hohem Kakaoanteil
Torte, Schokokuchen	Biskuit-Kuchen und frische Früchte
Berliner, Amerikaner	Rosinenbrötchen, Rosinenschnecke, Milchhörnchen
Chips Erdnussflips	Sesamstangen, Apfelchips ungesüßtes Popcorn
Bratkartoffeln	Pellkartoffeln
Pommes frites Salamipizza	Backofenpommes Gemüsepizza
Salami Fleischwurst Hackfleisch	Geflügelwurst oder Hefestreichcreme Corned Beef Tartar
Fettes Fleisch (Haxe, Bauch)	Fettarmes Fleisch, Sojaprodukte
Paniertes Fleisch, Fisch	Unpaniertes Fleisch, Fisch

»Außerdem habe ich irgendwo gehört, dass man schneller dick wird, wenn man wenig schläft. Stimmt das, Doc?«, wollte Judith wissen.

Der Doc erklärt ... Wenig Schlaf kann krankmachen

Lieber früher ins Bett gehen und sieben bis acht Stunden schlafen. Das hält schlank und macht fit. Nachteulen dagegen werden dicker. Wer spät ins Bett geht, hängt länger vor dem Fernseher, spielt Videogames oder surft im Internet – im Schnitt fast eine Stunde länger als andere Kinder, wie neueste Studien zeigen – und futtert nebenbei alles, was so zum Naschen zur Verfügung steht. Selbst wenn Nachteulen die gleiche Stundenzahl schlafen, sind sie im Schnitt dicker und weniger fit. Genügend Schlaf mit Tiefschlafphasen und Träumen ist wichtig für die Leistungsfähigkeit. Ein Hormon (Leptin) steuert im Schlaf das Sättigungsgefühl und verhindert Heißhungerattacken vor dem Kühlschrank. Sein Gegenspieler, das Hormon Ghrelin, wird bei Schlafmangel gebildet und erzeugt dummerweise Appetit. Deshalb nachts nichts wie weg vom Kühlschrank.

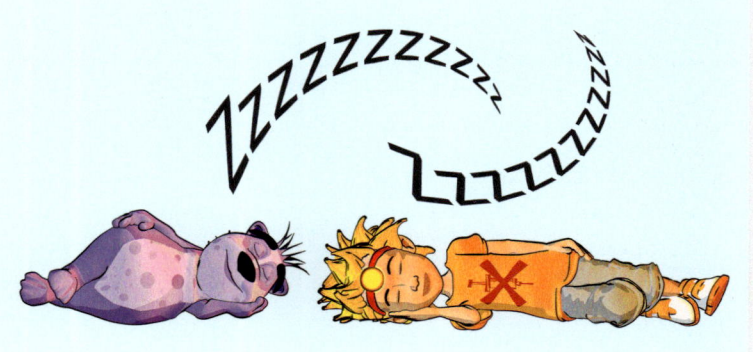

Hilfe vom Kleinen Medicus für eine Ernährungsumstellung

»Die Ernährung umzustellen ist sicher nicht einfach«, fuhr der Kleine Medicus fort. »Spaß und Genuss sollten beim Essen unbedingt dabei sein. Vielleicht wollt ihr ja auf das ein oder andere nicht verzichten. Das ist verständlich. Also probiert doch einfach eine Kombination.

Hier ein paar Beispiele:

Frühstück

Ihr esst gerne süße Haferpops oder Schokoflocken. Ungesüßte Vollkornflocken schmecken euch nicht?

Mein Vorschlag: Vermischt die Hälfte der Haferpops mit ungesüßtem Müsli oder Haferflocken. Noch etwas frisches Obst hinein und Milch oder Joghurt mit 1,5 % Fett. Ein guter Kompromiss? Probieren!

Mittagessen

Am liebsten Fleisch? Ein großes Schnitzel muss es sein. Gemüse ist öde. Wie wäre alternativ rohes Gemüse mit einem leckeren Quark-Dip? Probiert doch einfach mal einen knackigen Salat mit einer leckeren Sauce aus Joghurt, etwas Sahne und Zitronensaft sowie Bananenstücken und Erdbeeren, am besten vorher. Das sättigt. Vielleicht reicht dann nur noch ein kleines Stück Fleisch mit Reis oder Kartoffeln?

Naschen auf der Couch, vorm Fernseher oder so

Abends auf der Couch überfällt euch Lust auf Schokolade oder Chips. Versucht doch mal Obstspießchen oder fein in Stangen geschnittenes Gemüse wie Karotten, Staudensellerie oder Gurken mit Quark. Auch ungesüßtes Popkorn ist ok, zwischendurch mal naschen auch. Vielleicht solltet ihr eure Wochenmenge insgesamt vorher grob festlegen. Die könnte ja jeder selbst herausfinden.

Der Kleine Medicus: Naschen ist an sich was ganz Tolles. Super fürs Gemüt, vor allem wenn man angespannt war oder ist. Das ist leider aber das Gefährliche daran, weil man, wenn man einmal angefangen hat, kaum noch aufhören kann. Wie immer kommt es auch hierbei auf die Dosis an und ob man genießen kann oder sich alles auf einmal reinstopft.

Spekki Bulletti: Deshalb braucht auch ein euch allen bekannter Fressdachs eben eine viel größere Dosis. Aber nein, ich verwandle mich ja ab sofort in einen normalen Dachs. Endlich. In einen echt

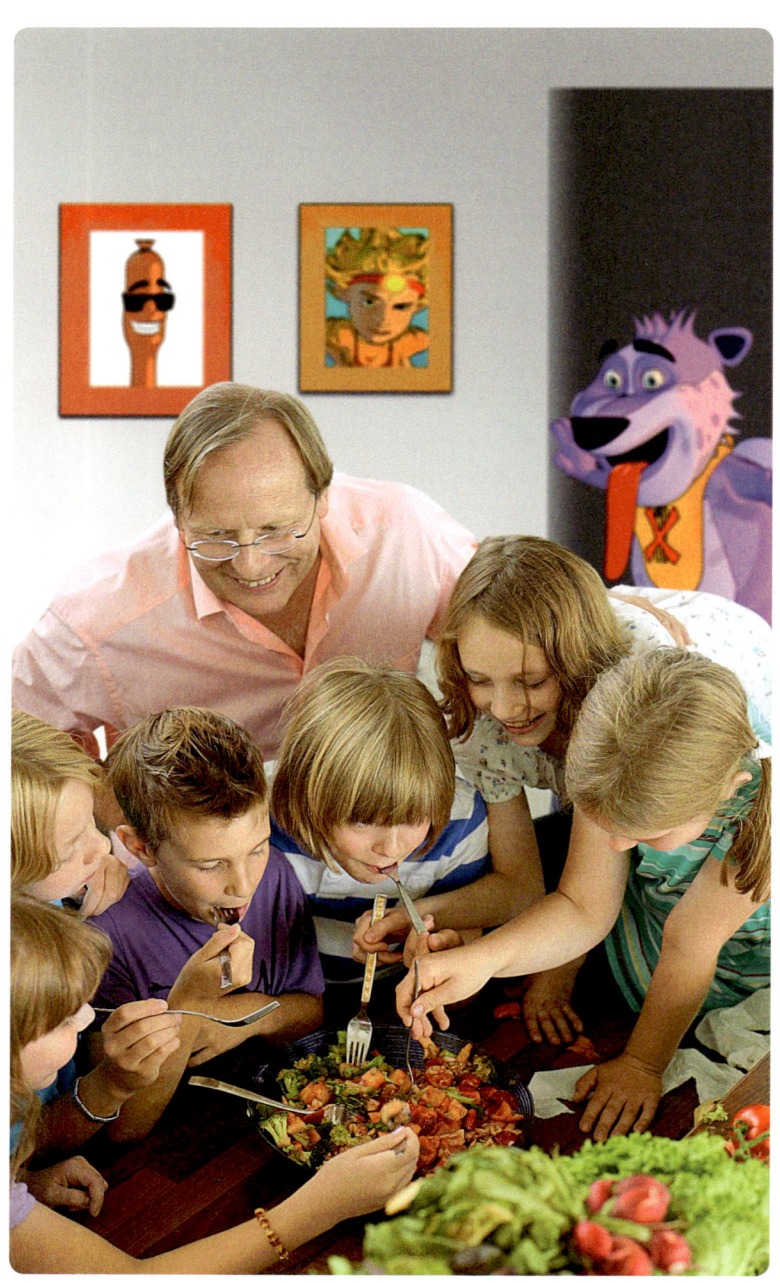

frechen Dachs. Wollte ich ja schon immer. Musste mich ja bisher leider wegen euch zurückhalten.

Alle Kinder brüllten vor Lachen, kriegten sich nicht mehr ein, hauten sich auf die Schenkel, und manchen kullerten vor lauter Lachen Tränen aus den Augen. Selbst dem Doc!

Die Last mit den Lastern

»Meine Eltern haben schon mal versucht abzunehmen und die Ernährung umzustellen«, rief ein kesses Mädel aus der hinteren Reihe. »Aber irgendwie hat es dann nicht geklappt. Sie waren danach ganz schön enttäuscht. Eine richtige Niederlage. Woran kann das gelegen haben?« »Häufig sind bestimmte Gewohnheiten dafür verantwortlich, dass man nicht durchhält«, antwortete der Kleine Medicus. »Naschen vor dem Computer, die falschen Getränke, Essen ständig nebenher, vorher, nachher oder zwischendurch, aus Frust oder so? Du kannst ja mal ein wenig aufpassen und Gesundheitsbotschafter spielen!«

Spekki Bulletti: Ich nasche doch so gern, ohne nachzudenken. Und jetzt wird mir das auch noch verboten!

»Um herauszufinden, welche dickmachenden Angewohnheiten sich eingeschlichen haben, lohnt es, ein Tagebuch zu führen. Vielleicht würde das auch deinen Eltern helfen.« Der Kleine Medicus wandte sich jetzt wieder an alle: »Das ist ein wunderbares Hilfsmittel, besonders wichtig für Gesundheitsbotschafter. Probiert es mal selbst aus. Ihr werdet sehen, was ihr da so alles am Tag zu euch nehmt. Man vergisst das sonst sehr schnell.«

Hier haben mir die Reporter der Delfin-Press noch schnell ein paar **Medicus-Regeln für Besser-Esser** für euch mitgegeben. Ich lese sie mal vor:

- Nehmt euch Zeit für das Essen und genießt es bewusst.
- Trinkt vor dem Essen zwei Gläser Wasser.
- Esst nach jeder Mahlzeit mindestens zwei Stunden lang nichts.
- Esst nur, wenn ihr Hunger habt.
- Probiert zunächst eine kleinere Portion und esst langsam. Wenn ihr immer noch Hunger habt, nehmt einen kleinen Nachschlag.
- Hört auf, kurz bevor ihr satt seid.
- Wenn euch langweilig ist oder ihr traurig seid, tut etwas, was euch aufheitert. Musik, lesen oder mal mit dem Fußball gegen die Wand schießen. Aber nicht vor Frust Süßes reinstopfen, sondern treibt Sport und beschäftigt euch mit etwas Schönem.
- Legt eine Wochenration Süßigkeiten zur Seite. Und nun überlegt, ob ihr sie auf einmal esst oder über die ganze Woche verteilen könnt.

Ganz wichtig bei allen guten Vorsätzen: wer zu streng mit sich selbst ist, der hält eine Umstellung auf eine andere Art zu essen einfach nicht durch. Oder beginnt erst gar nicht. Wäre zu schade, weil man wirklich eine Chance verpasst, sich besser zu fühlen. Leichter im Körper, aber auch klarer im Kopf. Ihr werdet sehen. Ein kleiner ›Ausrutscher‹, ein ›Nascher‹ ab und zu ist völlig normal. Mir passiert das doch auch immer wieder«, gestand der Kleine Medicus. Die Kinder waren erleichtert, zumal es im Weiteren nochmals um das heikle Thema Fastfood gehen sollte.

Zwischen Döner, Burger und Pommes

»Rund um die Uhr«, begann der Kleine Medicus nun wieder ganz ernst, »zu jeder Tages- und Nachtzeit können wir Fastfood bekommen, in speziellen Restaurants, im Supermarkt oder an der Tankstelle um die Ecke. Das ist praktisch und spart dem Eiligen viel Zeit. Was es ihm nicht erspart, sind Kalorien. Davon enthalten Pizza,

Döner oder schnelle Nudelgerichte mit dicker Soße jede Menge, viel mehr als wertvolle Nährstoffe. Deshalb sollte man nach dem Genuss von Fastfood – mag ich auch mal zwischendurch – viel Wasser trinken und das Obst essen, das man gerne mag. Kirschen, Erdbeeren, Himbeeren oder einen Apfel. Ich esse supergern Orangen oder presse sie mir aus. Das hilft, den Stoffwechsel zur Verdauung anzuregen und schlechte Nahrungsbestandteile schneller auszuscheiden. … Na ja, und das Wichtigste, das wisst ihr ja schon, immer bewegen, wenn man gegessen, vielleicht auch mal gesündigt hat. Ein Fußballspiel oder nur gegen die Wand kicken nach dem Burger bringt die Sache wieder in Ordnung.«

Spekki Bulletti: Mache ich doch schon seit gestern, ich bemühe mich, echt!
Der Kleine Medicus: Super, Spekki! Ich bin begeistert. Das ist zumindest ein guter Anfang. Deshalb geb ich dir und allen anderen gleich noch ein paar wichtige Tipps für den vernünftigen Umgang mit Fastfood:

Der Kleine Medicus:

Tipp 1 Macht euch bewusst, dass viele der Angebote einfach keine kleinen Snacks sind, sondern häufig der Energiemenge einer Hauptmahlzeit entsprechen.

Tipp 2 Wenn ihr snackt, dann lieber bewusst und nicht täglich.

Tipp 3 Wählt kleinere Portionen anstatt »XXL«, »Grande« oder »Extra Tall«. Mit kleineren Portionen spart ihr nicht nur Geld, sondern auch Kalorien.

Tipp 4 Bei Fastfood- und Snackangeboten könnt ihr immer eine bessere oder schlechtere Wahl treffen. Dazu ein paar Beispiele:

Anstelle von	wählt lieber
Beim türkischen Imbiss	
Döner (Fladenbrot, Fleisch, Soße)	Salattasche (auch vegetarischer Döner) mit Fladenbrot, Soße, Salat Wenn ihr ab und zu gern Fleisch essen möchtet, dann nehmt mehr Salat dazu und achtet bei den Soßen darauf, dass es Joghurt- und keine Mayosoßen sind.
In der Pizzeria, italienischer Imbiss	
Salamipizza, Vier-Käse-Pizza	Schinkenpizza, vegetarische Pizza, Salat
Tortellini mit Käse-Sahnesoße	Spaghetti Napoli
Beim Fastfood-Imbiss	
Panierte Nuggets	Wraps
XXL- oder Maximenü (Burger, Pommes, Softdrink)	Kleine Menüs mit Burger, Salat und Wasser oder Apfelschorle
Mayonnaise	Ketchup
Caesar- oder Cocktaildressing	Balsamicodressing
Eis, Kuchen	Obstsalat
Im Café	
Limo	Kinderkaffee mit Milch
Heiße Schokolade mit Sahne	Heiße Milch mit Honig. Wenn doch Schokolade, dann ohne Sahne
Streuselkuchen, Puddingteil-chen, Schokokuchen	Obstkuchen mit Hefeteig
Sahneeis, Cremeeis	Fruchteis

Der Kleine Medicus: Hör mal, Bulletti. Für den Hunger unterwegs gibt es mittlerweile viele Angebote in Supermärkten und Bäckereien, die eine sehr gute Wahl darstellen. Zum Beispiel ist ein knuspriges, frisch belegtes Körnerbrötchen eine gute Alternative zu Currywurst oder Burger. Bitte die Verkäuferin doch, keine Remoulade oder Butter zu verwenden, und lass das Brötchen beispielsweise mit Putenbrust, Salat und Tomate belegen. Versuch es auch mal mit Quark anstatt Butter darunter.

In Supermärkten gibt es zudem fertige Obstsalate oder Joghurt-Kombinationen, die sich gut für eine Zwischenmahlzeit eignen. Nur denk dran: das Eingekaufte kostet immer mehr Geld, als wenn man selbst Obst schnippelt.

Spekki Bulletti: Habe ich doch schon immer gewusst und schon 250 Gramm abgenommen. Stand gerade auf der Waage.

Der Kleine Medicus: Na, darauf können wir ja mit einem leckeren Fruchtshake anstoßen.

Spekki Bulletti: So lange du das nicht meinem Freund Bodo Bockwurst verrätst. Aber Spaß beiseite: Jetzt geht's richtig los! Ich hau rein ... mit Sport, Abnehmen und gesund oder so!!!

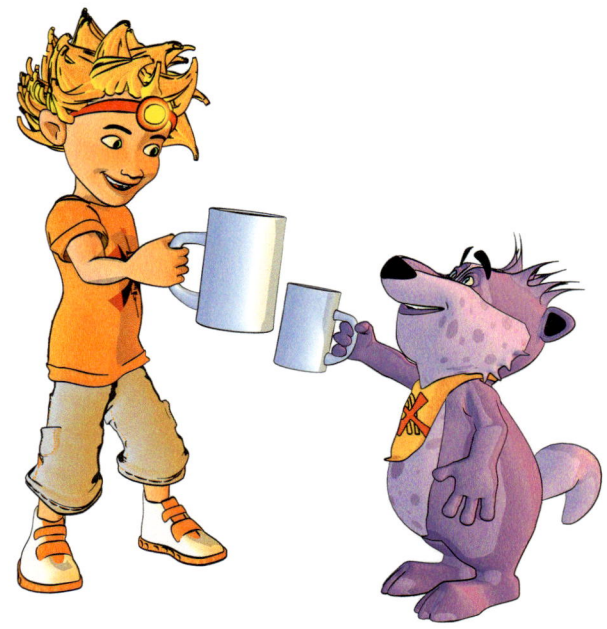

Ich bin zu dünn

S ich mit der eigenen Ernährung zu beschäftigen ist sinnvoll und richtig«, erklärte der Doc jetzt seinen Zuhörern. »Bei manchen Menschen kreisen die Gedanken aber ständig ums Essen oder Nichtessen. Sie haben gar nichts anderes mehr im Kopf. Spätestens wenn das der Fall ist, befindet man sich auf dem Weg in eine Essstörung. Und die Fettsucht ist dann nur eine der möglichen Essstörungen, es gibt noch mehr. Die bekannteste Essstörungs-Krankheit ist die Magersucht. Meist sind junge Mädchen davon betroffen. Sie werden sehr dünn, weil sie kaum oder gar nicht mehr essen. Sie haben riesige Angst davor zuzunehmen und finden sich auch dann noch viel zu dick, wenn sie bereits klapperdürr sind. Aber auch das glatte Gegenteil ist möglich. Es gibt auch Magersüchtige, die regelrechte Essanfälle (Bulimie) haben und dann enorme Mengen auf einmal verspeisen, so viel, dass sie nachher alles wieder erbrechen

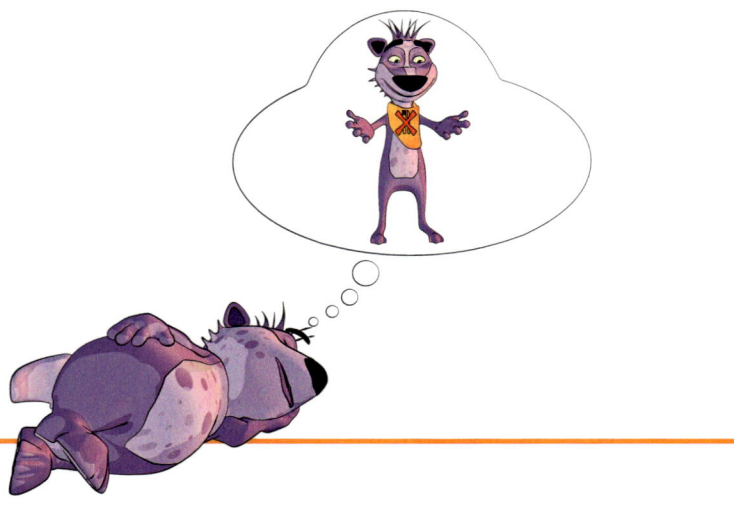

müssen oder wollen. Und noch andere versuchen, durch extreme sportliche Belastung abzumagern. Oft ziehen sie sich dabei auch von anderen zurück, sie vereinsamen zunehmend.«

Spekki Bulletti: Aber so will ich auch nicht aussehen.

»Wer eine Essstörung hat«, fuhr der Doc fort, »muss unbedingt behandelt werden. Allein wird man damit nicht fertig, auch nicht mit Hilfe der Familie und der Freunde. Es gibt Ärzte und Kliniken, die sich auf Essstörungen spezialisiert haben. Dort kann einem Kranken geholfen werden.«

Info 10 Fakten über Essstörungen

1. 74,8 % der Mädchen und Jungen im Alter zwischen 11 bis 17 Jahren haben ein ganz normales Gewicht. Doch nur 40,4 % glauben, sie hätten genau das richtige Gewicht.
2. 56 % der 13- bis 14-Jährigen wollen dünner sein.
3. Zwei von fünf Mädchen in Deutschland glauben, zu dick zu sein. 50 % aller zehnjährigen Mädchen haben schon einmal eine Diät gemacht.
4. 95 % aller Diäten funktionieren nicht.
5. Mehr als jedes 5. Kind in Deutschland im Alter zwischen 11 und 17 Jahren hat Anzeichen einer Essstörung, das sind rund 1,4 Millionen Kinder und Jugendliche.
6. Über 100 000 Menschen in Deutschland, insbesondere Mädchen und Frauen zwischen 15 und 35 Jahren, sind an Magersucht erkrankt. Über 600 000 Menschen sind an Bulimie erkrankt.
7. 6 % aller Frauen zwischen 15 und 35 leiden an Esssucht.
8. Der Anteil der magersüchtigen Männer liegt bei 5 bis 10 %, allerdings werden es immer mehr.
9. Die meisten Menschen erkranken an Magersucht zwischen ihrem 12. und 23. Lebensjahr.
10. Jede 5. bis 6. Magersüchtige stirbt an den Folgen der Erkrankung, an Infektionen, die der geschwächte Körper nicht mehr abwehren kann, aber auch an Wassermangel oder durch Selbstmord.

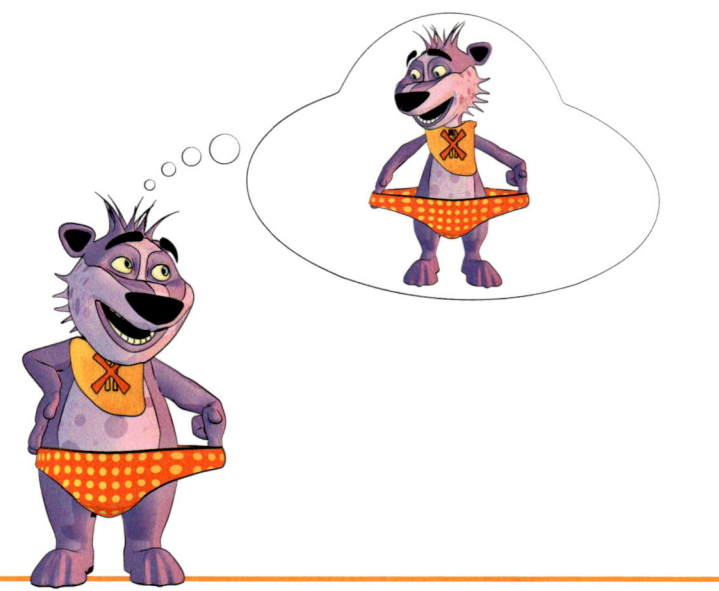

Spekki Bulletti: Ich will da nicht hin, ins Krankenhaus!
Der Kleine Medicus: Musst du auch nicht. Zu dürr bist du
sowieso nicht. Und wenn du dich weiter bemühst, hast du bald noch
ein paar Kilo verloren.
Spekki Bulletti: Meine Badehose schlabbert schon.

»Und wann ist man zu dick oder zu dünn?« Max war ganz aufgeregt. »Wie finde ich das raus, Doc? Wir wissen das alle nicht. Was
sollen wir tun?«

»Kinder, ihr wisst es doch eigentlich. Aber wenn ihr euch nicht
sicher seid, geht doch einfach zu euerm Arzt. Zur Bemessung des
Normalgewichtes hat er Tabellen, in denen er die Körpergröße, das
Gewicht, Geschlecht und Alter vergleichen kann. So kann er sehen,
wie viel ihr in welchem Alter und bei welcher Größe als Mädchen
oder Jungen wiegen solltet.

Für Erwachsene gilt die Faustregel, dass der Bauchumfang bei
Frauen nicht mehr als 88 cm und bei Männern nicht mehr als 102 cm
betragen sollte. Das sind die Obergrenzen. Aber das Gewicht allein
macht es nicht. Man muss sich im Körper vor allem wohl fühlen.«

»Und wozu Diäten?«, wollte Rivka wissen. »Viele Erwachsene machen die doch immer wieder. Meine Tante flucht danach noch mehr, weil ihr Gewicht in kürzester Zeit wieder hochklettert. Und heute wiegt sie mehr als je zuvor.«

»Als Diät wird eine spezielle Nahrung bezeichnet«, antwortete der Doc und erklärte weiter: »Eigentlich kommt das Wort Diät aus dem Griechischen und bedeutet übersetzt Lebensweise. Diätessen werden normalerweise bei bestimmten Erkrankungen im Krankenhaus gegeben oder vom Arzt verordnet. Im Volksmund ist allerdings die Umstellung des Essens zur Gewichtszunahme oder -abnahme gemeint. Das Angebot an Diätratgebern, Zeitschriften und Diätkochbüchern ist riesig.

Die meisten Diäten sind jedoch wissenschaftlich nicht bewiesen und können sogar gesundheitsgefährdend sein. Allein durch eine Diät abzunehmen ist fast unmöglich. Meist kommt es kurze Zeit später wieder zur Gewichtszunahme. Jo-Jo-Effekt nennt man dies.« »Ich weiss wirklich genau, warum ich mein Jo-Jo weggelegt habe«, witzelte Spekki. Der Doc lächelte. »Viel wichtiger ist es, im Alltag kontinuierlich auf ein nahrhaftes und leckeres Essen zu achten – auch in der Schule, regelmäßig mit Spaß Sport zu treiben – eine Stunde Sport am Tag ist meine Empfehlung für jede Schule. Das gilt ebenso für die Beschäftigten in den Betrieben und für ältere Menschen. Und: zwischendurch am Tag entspannen und genießen.«

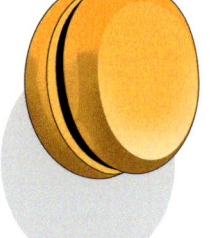

Der Kleine Medicus: Wer sich an die hier im Buch beschriebenen Ernährungstipps hält und ein bisschen Sport treibt, der braucht keine Diät.

Spekki Bulletti: Ich laufe ab jetzt immer zu dir. Fürs Fahrrad sind meine Beine einfach zu kurz.

Der Kleine Medicus: Aber wenn man eine Essstörung hat, entweder zu mager oder zu dick ist oder eine bestimmte Krankheit hat, beispielsweise Diabetes mellitus (Zuckerkrankheit), muss man sich an die Ernährungsvorgaben des Arztes halten, um wieder gesund zu werden.

Spekki Bulletti: Du wolltest mir schon seit heute Morgen das mit dem Diabolites erklären, aber du hast ja nie Zeit für mich.

Der Kleine Medicus: Entschuldigung, wie konnte ich so etwas Wichtiges vergessen. Aber die Erklärung sollte lieber ein Arzt übernehmen.

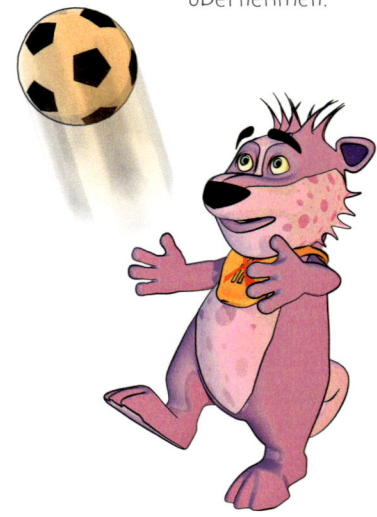

Die Seuche des 21. Jahrhunderts: Diabetes mellitus

D iese Krankheit kann leider jeden treffen«, fing der Doc an. »Der Name Diabetes mellitus bedeutet soviel wie ›honigsüßer Durchfluss‹ und ist als Zuckerkrankheit bekannt. Zirka 10 Prozent der Bevölkerung in Deutschland, in der Schweiz und in Österreich leiden heute darunter. Diese Länder sind auch die Spitzenreiter in Europa. Weltweit waren 2010 über 300 Millionen Menschen an Diabetes erkrankt. Es werden mehr von Jahr zu Jahr.

Ihr habt gelernt, dass der Körper die Nahrung in kleinste Bestandteile aufspaltet. Die Zuckerbausteine werden in die Zellen gebracht und sorgen für Energie. Eine gewisse Menge an Zucker bleibt immer im Blut. Diesen Zucker im Blut nennt man Blutzuckerspiegel. Dieser ist nicht konstant. Seine Höhe hängt von der Tageszeit und den vorhergegangenen Mahlzeiten ab. Wenn man sehr süße Sachen isst, die schnell verdauliche Zucker wie Traubenzucker enthalten, gelangen diese Zucker auch sehr schnell ins Blut und erhöhen den Blutzuckerspiegel. Nun kommt das Insulin ins Spiel. Als Hormon wird es in der Bauchspeicheldrüse produziert und sorgt dafür, dass der Zucker aus dem Blut gelöst und in die Zellen transportiert wird.

Die Bauchspeicheldrüse ist wie ein feiner Sensor im Blutstrom. Er stellt fest, ob zu wenig oder zu viel Zucker im Blut vorhanden ist. Dementsprechend reagiert die Bauchspeicheldrüse und schüttet Insulin aus, wenn der Zuckerspiegel ansteigt. Menschen, bei denen dieser Mechanismus gestört ist, werden zuckerkrank, leiden an Diabetes mellitus. Ihre Bauchspeicheldrüse produziert überhaupt kein oder zu wenig Insulin (Diabetes Typ 1). Es kann auch sein, dass die Zellen weniger Zucker aufnehmen können (Diabetes Typ 2).

Ein zu hoher Blutzuckerspiegel schädigt den Körper auf Dauer. Ist die Bauchspeicheldrüse einfach nur ›müde‹ und produziert nicht genug Insulin oder erkennen die Zellen das Insulin nicht mehr als Schlüssel zum Einlassen von Zucker an, dann können Tabletten noch helfen (Diabetes Typ 2). Doch wenn die Bauchspeicheldrüse überhaupt kein Insulin mehr produziert, dann müssen sich die Betroffenen das Insulin in den Körper spritzen, und zwar mehrmals am Tag (Diabetes Typ 1), damit der Zucker von den Zellen zur Energieversorgung aufgenommen werden kann. Mittlerweile müssen das in Deutschland 40 000 von 8 Millionen Diabetikern tun.

Doch zuerst müssen die Diabetes-Kranken ihren Blutzucker messen. Dazu piksen sie sich mit einer Nadel in den Finger, bis ein Tropfen Blut kommt. Dieser kommt auf einen Teststreifen und der Streifen wiederum in ein kleines Gerät, das in Sekundenschnelle anzeigt, wie viel Zucker im Blut ist. Danach wird die Menge Insulin berechnet, die beim Diabetes Typ 1 gespritzt werden muss und die notwendig ist, damit der Zucker aus dem Blut in die Zellen gelangt. Würde der Zucker im Blut bleiben, würde das Blut süß werden. Der Urin aber auch. Denn die Nieren scheiden überschüssigen Zucker aus, um die Gefäße zu schützen, die sich sonst entzünden und irgendwann kaputt gehen könnten.«

Spekki Bulletti: Nee bloß nicht, ich will keine Spritze bekommen. Hilfe!

Der Kleine Medicus: Das muss auch nicht sein, wenn du weiter abnimmst. Denn Übergewicht und wenig Bewegung zählen zu den Hauptursachen der Zuckerkrankheit.

Spekki Bulletti: Einverstanden, wird gemacht.

Der Kleine Medicus: Für diejenigen, die Spritzen bekommen müssen, das sind allerdings die wenigsten, ist dies lebensnotwendig und das tut auch nicht weh mit den klitzekleinen Spritzen, die es inzwischen gibt. Früher starben die Menschen an

dieser Krankheit. Heute können künstliches Insulin oder andere
Medikamente produziert werden. Das rettet weltweit Millionen von
Menschen.

»Beim Diabetes Typ 2 – früher nannte man ihn den Altersdiabetes,
weil er vermehrt bei älteren Menschen vorkam – ist die erste Maß-
nahme eine Ernährungsumstellung, wie sie der Arzt oder die Ärz-
tin festlegt, und dann viel Bewegung, auch in Absprache mit dem
behandelnden Arzt. Dann müssten nicht mehr so viele Medikamente eingenommen werden!. Sport ist eben nicht nur ›Honig‹
für die Seele, auch für deine Muskeln, Spekki.«

Spekki Bulletti: Puh, ein Glück. Ich mach dann mal alles,
was du mir sagst, Doc. Gut, dass ich dich auf meiner Seite
habe. Und ich auch schon soooooooooo dünn geworden bin.

»Doch was passiert, wenn man zu viel Insulin spritzt?«,
fragte Jonathan. »Bei zu hoher Insulingabe sinkt der Zuckerspiegel im Blut sehr schnell. Es kommt zur Unterzuckerung. Erstes Zeichen hierfür ist das Hungergefühl. Wenn die
Blutzuckerwerte unter 40 Milligramm pro 100 Milliliter Blut
absinken, kann die Unterzuckerung lebensbedrohlich werden.
Die Betroffenen bekommen Schweißausbrüche, fallen manchmal
sogar ins Koma, das heißt, sie werden ohnmächtig. Auch beim Gegenteil übrigens, also wenn man zu wenig Insulin im Blut hat und
dafür umso mehr Zucker, kann man in ein Koma durch Überzu-
ckerung fallen.

Eine Unterzuckerung kann sich bei Diabetikern in sehr kurzer
Zeit, sogar in Minuten entwickeln. Da Diabetiker das aber wissen,
haben sie meist einen Notfall-Traubenzucker in der Tasche oder
trinken ganz süße, zuckrige Getränke. Das hilft ihnen dann.« Außerdem sollte den Anweisungen des Arztes in Bezug auf Bewegung
und Ernährung dringend gefolgt werden. Denn von Diabetes kann
man blind werden oder schlimmstenfalls früher sterben! Die Nah-
rungsmenge wird in Broteinheiten gemessen.

Info Broteinheit

12 Gramm Kohlenhydrate ergeben eine Broteinheit – auch Kohlenhydratsportion genannt. Sie entspricht 50 kcal. Die Broteinheit ist ein Maß, mit dem Diabetiker abschätzen können, wie viel sie von einem bestimmten Nahrungsmittel zu sich nehmen dürfen. Hierzu ist unbedingt dem Rat des Arztes zu folgen. Außerdem werden hervorragend organisierte Diabetikerschulungen in Krankenhäusern und von Selbsthilfeverbänden und -gruppen angeboten.

Achtung: Es gibt einen großen Unterschied zwischen einzelnen Lebensmitteln. Die Werte hängen von der Menge an Zucker und Fruchtsüße ab. Nicht jeder Orangensaft hat dieselben Broteinheiten. Broteinheitsangaben finden sich auf Verpackungen.
Hier einige Beispiele für *1 Broteinheit* (BE):

300 g Buttermilch

240 g magere Trinkmilch

240 g Joghurt

60 g Banane

100 g Apfel oder Aprikose

150 g Erdbeere, Himbeere oder Johannisbeere

16 g Knäckebrot (2 Scheiben)

»Die Krankheit Diabetes hat in den letzten Jahrzehnten besonders in den industrialisierten Ländern stark zugenommen. Wusstet ihr, dass sich in Asien die Anzahl der Diabetiker in den letzten 10 Jahren verdreifacht hat?« Die Schüler machten große Augen. Die meisten von ihnen hatten noch nie etwas davon gehört, geschweige denn, dass Diabetes ihnen ein Begriff war. Umso aufmerksamer hörten sie dem Doc weiter zu: »Von ehemals 30 Millionen Betroffenen ist die Zahl heute auf 120 Millionen hochgeschnellt. Die Zuckerkrankheit ist zu einer der am meisten verbreiteten Volkskrankheiten geworden, insbesondere weil immer mehr Kinder und Jugendliche am Diabetes Typ 2 erkranken. 99 Prozent aller Diabetesfälle gehören diesem Typ an, eine Folge falscher Ernährung und mangelnder Bewegung.«

Die Glocke läutete, und ein ereignisreicher Schultag war zu Ende. Die Kinder umringten den Kleinen Medicus, ihre Lehrerin und den Doc. Ausgelassen redeten alle durcheinander. Aber plötzlich wurde es still und alle schauten zu Spekki hinüber. Der nicht mehr ganz so kugelrunde Dachs saß in einer Ecke und weinte. »Mein Gott, Spekki, was ist denn mit dir, warum bist du denn traurig? Wir können uns ja alle bald wiedersehen!«, versuchte der Kleine Medicus ihn zu trösten. »Ich bin nicht traurig. Das sind Freudentränen. Ich bin echt glücklich, weil ich doch nicht geplatzt bin, sogar schon etwas abgenommen habe!« »Ach, mein liebes Dachslein. Du hast tatsächlich etwas abgenommen«, freute sich nun auch der Kleine Medicus, »Ja-a und auch Horst ist weg. Ihm ist langweilig geworden!« »Wie, Horst?« Der Kleine Medicus wirkte ziemlich verwirrt. »Ja, Horst. Der war doch die ganze Zeit dabei.« »Du spinnst mal wieder. Jetzt geht das schon wieder los!« Der Kleine Medicus sah Spekki entgeistert an. »Ach komm, Kleiner Medicus. Ich habe meinen Bauch doch ›Horst‹ getauft. Und jetzt hat der sich vom Acker gemacht, dabei waren wir uns doch so nah gekommen.«

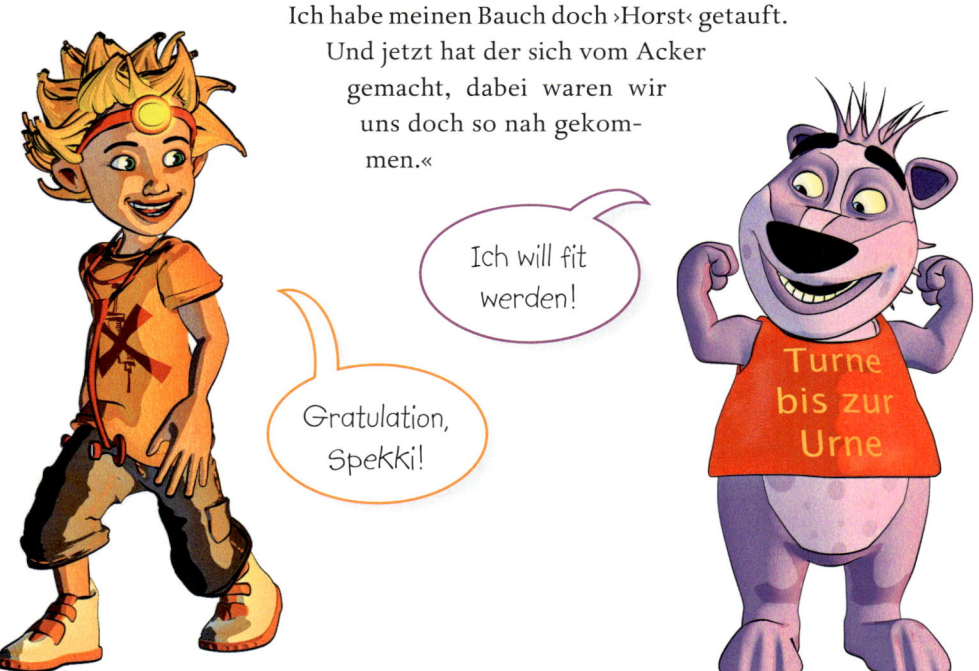

Ich will fit werden!

Gratulation, Spekki!

Die Klasse tobte und brüllte vor Lachen, und der Kleine Medicus zwinkerte Spekki vergnügt zu. »Du bist und bleibst ein großer Frechdachs, Bulletti. Mich so zu veräppeln. Aber ehrlich, das war doch eher Hörstchen als Horst, der da abgehauen ist.« Spekki grinste breit und zog demonstrativ an seinen Hosenträgern, um den Erfolg seiner »Bauchwanderung« zu zeigen. »Nichts für ungut. Komm, du Witzbold, hilf mir! Wir müssen das ganze Material der letzten Stunden zusammenstellen, damit die Kinder das schnellstens als Buch zum Lesen und Nachschlagen bekommen. Wir nennen es einfach ›Wir Besser-Esser‹. Oder?« Wie ein Wirbelwind kam Spekki angesprungen: »Ja, Klasse! Da bin ich auf jeden Fall dabei. Gesunde Ernährung ist doch nichts für Schlaffis, sondern nur für richtig coole Typen. Das heißt: Es geht gar nicht ohne mich!«

Die ganze Klasse lachte und klatschte wie wild. Stolz reckte sich Spekki Bulletti, streckte seinen kleinen Dickbauch zur Schau und ballte die Faust. »Ach, da ist ja Horst schon wieder?!« Lachend lobten ihn die Delfin-Reporter: »Kannst superstolz auf dich sein. Weiter so und nicht lockerlassen!« Spekki schien, als ihm Max auf die Schulter klopfte, immer größer zu werden und setzte noch einen drauf: »Ihr werdet sehen, bald bin ich der wahre Supermann, quatsch: der ultimative Superdachs.«

Auch der Doc musste jetzt herzlich lachen. Ihm hatte der ganze Tag, insbesondere der Gesundheitsunterricht, genauso viel Spaß gemacht wie den Kindern. Zu gerne erinnerte er sich an die spannende Expedition der Minireporter in die menschlichen Tiefen und wie sie ihn vor ein paar Wochen so plötzlich und unerwartet überfallen hatten. »Zum Glück«, dachte er, »sonst wäre niemals soviel Begeisterung bei den Schülern für so ein schwieriges Thema wie die Ernährung ausgelöst worden. Und das ist eine schöne Ergänzung des Unterrichtsmaterials für die Gesundheitsbotschafter-Ausbildung.«

»Wer von euch will denn nun ein Medicus-Gesundheitsbotschafter werden?« fragte er in die Runde. Keiner wagte aufzuzeigen. Nicht wenige machten ein bedröppeltes Gesicht oder schauten weg. »Na los, keine Scheu!« »A-a-aber wir alle sind das doch jetzt schon«, rief eine Schülerin von hinten. Die Kinder klatschten lautstark. »Wir haben doch heute so viel gelernt über gesunde Ernährung. Herzlichen Dank euch allen!«, rief noch ein Schüler dazwischen. Das Getöse wurde lauter. »Ach ja, hatte ich schon fast vergessen«, lachte der Doc. »Ich habe hier noch für jeden von euch ein kleines Merkblatt und weitere Materialien und Rezepte zum Nachschlagen und Ausprobieren mitgebracht. Dabei habt ihr mit eurer Lehrerin und eurer Delegation, den Reportern, so toll mitgemacht. Herzlichen Dank dafür!« Das Klatschen und Trampeln mit den Füßen wurde fast so stark wie ein Orkan. Der Doc freute sich wahnsinnig und nahm den Kleinen Medicus in den Arm. Die Reporter umringten beide und strahlten sie an. »Danke auch euch. Es war super. Wir kommen bald wieder.« Alle sechs klatschten den großen und kleinen Doc per Handschlag ab, und dann umarmten sie Spekki.

Schließlich stimmten der große und der kleine Doc das Lied »Ach, wie ist das Leben schön, es ist einzigartig« an. Alle Kinder und ihre tolle Klassenlehrerin sangen begeistert mit. Lang und länger und voll freundschaftlicher Gefühle füreinander.

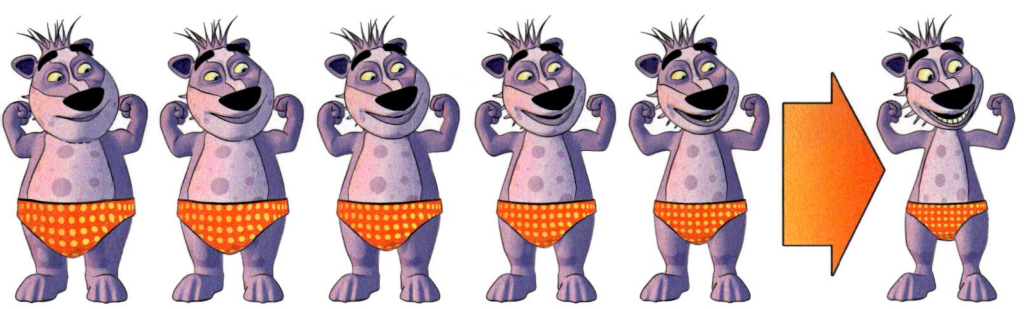

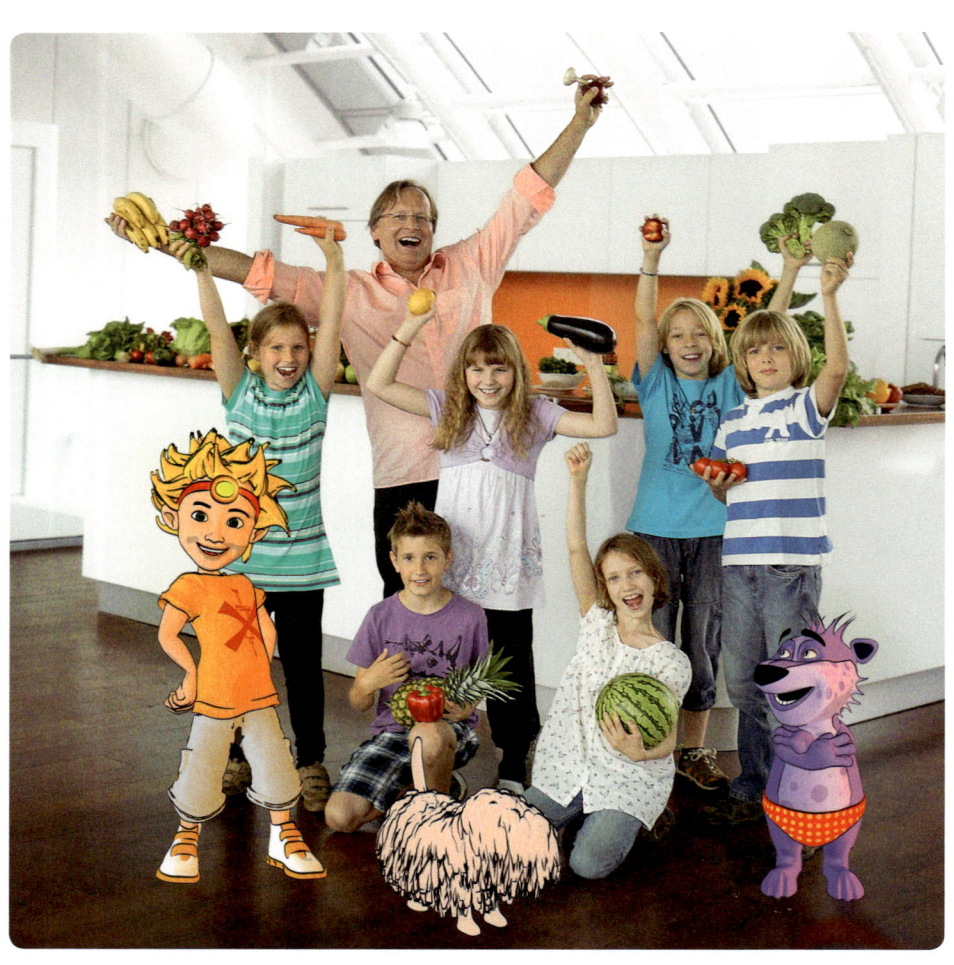

Material

Was wir mit nach Hause nehmen

Lebe mit Herz und Seele

Kleines Manifest zur Lebenskunst

Du bist da.
Das ist einzigartig.
Du bist einzigartig.

Du hast das Glück, geboren worden zu sein. Du kannst etwas aus deinem Leben machen, für dich und die anderen. Nicht für immer und ewig, aber für eine bestimmte Zeit bist du Gast auf unserer schönen Erde. Denke daran und nutze die Zeit. Es ist deine Zeit und die aller Menschen, mit denen du zusammenlebst. Versuch dich also immer auch auf die anderen, auf deine Familie und die Freunde einzustellen.

Wenn du irgendwo zu Gast bist, achte auf die Gebräuche und Sitten deiner Gastgeber. Sieh, ob du selbst etwas zum Gelingen eures Beisammenseins beitragen kannst, sei es mit einem kleinen Gastgeschenk oder indem du einfach hilfst. So wie an dich solltest du an die Gemeinschaft denken. Wenn wir das alle tun, wird es jedem von uns besser gehen. Mit einem freundlichen Wort oder tatkräftiger Hilfe kommen wir einander näher. Aus der Gemeinsamkeit schöpfen wir die Kraft, die jeder von uns tagtäglich braucht, um so einzigartig sein zu können, wie er geboren wurde. Deshalb: LEBE MIT HERZ UND SEELE.

Der Mensch besteht eben nicht nur aus seinem Körper, seinen Organen, den Muskeln und den Knochen. Erst der Geist und die Seele machen uns einzigartig. Mit unserem freien Willen können wir selbst entscheiden, was wir tun oder lassen. Das heißt aber auch, dass wir lernen müssen, verantwortungsvoll zu handeln. Wer vernünftig, erfolgreich und zufrieden durchs Leben kommen möchte, muss viele Entscheidungen treffen. Das ist nicht immer ganz einfach, weil man manchmal auch etwas tun muss, was einem nicht so leicht fällt. Um dir das zu erleichtern, solltest du dich an zehn goldene Lebensregeln halten:

10 goldene Lebensregeln
1. Ernähre dich gesund.
2. Kenne deine Körperfunktionen.
3. Gönne deinem Körper Ruhepausen.
4. Hilf dir selbst.
5. Halte dich körperlich und geistig fit.
6. Treibe regelmäßig (draußen) Sport.
7. Forme mit Bildung deinen Charakter.
8. Lerne täglich dazu und verhalte dich vorbildlich.
9. Triff vernünftige Entscheidungen und lerne, Verantwortung für Mitmenschen zu tragen.
10. Turne bis zur Urne.

Und vergiss dabei nicht,
- dass Sport die Reparaturfähigkeit deiner Zellen steigert,
- dass dein Herz der Motor und dein Gehirn die Schaltzentrale des Körpers ist,
- dass dein Herz sich im Schlaf sehr gut vom Stress erholen kann,
- dass es deinem Herzen gut geht, wenn du ein glücklicher und einfühlsamer Mensch bist,
- dass dein Gehirn ein Leben lang formbar ist und nur mit den richtigen Reizen gefüttert werden muss,
- dass dein Gehirn Sport und gesunde Ernährung braucht, Sauerstoff und Glukose,
- dass du einzigartig bist und viele verantwortungsvolle Aufgaben im Leben hast.

Noch mehr Rezepte – ganz einfach, lecker und bio

Und jetzt könnt ihr richtig zaubern. Alle diese Rezepte – von der Delfin-Press extra für euch zusammengestellt – sind ganz einfach nachzukochen. Schon beim Lesen werdet Ihr Appetit bekommen, glaubt mir. Zunächst noch einige Gewürze, die ihr unbedingt beim Zubereiten der Speisen nutzen solltet. Dann werden die Rezepte noch leckerer. Einfach ausprobieren, ihr könnt wirklich nichts falsch machen. Und außerdem braucht man eigentlich meist sowieso immer nur dieselben Gewürze und Kräuter. Meist sind das nicht mehr als sieben unterschiedliche Geschmacksrichtungen.

Delfin-Mandelbrot   von Rivka

Zutaten

> Fertigbackmischung für Weizenbrot
> 1 Paket Mandeln
> etwas Mehl
> etwas Butter

Zubereitung

> Die genaue Zubereitung mit den Mengenangaben steht auf jeder Packung. Ihr kippt die fertige Brotmischung in eine Rührschüssel und fügt Wasser und die Mandeln dazu. Dann knetet ihr alles mit dem Knethaken durch, bis sich der Teig vom Rand der Schüssel löst. Nun legt ihr über die gesamte Rührschüssel ein Tuch und lasst den Teig 50 Minuten ruhen. In der Zwischenzeit fettet ihr die Brotbackform ein, damit sich das Brot später besser lösen lässt. Nach der Ruhezeit nehmt ihr den Teig aus der Schüssel und legt ihn auf die Arbeitsfläche der Küche. Verstreut etwas Mehl über den Teig, dann lässt er sich leichter bearbeiten. Ihr knetet den Teig richtig durch und bringt ihn dabei ungefähr in die Form der Brotback-

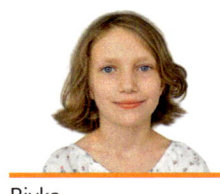

Rivka

Info Gewürze

Kümmel zur Verdauungsanregung und bei fettigen und schweren Speisen wie Kohl.

Kardamom wirkt antientzündlich und verdauungsfördernd.

Gelbwurz wirkt antientzündlich im Magen-Darm-Trakt und gibt den Speisen wie Reis eine schöne gelbe Farbe.

Oregano/Majoran Die ätherischen Öle duften wunderbar, sind gut zur Verdauungsförderung und wirken appetitanregend.

Thymian Die Öle haben eine stark desinfizierende Wirkung. Auch als Tee bei Husten und Bronchitis sind sie antibakteriell wirksam. Der Duft wirkt entspannend auf Gehirn und Muskeln.

Rosmarin wirkt nicht nur beruhigend und entspannend auf die Bewegungsaktivität des Magens und Darms, der Duft entspannt auch das Gemüt.

Pfeffer und Chili bringen die nötige Schärfe. Vorsichtig nutzen. Wirken schleimlösend und regen Speichel und andere Verdauungssäfte an.

Minze Die ätherischen Öle wirken beruhigend auf die Schleimhäute und entzündungshemmend. Auch als Tee zu nutzen zur Beruhigung von Magen, Darm, Bronchien und oberen Luftwegen.

form. Das könnt ihr nach Augenmaß tun. Dann hebt ihr den Teig in die Backform. Jetzt befeuchtet die Oberseite des Teigs mit Wasser und stellt alles wieder unter das Tuch zum Ruhen. Nach etwa 30 Minuten ist der Teig für den Backofen fertig. Stellt die Backform mit dem Teig auf die mittlere Schiene des vorgeheizten Backofens. Stellt noch eine Schale mit Wasser daneben (fragt eure Eltern, ob die Schale auch die hohen Temperaturen aushält, Porzellan kann im Ofen springen). Jetzt braucht das Brot ungefähr noch 45 Minuten bei etwa 180 Grad, um auszubacken.

Tipp

Wenn ihr das Delfin-Mandelbrot aus dem Ofen holt, ein bisschen warten mit dem Aufschneiden und vorher noch etwas gesalzene Butter über die Kruste streichen.

Kartoffelpüree   von Jonathan

Zutaten

Kartoffeln, Butter, Milch,
Muskatnuss, Majoran

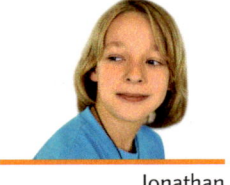
Jonathan

Zubereitung

Ihr legt die Kartoffeln in Wasser und lasst sie ca. 30 Min. garen. Nun
gießt ihr das Kochwasser ab, zerstampft die Kartoffeln und gebt dabei
etwas Butter und Milch hinzu. Zum Würzen reibt etwas Muskatnuss
und streut Majoran über das Püree. Jetzt ist alles fertig.

Möhren-Apfel-Salat   von Nick

Zutaten für 4 Personen

2 Äpfel, 4 Möhren, 200 g saure Sahne, 3–4 Esslöffel
Zitronensaft, 2 Teelöffel Honig und Pfeffer

Zubereitung

Äpfel und Möhren fein raspeln. Die saure
Sahne mit Zitronensaft und Honig verrühren.
Mit Pfeffer abschmecken. Alles sanft
vermischen.

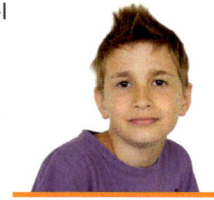
Nick

Nudel-Schinken-Gratin mit Tomatensauce   von Patricia

Zutaten für 4 Personen

400 g Nudeln (roh)
200 g gekochter Schinken
300 ml Gemüsebrühe
800 g Tomaten aus der Dose
4 EL Tomatenmark
Pfeffer
Zucker
100 g geriebener Käse

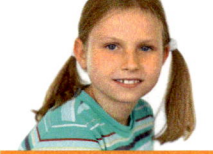
Patricia

Zubereitung

Nudeln kochen, Wasser abgießen, in eine Auflaufform geben,
Schinken in Stücke schneiden. Brühe mit Tomatenstücken und
Tomatenmark verrühren. Tomatensauce mit Salz, Pfeffer und Zucker

abschmecken und mit Schinkenstücken zu den Nudeln geben.

Alles vermengen. Käse darüber streuen und im vorgeheizten Backofen bei 180° (Umluft 160°) ca. 40 Minuten garen.

Pizza von Judith

Pizza besteht eigentlich aus einem Hefeteig. Dieser ist aber schwierig zuzubereiten, und man braucht lange Zeit dafür. Der Teig muss nämlich zwischendurch ruhen, wird erneut geknetet und muss nochmal ruhen. Außerdem ist der Kohlenhydratanteil sehr hoch. Viel einfacher und kalorienärmer ist ein Quark-Öl-Teig, der auch »falscher Hefeteig« genannt wird. Er schmeckt tatsächlich fast wie Hefeteig, ist aber kinderleicht und schnell zuzubereiten.

Zutaten

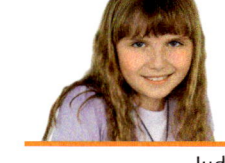

300 g Mehl

1 Päckchen Backpulver

150 g Magerquark

6 EL Öl

6 EL Milch

1 TL Paprikapulver

Judith

Zubereitung

Zuerst die trockenen Zutaten miteinander vermischen, dann Quark, Öl und Milch dazugeben und mit den Händen kneten, bis eine feste Teigkugel entstanden ist. Teig auf Blechgröße ausrollen und gestückelte Tomaten aus der Dose (manchmal sogar als Pizzatomaten bezeichnet) darauf verteilen.

Dann nach Lust und Laune belegen, zum Beispiel

1. mit 100 g gekochtem Schinken, 2 TL Oregano, 1 TL Basilikum, 100 g gegartem Brokkoli und geriebenem Käse,
2. mit einer klein geschnittenen Paprikaschote, 1 Zehe Knoblauch, Oregano und Basilikum, Oliven und Tunfisch,
3. mit Tomatenscheiben, Basilikum und Mozzarella (sehr fetter Käse, daher auf weiteren Belag verzichten)

Bei 220° 20–25 Minuten im Ofen backen.

Rührkuchen   von Max

Zum Abmessen braucht ihr keine Waage, sondern nur eine kleine
Kaffeetasse: da sollten ungefähr 0,2 l Flüssigkeit reinpassen, also
keinen großen Kaffeepott nehmen.

Zutaten

3 Tassen Mehl
2 Tassen Zucker
1 Päckchen Backpulver
1 Päckchen Vanillezucker
1 Tasse Öl
1 Tasse Sprudelwasser
4 Eier

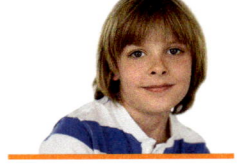

Max

Zubereitung

Alle trockenen Zutaten in einer Schüssel verrühren. Wichtig ist, dass
das Backpulver mit dem Mehl vermischt wird, bevor die Flüssigkeiten
dazukommen. Dann das Öl, das Sprudelwasser und die Eier zugeben
und alles miteinander verrühren. Am schnellsten geht es mit einem
Mixer. Dann nehmt ihr eine Kuchenform (Kasten oder Gugelhupf) und
fettet sie mit etwas Butter ein. Am leichtesten löst sich der fertige
Kuchen, wenn ihr dazu noch etwas Semmelbrösel streut und die Form
so lange schüttelt, bis die Brösel überall verteilt sind. Überschüssige
Semmelbrösel ausklopfen.
Dann kommt der Teig in die Form. Der Teig ist sehr flüssig, keine
Sorge, das muss so sein. Bei 180° muss der Kuchen 40–50 Minuten
backen.

Wichtig! Gelingt wirklich alles
auch mit den entsprechenden
vollwertigen Bio-Produkten.

Waffeln von allen

Zutaten

300 g Mehl

100 g Butter

200 g Magerquark

100 g Zucker

2 TL Backpulver

1 Päckchen Vanillezucker

6 Eier

250 ml warme Milch

Zubereitung

Alle trockenen Zutaten miteinander vermischen. Die Milch und die
Butter zusammen erwärmen, bis die Butter geschmolzen ist. Das
Ganze etwas abkühlen lassen und mit der Mehl-Zucker-Mischung und
den Eiern mit einem Mixer verrühren. Nochmal 10 Minuten ruhen
lassen. Das Waffeleisen mit ein bisschen Öl bestreichen und dann
aufheizen. Eine Kelle des Waffelteigs hineingeben und Waffeln
backen. Reicht für 8 Personen.

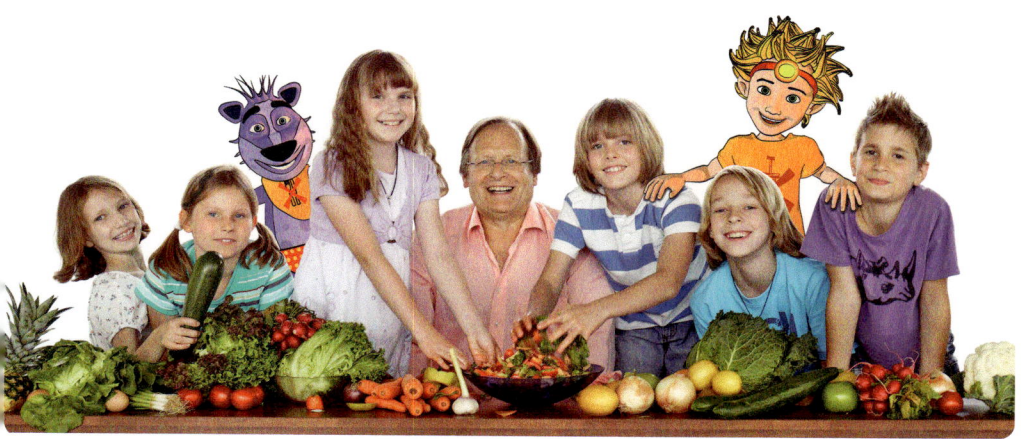

Hefewaffeln

Zutaten

200 g Weizenvollkornmehl

¼ l Sojamilch mit Wasser

60 g milcheiweißfreie Margarine

2 EL Birnendicksaft

15–20 g frische Hefe

Zubereitung

4 bis 5 Esslöffel lauwarme Sojamilch mit dem Dicksaft mischen und die Hefe in kleinen Klümpchen hinein bröseln. Alles zusammen ins Mehl hineingeben und restliche Flüssigkeit und die Margarine dazu geben und verkneten. Dann alles mit einem Tuch abdecken und bis zu einer dreiviertel Stunde an einen warmen Ort stellen. Der Teig wird voluminöser – er geht, so nennt man den Vorgang. Zähflüssig, aber noch vom Esslöffel tropfend sollte der Teig sein, bevor er ins Waffeleisen kommt.

Spekki Bulletti: Gut, dass ich noch geblieben bin – so viele leckere Rezepte!
Der Kleine Medicus: Und da du jetzt regelmäßig Sport treibst, darfst du sie auch alle ausprobieren.
Spekki Bulletti: Ja, und alles auf einmal …
Schau nicht so böse, war nur ein Scherz.

So – das war's! Hoffentlich hattet ihr Freude beim Lesen. Alles Gute für euch, bleibt gesund und fit!

Euer Doc

Anhang
Informationen, Adressen, Quellen

Glykämischer Index

Der Glykämische Index »beschreibt die Wirkung eines kohlenhydrathaltigen Lebensmittels auf den Blutglukosespiegel«, den Blutzuckerspiegel (Deutsche Gesellschaft für Ernährung e. V., www.dge.de). Eine weit verbreitete Abkürzung für den Glykämischen Index lautet GLYX. Je höher der GLYX-Wert eines Lebensmittels, desto steiler und weiter steigt der Blutzuckerspiegel nach dessen Verzehr an und umso mehr Insulin schüttet der Körper aus. Insulin aber blockiert die Fettverbrennung im Körper. Energie gewinnen die Körperzellen jetzt durch Verbrennen der Kohlenhydrate bzw. des Zuckers. Das im Körper gespeicherte Fett bleibt, wo es ist, und der Körper verlangt schnell nach neuer Energie – wir bekommen schnell wieder Hunger.

Den größten Anstieg des Blutzuckerspiegels verursacht Glukose, also Traubenzucker. Er hat einen GLYX-Wert von 100. Alle anderen Lebensmittel haben einen niedrigeren GLYX-Wert. Wie schnell wir nach einer Mahlzeit wieder Hunger bekommen, hängt von drei Umständen ab. Die Teilchengröße des Lebensmittels ist wichtig, denn die Körner im Vollkornbrot beispielsweise sind größer als die Mehlteilchen im Weißbrot, haben einen niedrigeren GLYX-Wert und sind daher länger sättigend. Auch die Zubereitung spielt eine Rolle und so sollten Nudeln immer bissfest und nicht zu weich gekocht werden. Auch die weiteren Inhaltsstoffe eines Lebensmittels wie Eiweiß, Fett und Ballaststoffe beeinflussen den GLYX-Wert.

Daraus können wir eine Regel ableiten: Je niedriger der GLYX-Wert eines Lebensmittels ist, desto länger macht es uns satt. Nachdem wir eine belegte Scheibe Vollkornbrot gegessen haben, dauert es viel länger, bis wir wieder Hunger verspüren, als nach dem Verzehr einer belegten Weißbrotscheibe. Je höher der GLYX-

Wert, desto mehr Fett wird angelagert oder gespeichert. Und das bedeutet auch, dass wir die kleinen Naschereien und Zwischenmahlzeiten weglassen können und so Kalorien sparen und Übergewicht vorbeugen können. Ein weiterer positiver Nebeneffekt ist, dass Lebensmittel mit niedrigem GLYX-Wert über mehr wertvolle Inhaltsstoffe wie Vitamine, Mineralien und sekundäre Pflanzenstoffe verfügen und damit gesünder sind. Im Klartext heißt das: Vollkornprodukte, Gemüse und Obst sind wahre **Heißhungerkiller**.

GLYX-Tabelle

Der Glykämische Index (GI) gibt vereinfacht an, wie stark ein Lebensmittel nach dessen Verzehr den Blutzuckerspiegel ansteigen lässt. Den größten Anstieg des Blutzuckerspiegels verursacht Glukose (Traubenzucker). Sie hat einen GLYX-Wert von 100.

Lebensmittel mit hohem GLYX-Wert

Ananas 66
Bananen 65
Honigmelone 65
Mango 58
Papaya 58
Wassermelone 75

Marmeladen, gezuckert 65
Orangensaftkonzentrat 65
Rosinen 65
Fruchtcocktail 55
Fruchtsäfte, gezuckert 90

Mais 70
Kürbis 75
Rote Bete 64
Karotten, gekocht 85

Butterkekse 55
Cola, Fanta, Sprite 70
Cornflakes 85
Eiscreme 61
Gummibärchen 80
Ketchup 80
Pizza Margherita 63
Schokolade Vollmilch 70
Zucker 70
Traubenzucker 100

Bratkartoffeln 95
Gebackene Kartoffeln 95
Gekochte Kartoffeln 70
Kartoffelchips 90
Kartoffelpüree 90
Pellkartoffeln 65
Pommes Frites 80

Brötchen (Weißmehl) 73
Graubrot 65
Hamburger-Brötchen 85
Langkornreis 60
Roggenmehlbrot 65

Lebensmittel mit mittlerem GLYX-Wert

Apfelsaft, naturtrüb 40
Birnen, Dose 46
Fruchtsäfte, frisch 40
Grapefruitsaft 48
Karottensaft 45
Kiwi 50
Mandarinen 45
Orangensaft, frisch 52
Pfirsich, Dose 47

Traubensaft 46
Weintrauben 45
Linsen, Dose 40
Tomatenmark 40

Basmatireis 50
Gerste, ganz 36
Gerste, geschrotet 50
Haferflocken 40

Kleieflocken 42
Naturreis 50

Roggen-Sauerteigbrot 48
Roggen-Vollkornbrot 40
Spaghetti, bissfest 45
Vollkornreis 50
Vollkornnudeln, bissfest 45

Lebensmittel mit niedrigem GLYX-Wert

Fruktose 20

Apfel 30
Birne 35
Erdbeeren 30
Grapefruit 25
Heidelbeeren 30
Himbeeren 30
Kirschen 25
Limonen 15
Nektarinen 30
Orangen 35
Pfirsich 30
Pflaumen 25
Zitronen 15

Blattsalat 10
Bohnen grün, frisch 30
Brokkoli 10
Erbsen 22
Karotten, roh 30
Knoblauch 10
Kohl 10
Lauch 10
Oliven 25
Paprika 10
Pilze 15
Radieschen 30
Spargel 15

Tomaten 10
Weiße Bohnen 30
Zucchini 10
Zwiebeln 10
Gemüsesaft, frisch 15

Magerjoghurt 35
Magerquark 20
Milch entrahmt 30
Vollmilch 35
Vollmilchjoghurt 35

Wildreis 35

Der Kleine Medicus: Am besten esst ihr die Früchte unzerkleinert oder trinkt selbstgepresste Fruchtsäfte. Dann wird die Insulinproduktion verringert und der Glykämische Index bleibt niedriger. Das bewirken die Fruchtbestandteile und das Fruchtmark.

Perzentilen

Es macht dir und deinen Eltern bestimmt Spaß, wenn ihr zu Hause dein Gewicht und besonders deine Körpergröße nachmesst. Denn so könnt ihr mit Hilfe einer Messlatte oder eines Maßbandes dein Wachstum nachvollziehen. Das gleiche macht auch deine Kinderärztin oder dein Kinderarzt, wenn er dich untersucht. Nur er malt die Werte nicht an die Wand, sondern fügt sie in eine Kurve, das Somatogramm ein. So können deine Körpergröße und dein Gewicht mit den Werten anderer Kinder deines Alters verglichen werden. Jungen und Mädchen beurteilt der Arzt dabei unterschiedlich. Die Somatogramme haben drei Prozentlinien, auch Perzentilen genannt. Sie verlaufen bei drei, 50 und 97 Prozent. Wenn der Arzt nun deine Größe und dein Gewicht misst und bei 50 Prozent ein Kreuz macht, bedeutet das, dass eine Hälfte (50 Prozent) aller Kinder deines Alters größer und schwerer sind, und die andere Hälfte kleiner und leichter sind als du. Du liegst also genau in der Mitte, dem Durchschnitt. Markiert der Arzt die Kurven dagegen bei 75 Prozent, dann heißt das, dass du größer und schwerer bist als die meisten deines Alters. Du liegst über dem Durchschnitt, aber 25 Prozent der Kinder sind noch größer und schwerer als du. Die Werte für deine Größe und dein Gewicht müssen dabei nicht immer gleich sein. So kann deine Gewichtskurve bei 60 Prozent liegen, deine Wachstumskurve dagegen bei 80 Prozent. Wenn deine Körpergröße und/oder dein Gewicht unterhalb des Durchschnitts, also unter 50 Prozent, liegen, so ist das kein Grund zur Besorgnis. Viel wichtiger ist, dass du dich entlang der Durchschnittskurve entwickelst. Liegen die Werte bei drei Prozent oder darunter, spricht man von Kleinwüchsigkeit. Riesenwuchs liegt vor, wenn Körpergröße und Gewicht bei 97 Prozent oder sogar noch darüber liegen.

Wachstums- und Gewichtskurven in Perzentilen
Jungen 0–18 Jahre

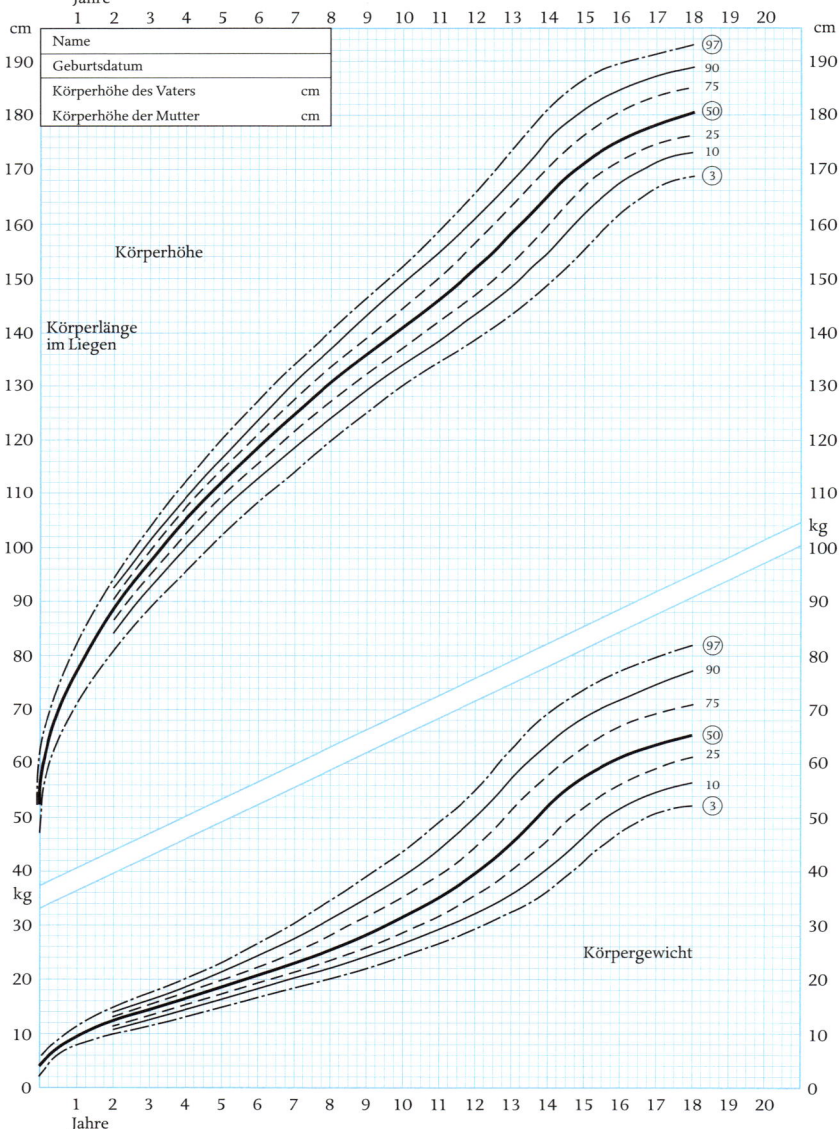

Jahre

cm

Name

Geburtsdatum

Körperhöhe des Vaters   cm

Körperhöhe der Mutter   cm

Körperhöhe

Körperlänge
im Liegen

kg

Körpergewicht

kg

Jahre

Lothar Reinken et al.: Klin. Pädiatr. **192**, 25–33 (1980).
Ingeborg Brandt: Der Kinderarzt **11**, 43–51 (1980).
Ingeborg Brandt: Human Growth. A Comprehensive Treatise. 2. Ed. Vol. 1. Hrsg. F. Falkner und J. M. Tanner, Plenum Press. New York 1986.
Ingeborg Brandt und Lothar Reinken: Klin. Pädiatr. **200**, 451–456 (1988).
Lothar Reinken und Gerta v. Oost: Klin. Pädiatr. **204**, 129–133 (1992).

Kurven für Wachstumsgeschwindigkeit in Perzentilen
Jungen 0–18 Jahre

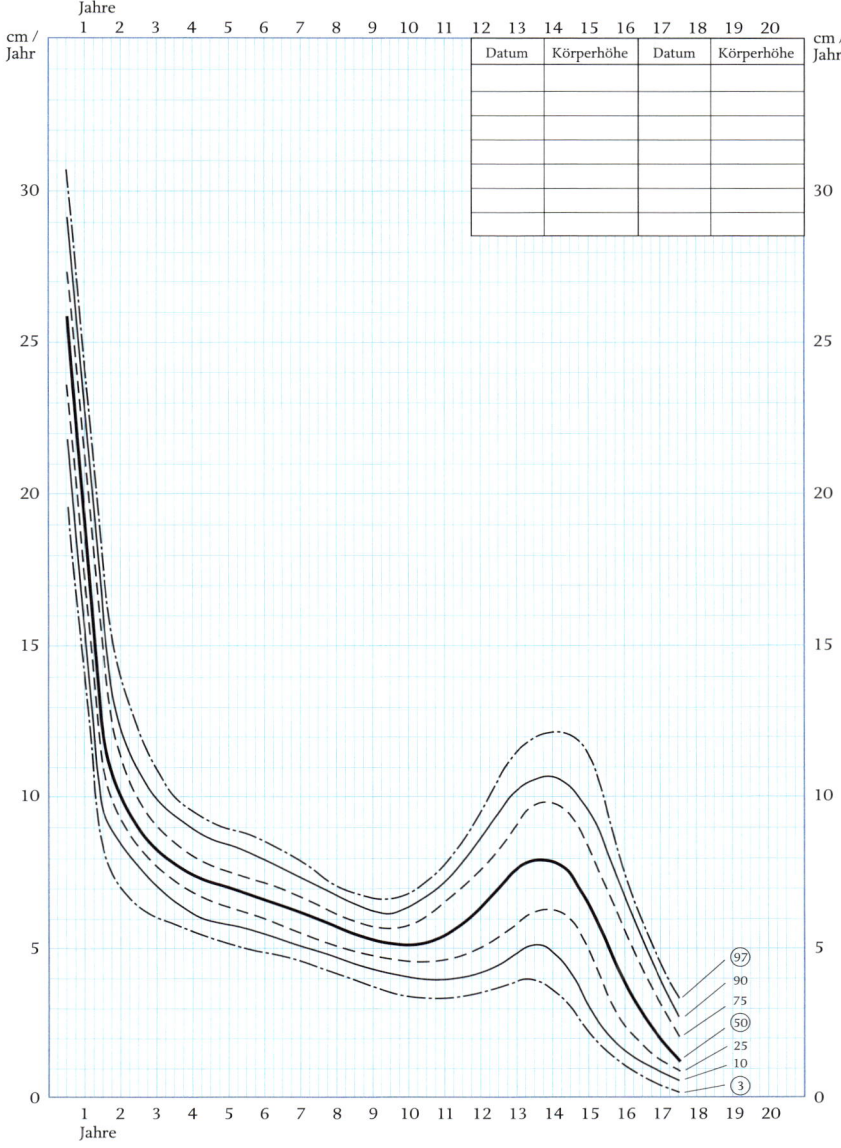

Datum	Körperhöhe	Datum	Körperhöhe

Wachstums- und Gewichtskurven in Perzentilen
Mädchen 0–18 Jahre

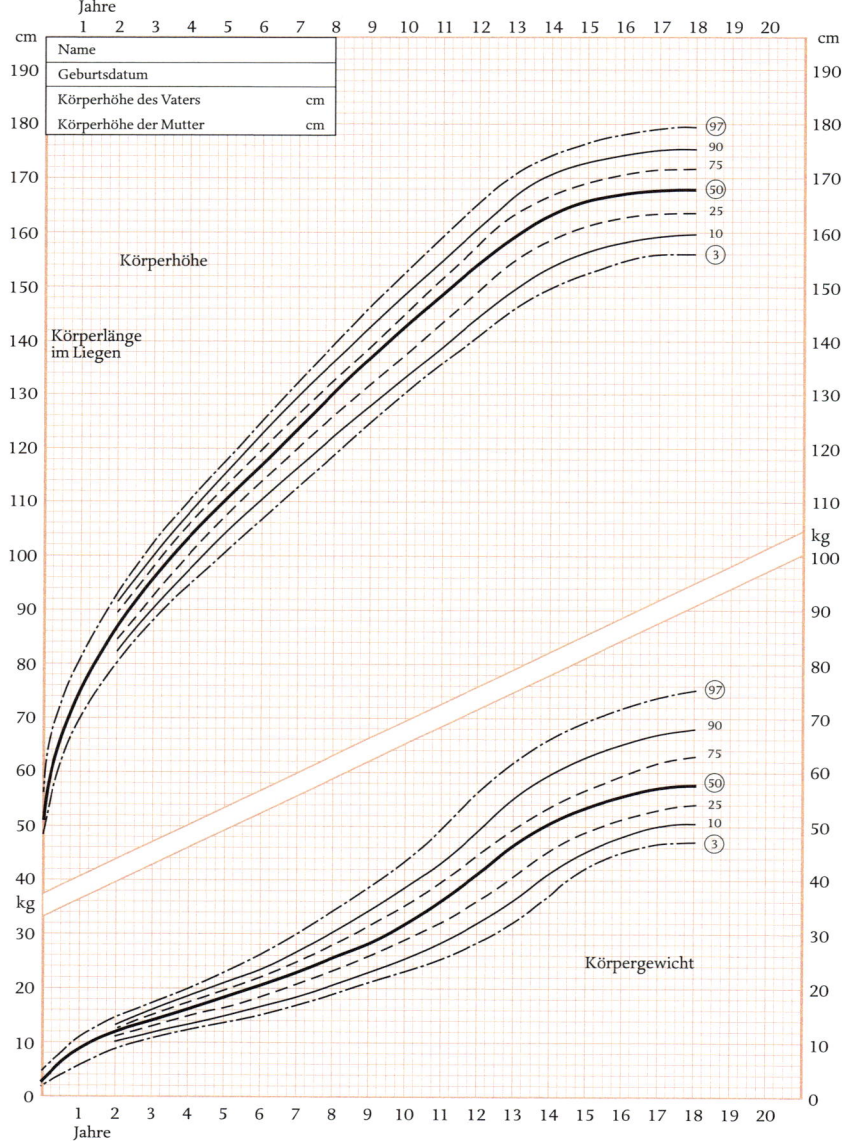

Jahre

Name

Geburtsdatum

Körperhöhe des Vaters   cm

Körperhöhe der Mutter   cm

Körperhöhe

Körperlänge
im Liegen

Körpergewicht

Jahre

Lothar Reinken et al.: Klin. Pädiatr. **192,** 25–33 (1980).
Ingeborg Brandt: Der Kinderarzt **11,** 43–51 (1980).
Ingeborg Brandt: Human Growth. A Comprehensive Treatise. 2. Ed. Vol. I. Hrsg. F. Falkner und J. M. Tanner, Plenum Press. New York 1986.
Ingeborg Brandt und Lothar Reinken: Klin. Pädiatr. **200,** 451–456 (1988).
Lothar Reinken und Gerta v. Oost: Klin. Pädiatr. **204,** 129–133 (1992).

Kurven für Wachstumsgeschwindigkeit in Perzentilen
Mädchen 0–18 Jahre

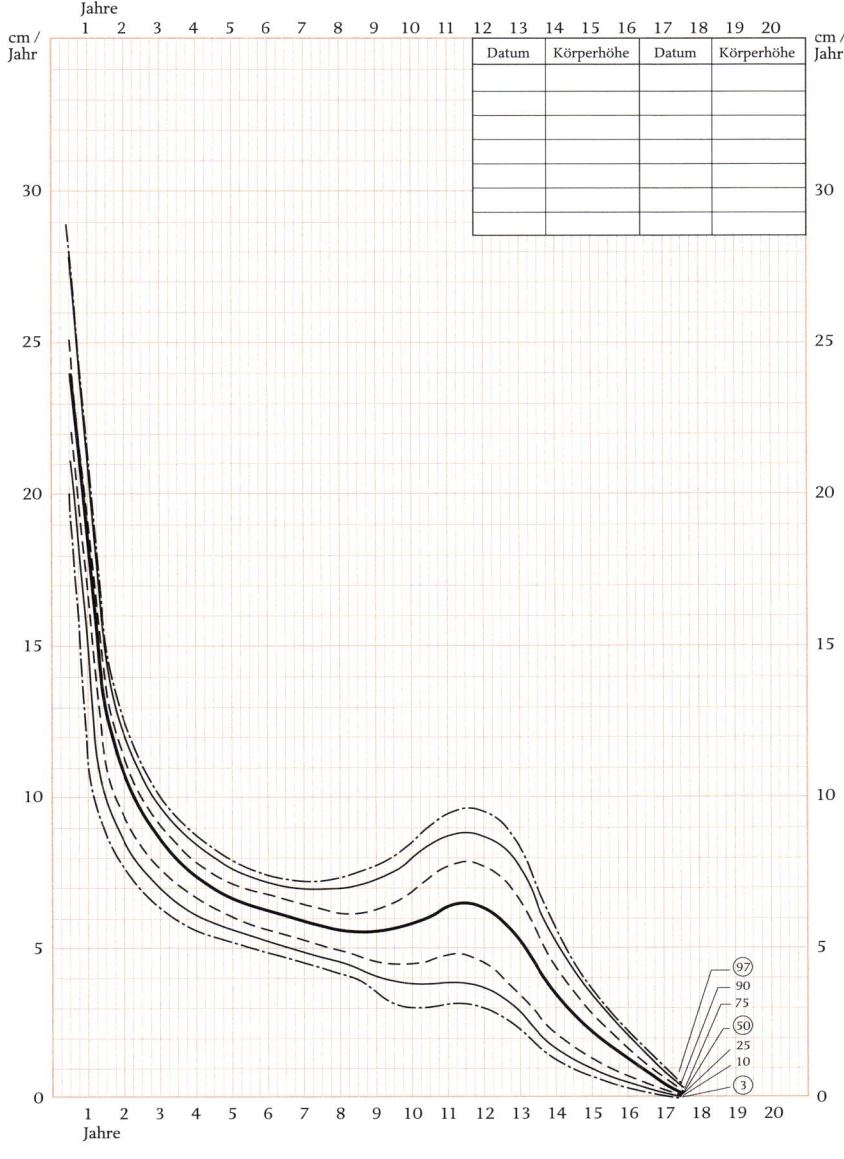

Datum	Körperhöhe	Datum	Körperhöhe

Hilfen und Informationen im Internet

Gesunde Ernährung

www.5amtag.de
www.5amtag.ch
Kampagne für 5 Portionen Obst und Gemüse täglich. Alles rund um Obst und Gemüse

www.aid.de
Rezepte, Ernährungsempfehlungen, Adressen, interaktive Beratung, Informationen zu Biokennzeichnung und Gentechnik

www.bmelv.de
Website des Bundesministeriums für Ernährung, Landwirtschaft und Verbraucherschutz

www.lebensmittelklarheit.de
Liste von Verbrauchern gemeldeter Produkte, die durch Aufmachung oder Kennzeichnung täuschen

www.lebensmittelwissen.de
Grundlegende Informationen zur Zusammensetzung von Lebensmitteln, Tipps und Tricks im Haushalt und bei der Lebensmittelzubereitung sowie ein Lebensmittelquiz

www.nutrikid.ch
Ernährungserziehung für Kinder

www.richtigessenvonanfangan.at
Richtig essen von Anfang an

www.oege.at
Österreichische Gesellschaft für Ernährung

www.dolceta.eu/luxembourg/ Mod4/Sante-et-alimentation-tipps.html
Gesundheitstipps für Kinder rund um die Ernährung der Online Verbraucher Erziehung

www.was-wir-essen.de
Das Verbraucherschutzportal über Erzeugung, Verarbeitung und Kennzeichnung der Lebensmittel, Ernährungstipps bei Krankheiten

Ernährungsprobleme, Nahrungsmittelunverträglichkeiten

www.anad.de
Informationen über Essstörungen, Portal für Jugendliche

www.bzga-essstoerungen.de
Rat und Hilfe zum Thema Essstörungen für Betroffene, Freunde und Familie und Lehrer

www.diabetes-teens.net
Forum für betroffene Kinder und Jugendliche

www.diabetes-kids.de
Informationen für Kinder und Eltern zum Thema Diabetes

www.dzg-online.de
Zöliakie-Organisation mit Informationen über glutenfreie Ernährung, Rezepte

www.laktonova.de
Informationen zu Laktose-Intoleranz, Fruktose-Intoleranz, Histamin-Intoleranz, Reizdarmsyndrom

www.lebensmittelallergie.info
Forum für alle Lebensmittelunverträglichkeiten

Kindergesundheit und Ernährung

www.liga-kind.de

Die Deutsche Liga für das Kind

www.kindergesundheit-info.de

Bundeszentrale für gesundheitliche Aufklärung (BZgA) zur Förderung der Gesundheit und Entwicklung von Kindern

www.children-on-the-move.ch

Projekte zur Bewegungs- und Gesundheitsförderung

www.dgkj.de

Deutsche Gesellschaft für Kinder- und Jugendmedizin e. V.

www.bmgfj.gv.at

Bundesministerium für Gesundheit, Familie und Jugend

www.fke-do.de

Forschungsinstitut für Kinder- ernährung Dortmund

www.kindergesundheit.de

Stiftung Kindergesundheit

www.gpge.de

Gesellschaft für Pädiatrische Gastro- enterologie und Ernährung (GPGE)

www.ugb.de

UGB, Vereine für unabhängige Gesundheitsberatung Europa

www.liewensufank.lu

Initiativ Liewensufank Zentrum für Schwangerschaft, Geburt, Stillen und Elternschaft

www.dija.de/luxemburg/kinder-und-jugendhilfe-in-der-praxis-lu/sport

Sportliche Aktivitäten von Kindern und Jugendlichen in Luxemburg

www.suissebalance.ch

Nationale Projektförderstelle Ernährung und Bewegung des Bundesamtes für Gesundheit/ Gesundheitsförderung Schweiz

www.schulebewegt.ch

Aktion für mehr Bewegung in den Schulen

Seelische Gesundheit und Entwicklung

www.aeb-dortmund.de

Ärztliche Beratungsstelle gegen Vernachlässigung und Misshandlung von Kindern

www.gaimh.de

Gesellschaft für Seelische Gesund- heit in der Frühen Kindheit

www.dksb.de

Deutscher Kinderschutzbund e. V.

www.achtung-kinderseele.org

Achtung! Kinderseele, Stiftung für die psychische Gesundheit von Kindern

www.lobby4kids.at

Förderung der körperlichen, geistigen, seelischen und sozialen Gesundheit der Kinder und Jugend- lichen

Krankheit

www.herzklick.de

Projekt des *Bundesverband Herzkranke Kinder* e. V. (BVHK). Gefördert von: Barmer GEK, TK, DAK, HEK.

www.kinderherzen.de

Fördergemeinschaft Deutsche Kinderherzzentren e. V.

www.docs4you.at

Österreichische Gesellschaft für Kinder- und Jugendheilkunde

Erziehung & Beratung

www.awo.org

AWO Bundesverband e. V.

www.ane.de

Arbeitskreis Neue Erziehung e. V.

www.deutscher-familienverband.de

Deutscher Familienverband

Adressen

**aid infodienst
Ernährung, Landwirtschaft,
Verbraucherschutz e. V.**
Heilsbachstraße 16
53123 Bonn
Telefon: 0228-8499-0
Telefax: 0228-8499-200
E-Mail: aid@aid.de

**Bundesministerium
für Ernährung, Landwirtschaft
und Verbraucherschutz (BMELV)**
Besucheranschrift:
Rochusstraße 1, 53123 Bonn
Postanschrift:
Postfach 140270, 53107 Bonn
Telefon: 0228-99529-0
Telefax: 0228-99529-3179
Besucheranschrift:
Wilhelmstraße 54, 10117 Berlin
Postanschrift: 11055 Berlin
Telefon: 030-18529-0
Telefax: 030-18529-4262

**Bundeszentrale für gesund-
heitliche Aufklärung**
Ostmerheimer Straße 220
51109 Köln
Telefon: 0221-8992-0
Telefax: 0221-8992-300
E-Mail für Anfragen, Mitteilungen:
poststelle@bzga.de
*E-Mail für Bestellungen von Medien und
Materialien:* order@bzga.de

**Deutsche Gesellschaft
für Ernährung e. V.**
Aktion Fit Kid
Godesberger Allee 18
53175 Bonn
Telefax: 0228-3776-800
Telefon: 0228-3776-860
E-Mail: fitkid@dge.de

**Forschungsinstitut
für Kinderernährung GmbH
Dortmund**
Heinstück 11
44225 Dortmund
Telefon: 0231-792210-0
Telefax: 0231-711581
E-Mail: info@fke-do-gmbh.de

Bildnachweis

Thekla Ehling – Fotos 3, 16, 20, 25, 29, 31, 33, 35, 38, 41, 45, 47, 50, 53, 54, 58, 60, 61, 67, 71, 79, 80, 82, 86, 88, 90, 91, 94, 97, 99, 100, 101, 102, 103, 106, 123, 137, 140, 145, 146, 148, 149, 154, 156, 157, 160, 161, 162, 163, 180, 191, 192, 193, 201, 216, 221, 224, 228, 246, 250, 252, 253, 254, 255

Glenn Frey – Illustrationen 3, 17, 19, 21, 24, 25, 26, 28, 29, 30, 32 (rechts), 34, 36 (rechts unten), 37, 43, 46 (unten), 47 (Mitte), 48 (unten links), 53, 54, 57, 59, 62, 66, 68 (rechts), 70 (oben), 73, 76, 77, 81, 84, 87, 89, 90, 91, 92, 93, 94, 95, 96, 97, 98, 102, 103, 104, 107, 110, 112, 115, 116, 117, 118, 119, 120, 122, 123, 124, 126, 128, 135, 136, 142, 147, 149, 150, 151, 154, 155, 162, 168, 169, 170, 172, 173, 175, 176, 178, 179, 183, 193, 198, 200, 201, 203, 209, 213, 215, 217, 218, 219, 224, 226, 227, 231, 233, 234, 236, 238, 240, 241, 243, 245, 246, 255, 260

Glenn Frey / Nachbearbeitung bzw. Montage Holger Weischenberg 12, 13, 24, 41, 66, 68, 69, 78, 109, 116, 123, 138, 185, 228

Dietrich Grönemeyer – Fotos 133, 144

© Dietrich Grönemeyer 39, 78, 108, 116, 125, 129, 130, 131, 133, 144, 188, 191, 196, 197, 207 oben, 237

Martin Hopfengart 75 (unten)

Alexander Mirsch 15, 44, 47, 52, 57, 59, 64, 65, 75 (oben), 105, 109, 121, 122, 125 (unten), 133 (oben), 152, 166, 168, 182, 194, 211 (oben), 222

Stefan Paintner – Illustrationen 20, 22, 23 (unten links mit freundlicher Genehmigung des Rowohlt Verlages), 31, 32 (links), 36 (Mitte), 38, 39, 40, 45, 46 (oben), 48 (oben), 50, 51, 58, 60, 61, 62 (unten), 67, 69 (oben), 70 (unten), 74, 82, 131, 180, 181, 182, 199, 204, 205, 207 (unten)

Stefan Paintner / Nachbearbeitung Holger Weischenberg 71, 83

Pharmacia GmbH 262, 263, 264, 265

picture alliance / Springerpics 39

picture alliance / WILDLIFE 56, 222

picture alliance / Rainer Hackenberg 113

picture alliance / akg-images / Catherine Bibollet 123

picture alliance / ZB / Martin Förster, © dpa 138

picture alliance / Hochheimer / CHROMORANGE 158

picture alliance / O. Diez / Arco Images GmbH 159

picture alliance/dieKLEINERT.de 164

picture alliance/Bildagentur Huber 165

picture alliance/beyond/ Alessandro Ventura 211

Holger Weischenberg – Fotos und Illustrationen 39, 108, 116, 125, 129–131, 188, 191, 196, 197, 207 (oben), 237

Register

Nachwort

Gesundheit wünscht sich jeder. Umso wichtiger ist, dass wir selbst etwas dafür tun, es nicht nur dem Glück, Zufall oder dem Lauf der Zeit überlassen. Auch aus diesem Grund plädiere ich seit Jahren für die Einführung von Gesundheitsunterricht bereits an Grundschulen. Als eine Möglichkeit, einen solchen Gesundheitsunterricht alltagsnah und ohne erhobenen Zeigefinger zu gestalten, hatte ich vor Jahren die Figur des »Kleinen Medicus« entwickelt. Integriert ist er in eine Buchform, die medizinische Sachtexte mit einer fiktiven Abenteuergeschichte – einer spannenden Reise in den Körper – kombiniert, damit Kinder und Jugendliche für die Themen Gesundheit, Medizin, Prävention und Eigenverantwortung interessiert werden, ohne Angst vor dem Arzt oder der Medizin.

Meine Begegnungen mit Kindern und Jugendlichen bei Vorträgen an vielen Schulen und Kinderuniversitäten haben mir in den letzten zehn Jahren die Wichtigkeit des Themas Ernährung und Kochen immer wieder vor Augen geführt und mich schließlich zu diesem Buch angeregt. Mit dem vorliegenden Werk »Wir Besser-Esser« knüpfe ich an die »Abenteuer des Kleinen Medicus« an und gestalte hier einen fiktiven Schultag, der sechs Schulstunden umfasst. Insofern bin ich dankbar und auch froh, dass sechs Kinder einer Kölner Grundschule den Entstehungsprozess begleiten konnten. Über zwei Jahre hin waren mir diese »Mini-Reporter« anregende, aufmerksame Partner. Zu danken ist ihnen für das engagierte und fröhliche Zusammensein ebenso herzlich wie ihrer Klassenlehrerin Claudia Langendorff. Seit Jahren setzt sie sich außergewöhnlich und ideenreich für den Gesundheitsunterricht, gesunde Ernährung und ausreichende Bewegung an ihrer Schule ein. Dieser beispielhaften Arbeit gilt meine aufrichtige Anerkennung.

Stimulierend war diese Zusammenarbeit auch für die Aktivitäten der Dietrich Grönemeyer Stiftung, die, unterstützt vom hessischen Kultusministerium sowie von der Firma Apetito in den zurückliegenden Jahren, große Fortschritte bei der gesundheitlichen Aufklärungsarbeit erzielen konnte. Vor allem unter Kindern und Jugendlichen ist es gelungen, mehr Wissen um die Bedeutung gesunder Ernährung und ausreichender Bewegung zu vermitteln. Dafür danke ich allen Beteiligten mit großer Freude. Ebenso danke ich der Techniker Krankenkasse, dass sie sich im Rahmen unserer gemeinsamen Kampagne »Gesundheit für Deutschland« für die Ausbildung von Kindern und Jugendlichen zu »Gesundheitsbotschaftern« einsetzt.

Idee und Konzept der Ausbildung von Schülern zu »Gesundheitsbotschaftern« wurden von der Dietrich Grönemeyer Stiftung gemeinsam mit dem hessischen Kultusministerium entwickelt. Mehrmals im Jahr kommen Schüler aus dem gesamten Bundesgebiet zu uns nach Bochum, um sich in den Räumen der Stiftung zu »Gesundheitsbotschaftern« ausbilden zu lassen. Andrea Beigel aus dem hessischen Kultusministerium, deren engagierte Arbeit es hier besonders hervorzuheben gilt, organisiert diese Ausbildung zusammen mit der Stiftungsverantwortlichen Andrea Förster. Mehrere hundert Schülerinnen und Schüler sind so bereits zu »Schüler-Lehrern« ausgebildet worden. In der Regel zwischen 13 und 18 Jahre alt, können sie ihren Lehrern nach dem Besuch der Kurse helfen, jüngere Schüler in Sachen Gesundheit zu unterrichten. Auch das Material dieses Buches ist deshalb didaktisch so konzipiert, dass es sich im Unterricht verwenden lässt. Kinder und Jugendliche sollen ebenso angesprochen werden wie Lehrer, Eltern und Großeltern.

Von ganzem Herzen darf ich abschließend auch noch den unermüdlichen Helferinnen und Helfern in meiner näheren Umgebung danken, Gisela Heßler-Edelstein, Christina Schumacher, Semra Yüksel, Holger Weischenberg und Michael Pilz sowie den vertrauten Illustratoren Glenn Frey und Stephan Paintner. Für ernährungsmedizinisches Lektorat geht ein ausdrücklicher kollegialer Dank an Dr. med. Jochem Stockinger /Bad Krozingen sowie die Ökotrophologin Elvira Eichler.

Hervorheben möchte ich zum Schluss die hervorragende und motivierende Zusammenarbeit mit dem Team des S. Fischer Verlages in Frankfurt, vor allem danke ich hier Dr. Peter Sillem, Katrin Bury, Stefanie Langner, Mattina Roth und der Buchgestalterin Iris Farnschläder.

Dank auch an meine Familie für ihr Verständnis und ganz zum Schluss an meine beiden Enkel, die in der letzten Zeit viel zu wenig Aufmerksamkeit von mir hatten.

Bochum, April 2012
Dietrich Grönemeyer